香氣與空間

The Complete guide to

# Professional
# Aromatherapist

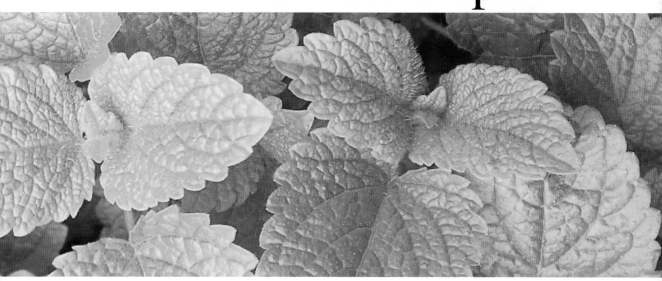

作者◎肯園負責人 溫佑君
審定◎資深芳療師 許怡蘭
執筆◎任穎珍、黃權豪、楊涵雲、張錫宗

# Contents
## 目次

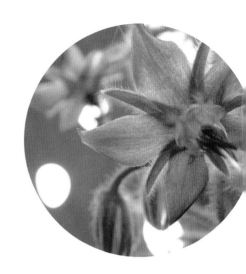

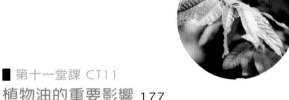

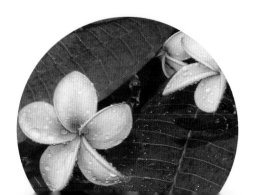

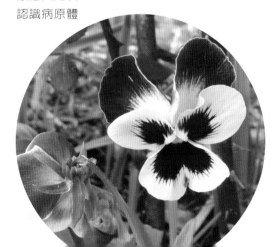

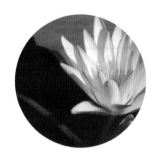

# Contents

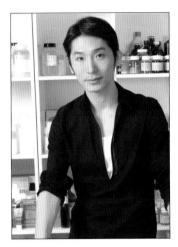

**牛爾**

三十九歲A型的水瓶座奇男子
- 目前為美容專欄作家
- 德國芳療協會台灣分會會員
- 台灣花精協會理事
- 弘光科技大學化妝品應用管理系兼任講師
- 並擔任自然保養網（www.beautyeasy.com.tw）、生化美容保養網（www.biobeauty.com.tw）、DIY愛美網（www.beautydiy.com.tw）保養品研發顧問。

推薦序
# 體會30堂
# 淋漓盡致的芳療與空間的藝術

　　兩年前，為了翻譯一本有關芳療的書籍，我因此成為溫老師的學生，當時我也是參加30堂類似本書這樣深度的芳療課程，還記得溫老師巧妙的將150種精油與各種不同的音樂做連結，幫助學員藉由旋律而能領略精油的內在特質，也藉此欣賞古今中外各種不同風格的音樂，溫老師的課即使過了兩年，現在想來，仍然是非常幸福與感動的。

　　溫老師的博學多聞，已經到了令人匪夷所思的地步，對我而言，她就像是一座芳療的圖書館，不僅於此，溫老師也涉獵相當多藝術與美學方面的作品，並巧妙的與芳療做結合，這大概是我們台灣人的驕傲：有這麼一位獨步全球的芳療大師。

　　可惜的是，國內對於芳療這門藝術／學問的品味仍然有待加強。三不五時就有精油造成肌膚毀容的負面報導，而許多人又很狹義的過度強調精油用於美容瘦身的效果。然而，面對這些對於芳療偏狹的態度，溫老師一路走來，從不偏激的做出評論，近年來更積極發揚本土的芳香植物。她寬容博大的態度也吸引一群死忠的芳療迷追隨，當然，我也是那一份子。

　　接近溫老師，其實沒有那麼困難，你可以從這本書中，體會30堂淋漓盡致的芳療與空間的藝術。透過各種具有特色的建築空間，讓你從另一種思維方式來認識精油。

推薦序
# 邂逅肯園

　　會去上溫佑君老師的課，是一個巧妙的緣份。

　　身為皮膚美容醫師的我，對所有與皮膚保養、與美相關的事物，都有極大的熱情及興趣，因此，也常常懷抱著體驗的心情，到處做SPA、做臉。有天去到了一家SPA，邊享受著按摩、邊想和芳療師聊天時，芳療師居然要我靜靜的體驗享受不要太「聒噪」！嗯，有意思，怎麼這家公司的芳療師並不是趁客人卸下心防時，大力推銷保養品及療程？直到做完後，和芳療師聊聊，芳療師說：「公司規定每日服務的客人，就是三個人。」嗯，更有意思，這家公司怎麼和其他的美容沙龍不同，並不鼓勵小姐多服務幾個人，多賺一些業績？公司的負責人，是怎麼樣的一個心態在經營這家公司、經營所有的 SPA呢？似乎對這家公司來說，最重要的元素是「人」，包括客人及員工，不僅僅是營利，而這家公司，是肯園。

　　因為是去體驗，所以去了一次也就沒再去了。有天忽然接到了一封信，寫著肯園「香氣私塾」的基礎精油教學課程在招生，一期30堂課。肯園不就是我上次去的那家奇怪的SPA嗎？而這個精油課究竟在上些什麼？常常有人把精油說得很神奇，可以治百病，特別是具有美膚的效果，是真的假的？可是為什麼還有人使用精油產生各式各樣的小問題？在皮膚保養科學的領域中，並沒有精油這樣的一門課，因此身為皮膚科醫師，雖然由日本的芳香學會中得到不少的芳香療法資訊，但總是覺得還需要虛心的涉獵求教，不敢妄下斷論。

　　也就是在這個機緣下，去上了溫老師的課，初次踏入了芳香

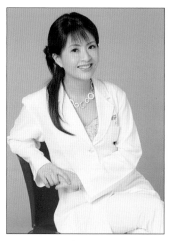

## 皮膚科醫師廖苑利

- 岱新醫學美容集團創辦人及醫務總監
- 靜宜大學化妝品科學系兼任助理教授

007

療法的殿堂，體驗了芳療世界的廣大深邃。芳療，在西方國家，已是如此有系統、有歷史的科學，可以說是西方藥草學，足以比擬東方世界的中醫藥學。難得的是，原來國內有如此的專家，雖然原來並非醫療背景，可以如此有系統的傳授這門知識，完全基於科學化的人體生理學、分子化學，來講述這門科學，和往常接觸到的一些道聽途說、錯誤百出的謠言資訊完全不同。芳療更是另類療法與傳統醫學間，一道美麗的溝通橋樑。

　　而主講的溫老師，講課方式別開生面，不僅旁徵博引，將芳療的學理與哲學、藝術相串連，更以各種方式，讓學生實際在生活中體驗芳療的美，感受芳療的精神層次，遠遠跳脫出醫藥學界講課的窠臼！

　　對於溫老師即將出版這本新書，由衷的感到欣喜，因為將有更多的人，和我一樣，可以了解芳療的真實面貌。從本書中，不僅了解到芳療本身，你將會同時欣賞到生活建築上的美。更重要的是，可以由書中，感受到溫老師對芳療執著、在藝術上的造詣，以及對人的熱愛，正是這一切，造就肯園如此與眾不同的風貌。也期待，芳療與傳統醫學界，在不久的未來，在所有專業人士的努力下，有更深度的對話及合作，為彼此開啓一片更廣大的天空！

# 通往感官花園的祕徑

　　當你決定打開這本書時，我就大膽假設你是個迷戀香氣的
人；也許你曾經被薰衣草的香味所吸引，也許對精油或芳療有初
步的體驗和認識，並希望能夠知道得更多。如果你不願浪費時間
在坊間一些美容產品的廣告讀物上，如果你只想尋找一本具備完
整芳香理論的好書，那麼你手上這本《香氣與空間》就是一個很
好的開始。

　　你將訝異於這本書的實用和廣泛性，因為幾乎市面上所有精
油產品的主要成份，以及使用時所可能會產生的疑問，在這本書
中都有討論到。你也會訝異於這本書的深入性，從香氣的專業分
類、植物學名、化學結構、精油療效，到氣味如何牽動人類的心
理，進而影響生理，這本書都給予精闢的說明。這是溫老師三十
堂芳療課程的精華，也是初學者與進階芳療師的實用百科。

　　這本書的另一大特色是以知名建築物來為香氣做註解。每個
單元除了介紹香草樹木的藥學屬性和臨床效果，讀者還能暢遊溫
老師導覽的藝術空間。嗅覺實際上是感官中較抽象的一環，不像
擁有樂譜的聽覺，或者是可以用色系和光譜去定位的視覺，氣味
在腦海中並沒有清楚的座標。溫老師透過建築物展現的精神去呼
應精油的療效，並映證處方的能量，讓香氣和生活經驗中具體的
符號產生連結，以增進學習的效果，這是一個好嚮導的巧思和創
舉。

　　每章最後的作業，也有相同的作用。這令我回憶起參與課程
時，每週為了作業而疲於奔命的那段日子；這一週閱讀一本書、

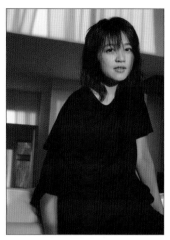

## 李欣芸

- 知名音樂人
- 曾擔任陳明章、葉樹茵、陳綺
貞、何欣穗、李心潔、梁詠
琪、林嘉欣等多位歌手的音樂
製作。
- 電影配樂作品：《雙瞳》、《我
的美麗與哀愁》、《少年耶安
啦》、《台北晚九朝五》、《只
要為你活一天》、《愛情靈
藥》、《深海》等。
- 第42屆金馬獎最佳原創電影音
樂《深海》

參觀博物館的展覽、觀察行道樹，下一週又要採集樹葉、製作浸汁液、並記錄使用精油後所作的夢。此外還得不時在工作之餘趕午夜場電影，才能分析電影中某角色的性格，該用什麼油來治療。繁瑣的體驗功課對非專業芳療人員的我來說既新奇又疲累。

奇妙的是，每星期的芳香療法課總是我最興奮的時刻。我排除約會，取消飯局，在家裡準備功課。早上整理筆記下午寫報告，然後抹上這一天要討論的精油，踏著輕盈的步伐搭捷運，整個書包都香噴噴地去享受這令我期待的時光。每次上課，身心都有應接不暇的飽足感，一邊聽音樂埋頭抄筆記，一邊沈醉於溫老師豐富的學養和幽默的舉例，時常於哈哈大笑之後獲得啟發，然後又擔心是否錯過或漏記了哪個重點。

三十週下來，我與這些植物變成了好朋友。當我用橙花治癒自己的憂鬱，用尤加利預防感冒加劇，甚至用佛手柑與肉豆蔻的薰香，來捕捉靈感譜寫樂曲時，我才驚覺到愉悅的氣味竟能激發內在如此無窮的力量。不禁感謝上帝造物的神奇，讓芳香藥草圍繞地球，一直默默保護著我們，更慶幸自己能遇到溫老師這麼好的嚮導，能夠帶領我在感官的花園中探險，並且在旅途中和自己相遇，最後終於認識了真正的自己。

如今這珍貴的課程內容集結成書，對有心研究芳香療法的讀者而言，真是福音一則。溫老師以她的淵博開闢了一條通往芳香花園的路徑，而花園裡究竟還蘊藏了多少快樂和人生的祕密，就有待讀者以敏銳的心靈去體察和感受了。

# 芳療跨界 · 跨界芳療

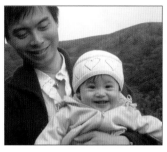

## 朱勃璋 醫師

- 前馬偕醫院耳鼻喉科醫師
- 宏安耳鼻喉科診所
- 祐生聯合診所
- 祐銘耳鼻喉科診所 主治醫師

突然接到電話要我為溫老師的新書寫一篇推薦序，著實讓我受寵若驚，雖然時間緊迫，徹夜拜讀之後，還是應允了下來，決定為自己喜歡的書說幾句話。看完這四百多頁的初稿，一則以喜、一則以憂；喜的是國內又多了一本討論精油與芳療的專書，且以精油成分的化學結構為分類依據，有系統的說明介紹，應是目前中文精油書籍的第一本；憂的是這樣的一本書對一般的讀者或想初窺精油奧秘的人來說，恐怕不是入門的書籍，在書店翻了幾頁，卻被一些專有名詞嚇得將它置回架上，而因此錯過了一本好書。

本書編排之巧妙與用心，上過溫老師三十堂課的學生自然能心神領會。每一章節的第一部份，對精油的基本認知及人體各系統的闡述，深入淺出、毫不含糊，令接受傳統西醫教育的我，為之折服。第三部分的香氣空間，是溫老師繼電影、音樂、繪畫之後，更將觸角伸向建築，再次將芳療的藝術與其他藝術做一個漂亮的跨界連結，這連結的意義就如同溫老師開宗明義所說的：「目的是重新檢視自己的身心狀態，重新認識這個世界，然後促成一個新的對話的可能性。」而我最喜歡的則是每章的第二部分，看溫老師將每一種精油的特質屬性及其個人的用油心得娓娓道來，實為一大享受！好比聽她訴說著她每一位好朋友的故事，這也是對精油最詩意的描述。

很慶幸除了自己所學的西方醫學之外，有機會認識芳療與精油。在各領域跨界理論甚囂塵上的今日，芳療與其他藝術的跨界連結，提供了我們一個更寬廣的視野。療癒的方式並非只有一

種,植物和藝術都具有療癒的力量,而最重要的治療者則是自己。如果讓我重新選擇,我應該會選擇學習用更自然的方式來幫助病人,還好認識了溫老師,現在開始希望不會太晚。

# 人如其油的溫佑君老師

多年前，我在中醫的執業生涯中遇到了一個瓶頸—我發現，很多人的疾病都和情緒變化有關，就在試圖找尋突破這個困難的方法時，我接觸到了精油。當時坊間所販賣的精油種類有限，最常見的不外乎檸檬、甜橙、薰衣草等等，那令人感到舒服放鬆的香氣，似乎真的能夠促使身心靈都恢復到平衡的狀態，從此，我對精油產生了莫大的興趣。

在報名溫老師的三十堂課之前，我也曾經懷疑，不過就是幾瓶精油而已，有必要花六十個小時去學習嗎？但在上完第一堂課之後，我深受震撼，沒想到精油知識竟可以如此浩瀚如海！坐在台下聽著溫老師滔滔不絕地講述精油的化學結構與作用機轉，我彷彿又回到了上有機化學與生化學的大學時代，這才瞭解到，原來精油與芳香療法這麼不簡單，這些都是我所熟悉的領域，但在研究芳療的過程當中，我又重新看到了它們的全貌與原貌，真的很有意思。

本科是哲學的溫老師，花了很多心血把芳香療法中化學與醫學的部分架構得非常完整，在談到身體疾病與其身心關連時，溫老師以其個人獨特的見解與專業，把這個部分闡述得相當精彩深入，好像她真的是個醫生一般（笑）。

而上溫老師的課，最特別、也最令人感動的地方在於她融合了芳香療法與哲學、藝術方面的見解與成就。在這個時候，她不只是一個傳道授業的老師，她似乎已經衍化成了她所闡述的精油本身，整個人都融入那樣的能量狀態中，我們也彷彿能夠見其形

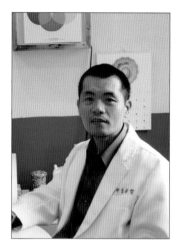

## 李穎哲 醫師

- 前馬偕醫院實習醫師
- 亞東醫院小兒科住院醫師
- 李穎哲中醫診所院長

貌、嗅聞其味，當我在課後使用這些精油、聞到它們的香氣時，又更能印證課堂上所學習到的一切。

以前在醫學院上課，教授幾乎都是照本宣科，所以對我而言，上溫老師的課真是莫大的享受；上完30堂課之後，我受到很多啟發，在自己的醫學專業領域上也有了相當大的進步與突破。剛開始，我很看重精油的化學結構式，但現在我深深感覺到，化學結構只是理解精油作用與能量的輔助，其實應用精油最重要的是「用油的人」，就像開藥方一樣，一個身心靈平衡的芳療師，能讓精油的療效發揮到淋漓盡致，透過芳療師的「手」與「心」，讓病人恢復平衡與健康。

精油最令人讚嘆的地方，不僅僅在於這個物質本身的療效，它們是美、也是藝術，只有把芳療和美與藝術結合在一起，其特質才能被發揮到極限；溫老師真的很了不起，她看到了這一點，並且賦予了芳香療法另外一種面貌與可能性，我很佩服她。很久以前，我就跟溫老師提議過，希望她能把她的上課內容集結成書，和更多芳療愛好者分享這些寶貴的知識；而現今這些精彩的課程已然付梓，真的很令人高興。我也期待在不久的將來，能夠再回到溫老師的三十堂課，重新領會一次芳香療法的美妙與奧妙。

採訪／文字整理：陳星羽

## 自序

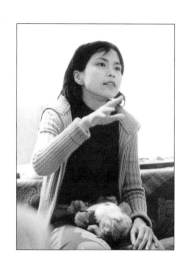

　　我教芳療培訓班這個課程已經十年了。最初只是完全按照英國IFA的標準教材依樣畫葫蘆，很快地，由於接受歐陸芳療與其他相關領域的洗禮，我開始博採眾議，不斷調整課程中討論研究的範疇與方向。但是真正促成教法翻新與視野放大的推手，是我那些對生命有不同追求的學生們。

　　會來上芳療課的學生，都是些什麼樣的人呢？如果從職業別來分析，畫面也不是太清晰。我的學生裡面，只有五分之一是所謂「從業人員」，就是工作直接與應用或銷售精油有關者。其他的五分之四當中，從大學教授、記者、會計、軍官，到電視演員、體適能教練、花店老闆、社工人員……，無所不有。

　　雖然背景互異，但是從交來的作業裡，你可以看到他們共同的關心與相近的生活態度。基本上，這是一群期望通透地了解自己與世界，對都市文明與現代社會的潛在危機有一定自覺的人們。他們尊敬專業，但也相信自己的身心健康不是醫師、營養師、或心理諮商師的責任，並且願意為改變現況做一些努力。

　　也因為學生的認真實驗，我觀察到許多超乎想像的個案反應。不論在生理上或心理上，精油對人的影響，都不只是一般教科書上所記錄的那樣而已。經過不斷的經驗累積與歸納整理，我和學生宛如經歷了一場又一場芳香的愛麗絲夢遊仙境。精油為我們展示了大自然驚人的療癒力，也激勵我們去面對生命中真正重要的課題。

　　幾年前，有一個學生在結業時，寫下她學習芳療最大的收穫，是「我終於弄懂了自己！」一個人藉著植物的香氣，跟自己的內在產生那麼深刻的連結，而達到蘇格拉底指引的境界（「認

識你自己」），這豈不令人震撼！從此，我不禁萌生了一個念頭，想記錄下精油如何使普通的家庭主婦散發出哲學家的光采。

　　於是，靠著四位同學的警敏強記，我們完成了這本《香氣與空間》。形式上，它看起來像一個講師的獨白，實際上，它的本質是師生之間的對話。如同禮記所言：「善待問者如撞鐘，叩之以小者則小鳴，叩之以大者則大鳴。」我在芳療教學上如果有任何創見與發明，完全都是被學生們的真誠所引動與助成的。

　　感謝穎珍、權豪、涵雲與錫宗，由於他們的穎悟勤奮，使更多人可以走入這片鬱鬱蔥蔥的芳香園圃。而怡蘭、星羽的精心修整，也使得讀者不至迷失在龐大的知識叢林中。文毓、寅生細緻的繪圖總是為我的書本增色，還有辛勞校對的效真與立文，以及耐心統籌的煥雅，是他們讓意念終於落實為眾人可以分享的成果。

　　能夠在這門課裡與那麼多特立獨行的靈魂相會，也從他們身上得到無數的啟發，才成就了這一本書。所以，對我來說，這也是一本所有芳療班同學的紀念冊，這裡記載著他們接受香氣導遊的自我發現之旅。希望讀者不僅是從本書裡找答案，也能在其中挖掘問題，叩鐘如自鳴，在自問自答之間，聽到自己最真實的聲音。

溫佑君

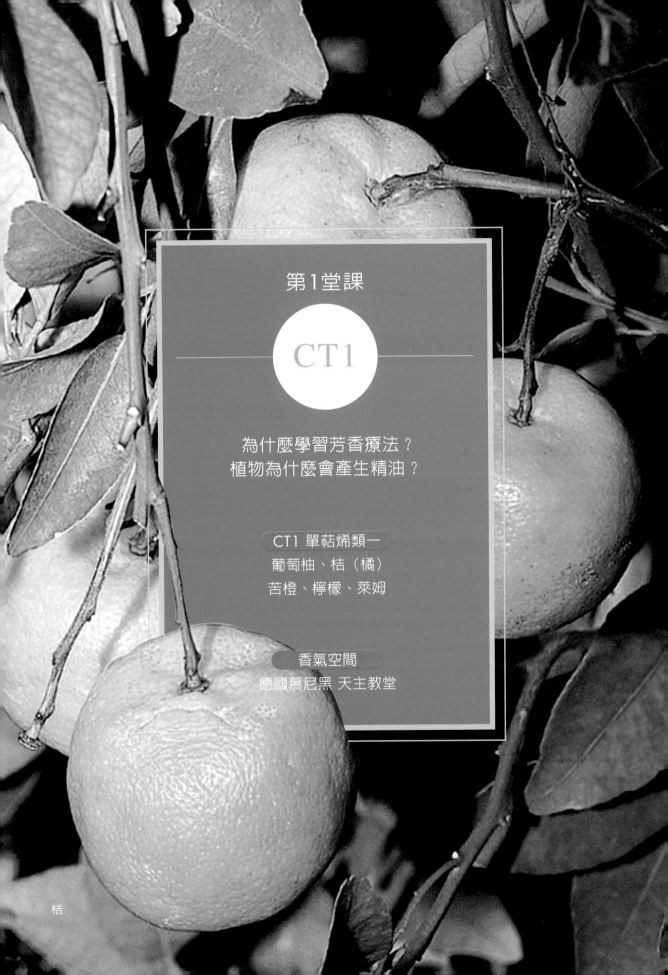

第1堂課

CT1

為什麼學習芳香療法？
植物為什麼會產生精油？

CT1 單萜烯類一
葡萄柚、桔（橘）
苦橙、檸檬、萊姆

香氣空間
德國慕尼黑 天主教堂

桔

# 為什麼學習芳香療法？

## ●「差異空間」

在蔡明亮導演的「你那邊幾點」這部電影中，男主角是在天橋上賣仿冒錶的小販，女主角跟男主角買錶時透露她要去巴黎。另一方面，男主角的母親因無法接受丈夫過世的事實，所以把門窗全都封起來，日以作夜，想像男主角的父親並沒有離開他們，在時空上持續停留在某種狀態裡面；但男主角受不了母親的失常、也受不了這樣的生活，於是他開始幻想如果他在巴黎的話，那會怎樣？所以他把手錶調慢七小時，喝葡萄酒，吃起士……，讓自己進入另一個時空裡──這就是「差異空間」。

有人指望上了芳香療法課就可以開店，有人想上完了課，可以幫外婆處理糖尿病的問題；你有各式各樣不同的想像，你希望進入那個狀態裡面，那個「沒有存在、而你必須進入的狀態」就叫「差異空間」。

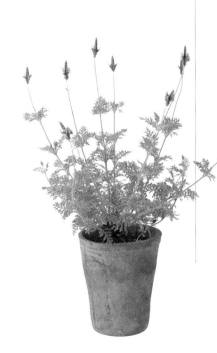

所以，我們不光會幻想到巴黎、羅馬、東京，甚至會幻想回到我們的童年，還是回到某個黃金時代，這實際上是讓我們的生命更豐富、更活潑、更有希望的模式。但我要強調的是：它不是遁世、不是逃避；芳香療法的力量，或是精油真正所謂的「療效」，是讓你的身心狀態都能進入另一個差異空間。換句話說，那是跟你現下所處的、並不特別滿意或不特別理想的狀態有別的一個空間。

也許你正在熱戀，希望時間永遠停留，但你還是需要一個差異空間，那個空間可以提醒你這個世界的真實性，讓你了解到你沒有辦法永遠處在某個狀態中。舉個例子來說：當我遇到挫折，我會特別愛看電視新聞──哪裡發生戰火、哪家公司面臨破產倒閉……，我就會想我真的很幸運。處於福祉快樂的狀態中也是一樣，如果人在福中不知福，或一直想強求一些東西，如果有一個

可供比較對照的差異空間，讓我們做個平衡思考的話，我們會進入一個比較廣寬的世界裡面。

　　事實上，所有的學習，包括芳香療法，或者藝術、語言、文化等等課程講座，都會促使你去做這樣的思考。學習芳香療法的目的是重新檢視自己的身心狀態，重新認識這個世界，然後促成一個新的對話的可能性。

## 植物產生精油的地理條件與生理需求

　　世界上大部份精油產地分佈在地中海型氣候區和印度。我們要去研讀、了解這些芳香植物萃取的精油，看它對我們的身心產生何種意義，了解斯土斯人，認識這片土地的水、土、人、文，我喜歡把它說成「年鑑學派的芳香療法」。

　　年鑑學派是法國的史學研究學派（Annales School），一般我們讀的歷史都只讀到事件或是看到人，年鑑學派會先從天文地理討論起，然後是這塊土地上的植被或物產，最後再從地理與生物多樣性的條件下所產生的人事物來談起。我們會覺得精油對我們的精神或器官有幫助，這和土地的能量或植物的生長條件非常有關係。精油是有療效，但我們要了解在這些芳香植物生長的土地上，人們如何生活，和植物如何互動，他們又如何接收陽光、水和土壤的滋養。用這種模式來認識精油，它絕對不是一個莫名其妙裝在瓶子裡面、不知真假的一個東西，而是有源有本的，我們可以從科學的角度去分析它；也可以從能量的、哲學的眼光分析它，無論如何，它絕不是一個單一的、枯乾的存在。

　　我用「香氣與空間」為主題來介紹精油。空間有表情，有所謂場所精神（Genius loci）；而學習芳香療法，就是學習看待

整個生命情境和生活態度的眼光，而不只是「減肥要用什麼油」，我們首先要知道，肥肉是怎麼來的？有人說，是從美式速食店、從高檔冰淇淋來的；但速食店、冰淇淋一直存在，問題是做為「主體」的你為什麼要去買？這其中有很多值得探索的地方。

## • 跟著香氣去旅行

全世界約有一半的芳香植物生長在地中海型氣候區，特別是在沿岸的國家。這片海域孕育的土地其實很貧瘠，基本土壤由石灰岩構成，我們認識的地中海有充足的陽光，也有高聳的山林，在這種特殊條件孕育出的植物有強悍的生命力！

地中海型氣候包括地中海附近的國家，西班牙、摩洛哥、阿爾及利亞、突尼西亞、埃及、以色列、黎巴嫩、土耳其、希臘、

**大部份芳香植物產區的條件**

◆ 晝夜溫差大。
◆ 開花期和結果期需要截然不同的生長條件。
◆ 冬季下雨冷濕，夏季熱而乾燥。

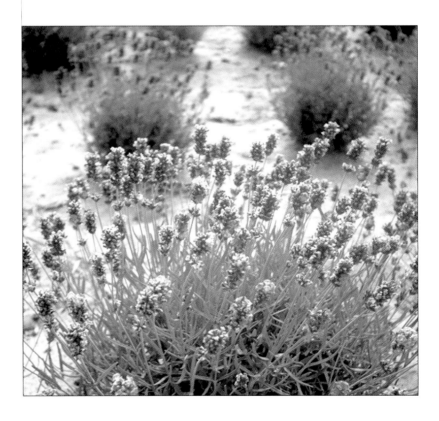

巴爾幹半島、義大利、摩納哥、法國南部等等。另外還有在南、北緯約30度至40度之間的美國加州、南美洲智利西岸、加勒比海小國、南非西南角和澳洲西南部。至於印度西南區塊，是地中海型氣候區以外另一個重要芳香植物產區原生地。

在距離格拉斯一個小時車程、海拔1400公尺高的山上，那裡的真正薰衣草植被不同於我們印象裡北海道一大片紫色的薰衣草花田、或花市中一枝枝小小的可愛花朵，也和月曆上圖片裡一大片一大片人工栽培的醒目薰衣草不同，那裡是野生薰衣草的原生地。在夏天穿過雲朵去採收薰衣草是非常辛苦的，真正薰衣草的生長條件在較高的山上，有睥睨平原、不在乎一切的氣魄，這才是地中海氣候芳香植物的精神。

所以我們可以推論，假使今天農政單位突發奇想，要推廣芳香療法，鼓勵大家種植薰衣草，希望把陽明山紫化，成功比例有多高？由於氣候條件不對，就算同樣的品種種得活，它的長相、含油量和成分都會和原生種不同。瞭解氣候土壤對油的影響之後，在選油和比較精油能量類型時，才能有一種廣博的、活潑的角度。

大家往往習慣一種制式的思考、制式的教育環境，從一般資訊得到的概念是：「非得用某地生產、某某品種的精油，才是最好的。」但是，精油或植物就像我們每個人一樣，各有獨特的生命經驗，每一個品種，都有自己的特點，去認識其特點，而不是隨便品評高低。應該以寬廣的角度理解精油，而不是獨沽一味。

## 學習芳香療法的兩把鑰匙

◆ 植物科屬：植物科屬就像精油的出身背景，瞭解出身背景即知其屬性。

◆ 化學結構類型：化學結構類型好像是精油的星座血型，知道

這個人的出身背景，又知道他的性情、血型等，才容易理解對方個性。

# 芳香療法的不同面向

學習整體芳香療法首先要認識農學、工業技術、萃取方式、化學結構、藥理學、嗅覺系統、生理組織結構、藥學屬性、心理學等概念。但是，醫生、護理人員有他們的用法，芳療師有芳療師的用法，其他像心理諮商、身體工作者、美容業、香水業、SPA各有不同訴求與方向。當然這些界線並不是絕對的，像英國、澳洲常用在臨床護理上，肯園也將芳香療法應用於安寧療護。我們必須具備全面性的芳療知識，再根據興趣與專業去鑽研。

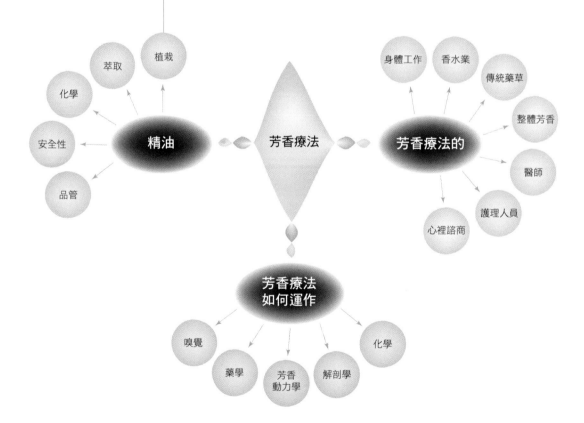

# 植物為什麼會產生精油？

**1. 防止草食動物、昆蟲、真菌侵害：**

　　加拿大籍的劉力學（Pierre Loisel）先生，在台灣定居多年，他在台北縣三芝種植有機蔬菜。劉力學發現前幾棵蔬菜被蟲吃了、「慷慨捐軀」以後，就會開始釋放特別的氣味訊號，好像用空襲警報告訴其他同伴：「有害蟲來了！」植物間會互相對話溝通，藉著氣味互通有無、傳遞訊息，它所釋放的芳香分子是一種訊息傳導物質，其他植物接收到這個氣味、訊息，然後迅速從土壤中選擇適當的養分，在體內進行一系列生物化學變化並產生抵抗力，抵抗病蟲、病菌等侵害。所有會釋放出香氣的植物都含有精油，只是量是否足以拿來萃取，只要有香氣來源，它的生物化學結構都可界定為精油。

**2. 防止森林大火摧毀：**

　　地中海型氣候區乾燥，容易自然產生森林大火，芳香植物地表上的部分富含精油揮發性物質，會在很短時間內燃燒殆盡，如此根部便可存活，等到下場雨之後，又可以重新生長，欣欣向榮。

**3. 提供創造性能量：**

　　很多藥草類芳香植物在開花前，精油含量達到巔峰。開花的意義是植物傳宗接代、延續生命，孕育下一代或把生命推到極致；也就是說，精油實際上是種創造性能量，是非常巨大的再生或維繫生命的能量。人為萬物之靈，若能從植物採借能量，是否會更具創造力、生命力呢？

　　有些人把精油稱為植物荷爾蒙，但植物荷爾蒙指的是生長素、激勃素、細胞分裂激素、離層酸、乙烯等。乙烯的化學結構

和精油最接近，它有什麼作用呢？在雜林中，各樹種自由生長，不同的樹種各有其領域，不互相侵犯，因為當枝椏生長過於靠近時，植物會釋放乙烯，讓對方知道自己的存在，所以植物比動物、人類更靈敏，知道尊重別人的生存空間。因此說精油為廣義的訊息傳導物質，勉強說的通，但嚴格的學術定位，精油不是植物荷爾蒙，因為它不直接參與植物生長。精油用在人體上也是如此：我們無法不吃不睡只靠精油維繫生命，因為它們並不直接提供養分，但精油可以輔助我們度過各式各樣困難。生命並不是只要會吃、會排泄，還需要各種表現，例如欣賞美好事物的能力，轉危為安、化繁為簡的能力，這些都可藉由芳香療法得到提升；精油參與的是進階成長，是生命情境、生活態度所需。

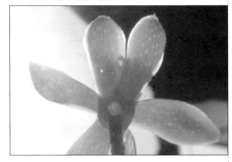

▼ 橙花花瓣的油點

# 植物產生精油的部位與構造
## ——製造芳香分子的特殊細胞和組織

柚子花上的油點肉眼可見，橙花在陽光下也可看見一點點的油點，這是植物創造力的能量儲存的地方。

分布的部位：

**1.** 表皮腺毛型：植物表面有被覆毛與分泌毛。被覆毛可防止日照和昆蟲的傷害，分泌毛分泌與儲存芳香精質，儲存在植物體

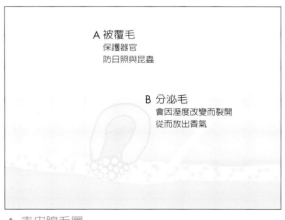

A 被覆毛
保護器官
防日照與昆蟲

B 分泌毛
會因溼度改變而裂開
從而放出香氣

▲ 表皮腺毛圖

中，萃取出來就成為精油。

　　表皮腺毛型的植物，手一撫過植物表面就聞得到精油味道，因為分泌毛在表面，一觸碰就釋放芳香分子，所以這類植物精油的萃取時間短，成本也較低。

唇形科、菊科、馬鞭草科、牻牛兒科

**2.** 離生腺囊型：油點在葉片裡，有柵狀組織、腺囊，油點夾在裡面，不在植物表面，要撕揉才聞得到香氣，萃取精油需要比表皮腺毛型較長時間。

桃金孃科、金絲桃科：（例如：聖約翰草）

**3.** 離破生腺囊：腺囊有時會越分泌越大，大到跟隔壁的腺囊連成一塊，例如剝去柑橘皮時會冒出一縷青煙，果皮側邊也可看見一個個囊狀，就是離破生腺囊。

芸香科植物

**4.** 離生腺道：油囊在某個分泌道中，例如樹皮、樹幹、根部、種子等。外皮是木質纖維保護鞘，非常堅硬，分泌細胞層被包圍在裡面，不易釋放精質，萃取成本高，通常先剁成碎片或刨成粉末才能蒸餾精油。

松科、柏科、漆樹科、樹脂類與種子類

▼ 離生腺囊圖

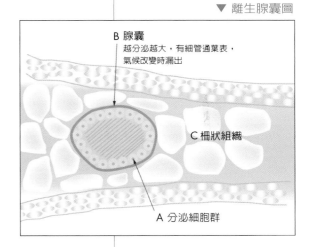

B 腺囊
越分泌越大，有細管通葉表，氣候改變時漏出

C 柵狀組織

A 分泌細胞群

▼ 離生腺道圖

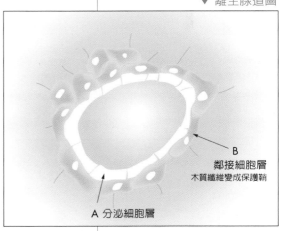

B
鄰接細胞層
木質纖維變成保護鞘

A 分泌細胞層

## 精油的五項特性

（1）溶於油脂、酒精、溶劑　　（2）不溶於水

（3）不油膩　　　　　　　　　（4）具香氣

（5）具揮發性（易燃）

# 芳香分子的生物合成

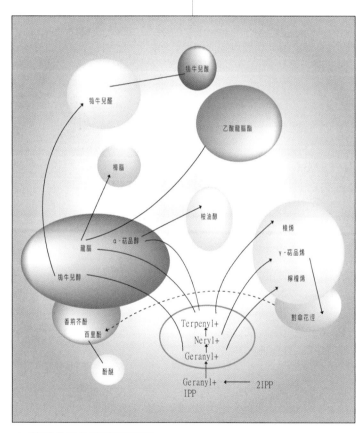

▲ 芳香分子生物合成途徑

**芳香分子生物合成途徑：**

1. **相生相成**：每個芳香分子間關係緊密，要產生療效，必須同時存在。精油會出現問題，往往是人在萃取時動手腳，把某些成分提高或去掉，改變原有的生命符碼，因而產生某些刺激性變化。

2. **互通有無**：在蒸餾時，越輕的分子會越早被蒸餾出（例如酮類、單萜烯類），這類較輕的分子對人體「抽象性存在」影響較大，例如神經系統、內分泌系統等；蒸餾的後段則越會出現分子量較大的分子，例如倍半萜醇類，這類分子對特定器官、部位、組織的療效較為明顯。

# 精油使用方式

## 擴香

　　點薰香燈或加在熱水中吸聞都算擴香。使用震盪式擴香器最好，因為它不會改變精油的溫度，處理呼吸系統問題，氣喘、感冒、喉嚨發炎等效果佳。為避免嗅覺疲勞，可擴香五分鐘然後關掉電源，過半小時再擴香五分鐘。不要將精油加入蒸臉器中，長久下來會腐蝕塑膠和金屬零件。

## 泡澡

　　具有儀式美感和思考意義，最推薦大家使用。水是淨化媒介，帶走精神、物質上的污穢，使人煥然一新，對身心有強大的更新力量。最好的方式是：在植物油中稀釋5％濃度的精油塗抹身上後泡澡，水溫不要太高，水高不超過心臟，時間五～十分鐘。因精油不溶於水，若直接滴在水中，就像一碗浮著香油的貢丸湯；若是較刺激的精油，被精油環繞的腿部可能發生紅癢敏感。有心血管疾病或不方便泡澡的人，也可改為泡腳。

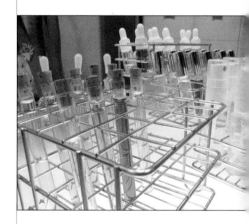

## 口服

　　醫療界出身的法系芳療名家，常將口服精油應用於臨床治療，由於我們也把口服用法列入教學內容，於是與嚴禁口服精油的英美芳療系統蹊徑不同。但是，必須要注意為什麼要口服？哪些精油可以口服？劑量如何？有何危險性？我們應該清楚瞭解精油的使用方式與適用對象，再來下判斷。

1. 口服精油：根據瑞士與法國醫療界的研究，使用精油的方法中以口服法最為迅速有效，但這也是最需要專業知識與嚴謹態度的方法。需要經由專業人員指導，切勿自行看書摸索就

進行。

2. 個人反應：每個人的敏感度與有效劑量其實各不相同，任何療程都應從少量開始，然後逐次增加至平均的安全劑量。請注意：臨床證實，劑量愈高未必就愈有效，而且低劑量的效果往往優於高劑量。

3. 選擇精油：任何精油都不只具備一種療效，而具備同種療效的精油也常有很多種。所以我們應儘可能選擇屬性相近的精油調和使用。一般會選用兩、三種精油調在一起以發揮協同作用。

4. 使用基劑的重要性：良好的基劑，如有機冷壓植物油，可以使溶入的精油被均勻分散，與消化器官的接觸面積較大，因此腸胃吸收精油的比例便會大幅提升。另外，除非經醫師或藥師配製，一般人與芳香療法師均不宜用膠囊或栓劑使用精油。

5. 口服的恰當時間：保健用油的最佳口服時間為早晨起床後的空腹狀態，一般還可在兩餐之間，或飯前三十分鐘服用，如此可確保精油不會受到胃中食物的妨礙而減緩吸收。唯一的例外是消化問題用油，一定要在飯後服用。

## 黏膜吸收

在國外，醫療專業人士可使用芳香精油配製的栓劑，適合急性感染，塞入肛門，隨體溫而溶解，自黏膜吸收，不會流出。一般人無法自行配製栓劑，可以將精油加植物油調和，塗抹在生殖泌尿道或肛門來替代。

## ◎甜杏仁油 Prunus dulcis

遍植於地中海型氣候區，甜杏仁開粉色的花，苦杏仁開白

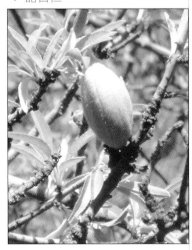
▼ 甜杏仁

028

花。市面上99％買到的都是用苦杏仁所榨出的油。苦杏仁中的苦杏仁成分在高溫下會轉變成氫氰酸，這是一種劇毒。因為能夠買到100％純甜杏仁油的機會很少，所以一定要購買冷壓油。在美國曾有這樣的記錄，將患有心臟病、心血管疾病或高血壓及大病初癒後的病人，分成兩組，一組每日服用橄欖油，另一組每日食用甜杏仁油，經過一段時間的比較，後一組病人的復原狀況較佳，有11％的病人不再復發。甜杏仁油的Ω9比橄欖油少，但亞麻油酸的比例較橄欖油高。十四世紀，法國皇后進口270公斤的甜杏仁油用作面霜。拿破崙的愛人約瑟芬也拿來做乳霜使用。

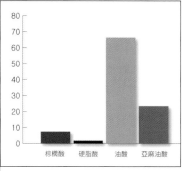

▲ 甜杏仁油的脂肪酸比例

## 特質：質輕、柔美，是很好的美容用品

**1.** 淡斑

輕微曬斑，用甜杏仁油是防禦重於治療，要有耐性。

**2.** 軟化指甲，護甲功能優。

以純油按摩指甲，然後戴上手套就寢。

**3.** 用於按摩極佳，因為延展性好，也可單獨用作卸妝油。

所有的植物油都可以拿來當作卸妝油，效果比美妝保養品好。

# CT1單萜烯類一

### 葡萄柚 *Citrus paradisii*：

在芸香科中單萜烯比例最高，單萜烯能夠補氣，強化神經傳導，對精神狀態的影響極大，使能因應外界變化。也能協調體內的和諧狀態，使人清新、警敏、有活力，如乘坐熱

氣球般的飄升，擁有另一種不同的視野，替刻板的東西找出新面向。當距離出現時，也讓我們體悟到萬事萬物並不一定就是那麼的短兵相接。

　　葡萄柚精油可抗病毒，尤其是因疲累、免疫力下降時初生的疱疹。身體找不到生活節奏韻律時，可助其建立新的節奏，調理時差。日本一些研究已指出葡萄柚精油對帕金森氏症有療效（也是與神經傳導物質相關的疾病）。若要減肥，葡萄柚精油可促進膽汁分泌、分解脂肪，與聖約翰草油併用效果好。

### 桔（橘）*Citrus reticulata*：

　　原生中國，屈原〈橘頌〉中提到：「綠葉素榮，紛其可喜兮。曾枝剡棘，圓果摶兮。青黃雜揉，文章爛兮。」綠桔的氣味比紅橘要更細緻優雅些。桔是孕婦、嬰幼兒必備用油，呵護、安撫神經系統，紓解產前焦慮或產後憂鬱，安撫天性容易驚恐的人。可調油按摩脊椎背部，較敏感的小動物如柯卡犬、天竺鼠等亦可使用。使煩悶無聊的人重新發現日常平淡瑣碎生活的樂趣（這種作用來自鄰氨基苯甲酸甲酯）。若要預防妊娠紋，可加入玫瑰籽油、甜杏仁油混合使用。

### 橙 *Citrus aurantium bigarade*：

　　一般來說，苦橙的氣味比甜橙細緻。若葡萄柚的慧黠源自於良好的教養，則橙的快樂便是渾然天成。希臘神話中三女神爭奪「金蘋果」，特洛伊王子帕里斯將它給了愛神維納斯。那個「金蘋果」，有人考據應該是橙，象徵豐饒，是愛神追求的目標。

▼ 葡萄柚

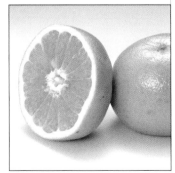

**檸檬** *Citrus limonum*：

　　果實尾部有乳突，顏色有黃有綠。有助於梳理混亂的思緒、童年創傷、陰影淡化、淨化。含有倍半萜烯，使人進入內心與自己連結，去除外在事物加在自己身上的魔障。

　　可抵抗因鏈球菌引起的喉嚨發炎（加入植物油漱口）；美白（注意光敏性，不適合日常護膚）、養肝（一小匙植物油加入一小滴檸檬精油口服，從內部清肝、美白）、溶解結石（主要是檸檬烯的作用）。

**萊姆** *Citrus limetta*：

　　果實較檸檬圓，沒有乳突，花白色。

　　萊姆含有苯基酯，氣味酸甜，不像檸檬那麼上揚；可激勵想像力，津津有味地認識人與世界，願意嚐試新事物，不會被束縛。一般來說，外國人較喜愛萊姆氣味，國人則較愛檸檬氣味。嗅覺心理學中，果皮類象徵飽滿，清新，使人看到生命新鮮感。

▲ 萊姆

## 香氣空間 德國慕尼黑 天主教堂
## Herz Jesu Kirche, Munich Germany, 2001

設計：慕尼黑艾倫‧沙特樂‧華沛納建築事務所（Allmann Sattler Wappner Architekten Munich）三位建築師（Markus Allmann, Amandus Sattler und Ludwig Wappner）

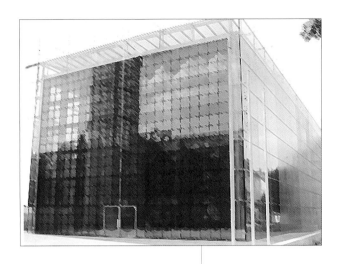

光線是重要的神諭訊息，整個建築的氛圍是受到保護的，整個建築物如十六立方公尺的方盒子，打開大門時，彷彿張開雙臂歡迎任何人，與傳統哥德式教堂的陰鬱有很大不同，陽光可以透進來。十字架和內部呈現橘色，表現開敞的空間感。溫暖有秩序，大家在一起，有團體的支持力量，但不是強制性嚴肅的規範，如同柑橘類精油的特性，並非一味的歡樂，而蘊含重新啟動的生命動機。

## 作業

1. 請在一個星期內每日使用「單萜烯類一」，觀察它在你精神和情緒層面所帶來的影響。（註明使用方法與時間）

2. 把自己當成一個個案，分析自己現在最需要或嚮往什麼樣的「差異空間」？

3. 下週我們將討論松科精油。請先閱讀《大樹的智慧》（新路出版）中《松樹》這一章節，並摘錄其中讓你感受最深的句子或段落。

4. 請觀賞張藝謀的電影《十面埋伏》，找出其中幾個最適合散放「單萜烯類一」（柑橘屬香氣）的場景，並解釋你的理由。

5. 向你週遭的親友做一個小調查，比較一下喜歡橘子香氣與口味的人，和喜歡檸檬香氣與口味的人，在性格上有無差異？分別有什麼特點？

第2堂課

CT2

植物家譜
各科植物特徵

CT2 單萜烯類二
歐洲冷杉、膠冷杉
西伯利亞冷杉、道格拉斯杉
歐洲赤松、落葉松、黑雲杉

香氣空間
德國漢諾威 2000年世界博覽會荷蘭館

膠冷杉

# 植物家譜

## 植物的演化

　　裸子和被子植物的演化發展，可與人類生命的時序相呼應，這不屬於實證科學，但可藉由觀察來歸納演繹，並不只是哲學上的聯想而已。醫療界出身的法系芳療名家，在傳授芳香療法時，必定先從植物學的演化史教起。

## 解讀拉丁學名

　　所謂「學名」就是「學術名稱」的意思。1753年瑞典植物學家林奈出版（Carolus Linnaeus, 1707-1778）《植物種誌》，以拉丁文替植物命名分類，1864年世界第一個植物學會開始普遍使用拉丁學名。掌握植物的拉丁學名很重要，因為俗名容易混淆，使用學名才能超越語言的限制，為植物驗明正身，讓我們掌握特定品種與成分差異。

## 拉丁學名：屬名＋種名

　　植物的拉丁學名，由兩個拉丁文化的名稱組成，前面是屬名，後面是種名。我們不用把拉丁學名全都背起來，但是要訓練自己熟悉學名，因為學名很有趣，它會描述植物的長相、生長環境、產地、親代或作用等，認識學名對植物會有基本概念，也是購買精油時重要的憑藉。

　　目前多數學名已統一化，但仍可能同一種植物出現兩、三個學名，甚至屬名、種名都不一樣，原因是不同地區同時使用兩個學名，訊息交換又慢，後來就習慣併用通行；也可能以前認定的科屬，後來發現不對，經國際植物學會通過更改學名，讓它認祖歸宗；例如檸檬細籽有兩個學名，其屬名種名完全不同，如果查其中一個，可能怎麼查都查不到。

▼ 林奈的《植物種誌》封面

CAROLI LINNÆI

SPECIES
PLANTARUM.

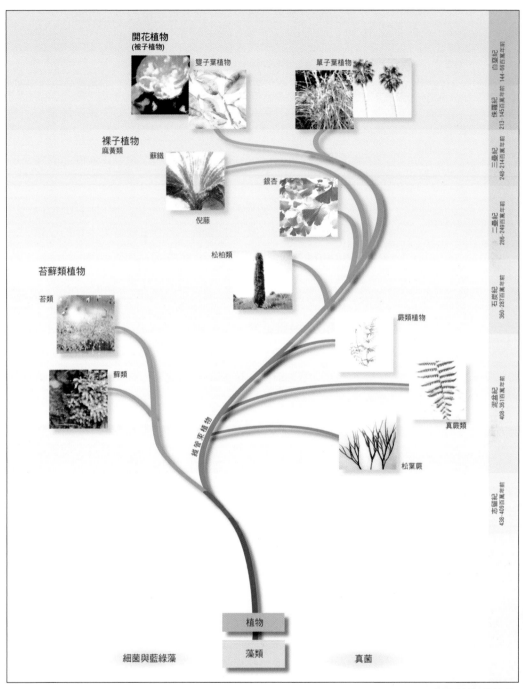

開花植物
(被子植物)

雙子葉植物

單子葉植物

裸子植物
麻黃類

蘇鐵

銀杏

倪藤

苔蘚類植物

苔類

松柏類

蕨類植物

蘚類

真蕨類

松葉蕨

維管束植物

植物

細菌與藍綠藻

藻類

真菌

白堊紀
144-65百萬年前

侏羅紀
213-145百萬年前

三疊紀
248-214百萬年前

二疊紀
286-249百萬年前

石炭紀
360-287百萬年前

泥盆紀
408-361百萬年前

志留紀
438-409百萬年前

▲ 植物的演化

以下舉幾個有趣的例子，讓各位更瞭解學名的使用方式：

黑雲杉 **Picea mariana 'Doumetii'（cv.）**：

　　Picea指瀝青、樹脂，有黏答答的意思，可想見黑雲杉流出的樹脂像瀝青黏答答的；mariana指接近水的，所以黑雲杉不會生長在太乾的地方，而在較濕潤的山上。Doumetii等於cv，指的是栽培變種cultivate variety，由學名可以理解其親族血源關係。

澳洲尤加利 **Eucalyptus radiata, var. australiaana**：

　　Eucalyptus指「真正的覆蓋」之意，像猶太人戴的小帽子一般；radiata是放射狀的花；var.是變種之意；australiaana代表澳洲產。

胡椒薄荷 **Mentha X piperita, Mentha spp**：

　　「X」指同一族不同品種聯姻雜交，胡椒薄荷的親代是綠薄荷和水薄荷。雜交後的品種很多，天竺葵和羅勒也有各式各樣雜交種。spp指龐大家族，族繁不及備載。有些同屬不同種的植物無論長相、作用都差異很大，但也有些差異不大，就註明spp；像薄荷這一族的，大概都有某些作用，但細分還是有不同的學問可以講究。

▼ 胡椒薄荷

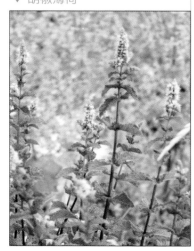

歐洲赤松 **Pinus sylvestris L.**：

　　Pinus在克爾特語中的意思是山區，除非人工栽種，否則不可能長在平地；sylvestris指的是野生的，所以在地中海型氣候區的山區看到最多野生亂長的通常是歐洲赤松。

　　正式的學名標示不會只有兩段，除了屬名種名，後面還會有大寫的字母或多個字母縮寫，指命名人的意思，例如「L」就是林奈，大部分的植物都是他命名的，新大陸、北美、東方的植物

才會出現別的命名人，歐洲植物幾乎都是林奈命名。

## 歐洲冷杉 **Abies alba**：

Abies在希臘文中是分離的意思，高山裸子植物的特點是種子成熟後會從中軸分離出去，所以在拉丁文中是指挺立、站起來、高聳的意思，這一屬的成員都非常高大；而Alba是白色的意思，所以歐洲冷杉又名銀樅或銀冷杉，白檀的學名中也有白色（album）。

## 道格拉斯杉 **Pseudotsuga menziesii**：

北美植物，十七世紀末才發現，當時不知如何歸類，就叫它鐵杉，後來發現不是鐵杉，就稱它為偽鐵杉；種名是依據第一個向西方世界描述發現這種植物的人名：Menzies，他是一位蘇格蘭船醫兼植物學家（就像電影《怒海爭鋒》中影射達爾文的船醫角色一樣），他隨船到了北美，在西雅圖、奧勒岡、北美西北部一帶發現這種植物，就以他的名字命名，後面加上「ii」是拉丁文的寫法。

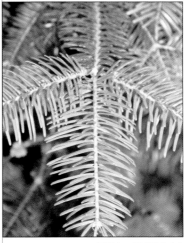
▲ 松科：歐洲冷杉

## 真正薰衣草 **Lavendula officianalis**（=vera=angustifolia）：

是同種植物多個學名的範例，Lavendula是拉丁文「洗」的意思，officianalis意指「藥用的」，唇形科中特多以officianalis命名種名的，像迷迭香、鼠尾草。自古以來，其藥學屬性已經廣泛普遍地為人們熟知認定、被納入藥典的植物，學名上常有officianalis。vera是「真正的」，angustifolia是窄葉的意思。因為是不同地區不同的植物學家，用不同名字來指涉同一種植物，所以全部通用。

# 各科植物特徵

## ●松科、柏科

巍峨聳立，松柏長青，生命力旺盛，充滿原始的能量，簡單而嚴肅，是芳香植物中的老大哥。松科又比柏科活潑（不論是長相或精油能量類型）。化學結構均以單萜烯為主，松科有天真、單純的力量，思考不會太複雜；柏科則沈穩悠遠，兩者對腎上腺均有益處。腎上腺猶如身體的汽缸，是所有能量的燃燒轉化器。例如俗稱美國仙丹的「腎上腺皮脂荷爾蒙」，用了以後跑得快、跳得高，體能精神狀態都處於巔峰，因此奧運比賽總有運動員被檢驗出服用此禁藥，這種腎上腺皮脂荷爾蒙可以解除一部分壓力，但其作用方向是增加體能的爆發力。新的研究和臨床經驗顯示：松科冷杉屬在激勵腎上腺方面的功能，比松科松屬還要強，於是當你久病纏身或體力衰退、百無聊賴、缺乏基本能量時，便需要藉助松科精油來幫助自己。松科長相剛強，柏科則看起來較內斂，柏科精油通常反映出生命延續、淵遠流長、屹立不搖的特質。

## ●橄欖科

橄欖科普遍生長於氣候條件惡劣的地方，像豔陽曝曬、植物生長困難的不毛之地、沙漠地區等。它們不會長的太高，在這樣艱困條件下的植物必定有不屈不撓的毅力，生長速度慢，但大器晚成。通常橄欖科都萃取出樹脂類的精油，割傷樹皮取得的樹脂，其作用是修復、包覆傷口裂痕，對皮膚、黏膜、傷口癒合有顯著的功效。電影《英倫情人》主角墜機燒傷，貝都因人拿出瓶瓶罐罐，裡面都是樹脂類的東西，所以後來皮膚恢復得很光滑，可見修復力很強。橄欖科比針葉樹還更嚴肅、沈穩，這些樹脂類植物常被賦予宗教意涵，所以它能平撫心靈，讓人平靜下來。

詩經商頌：「有虔秉鉞，如火烈烈。」「有虔」指其虔誠、肅穆、認真；「秉鉞」是戰士持著像鋼叉般的武器，肅穆地站著，為了天命去征討。但戰爭總會有死亡，為了一個遠大而理想的目標可能要犧牲生命，一方面想去追求那個目標，一方面又有恐懼、情緒的衝擊翻騰，所以「如火烈烈」。為什麼這是樹脂類精油的特點？樹脂類其實是火的元素，不同的科屬吸取的自然界能量是不一樣的，好比針葉樹比較多火及土的元素，樹脂類最多的是火的元素，因為是在豔陽曝曬的考驗下淬鍊出的精華。樹脂類能夠呼應內心如火烈烈的處境，心裡面臨著考驗、掙扎，不知能否度過難關，心靈療效上特別能予人安撫而非放鬆的感受，讓你平靜下來，鍛鍊你去面對艱困的人生處境，或各式各樣的天人交戰。萃取不易的樹脂類精油對於火型的問題幫助很大，比方說皮膚、神經或器官發炎，乳香、沒藥的療效都很強，沒藥還能處理流膿、發炎的痘子。樹脂類對於促進淋巴的流動、或分泌物例如：黏膜組織、陰道、咽喉發炎等都很有幫助。

## • 樟科

樟科是一群「有教養」的植物，生長在亞熱帶、熱帶潮濕地區。樟科生長環境不太困難，樹形高大修長優雅，全株芳香，花、枝、葉、根部通通都香，樟樹即為樟科的代表樹種。

樟科帶來的生命情境是：有好的教養、好的生存條件，是如沐春風，溫暖支持的陽性能量，讓你心花朵朵開。它們也有抗菌抗病毒的特點，熱帶地區容易滋生細菌、病毒，而樟科的羅文莎葉便是抗病毒第一名的精油，這些有教養、溫暖，又厲害的精油，分子結構複雜，抗菌、抗病毒作用全面；它們有能力處理各式各樣的驚嚇和衝突，但處理的不是基本生存嚴峻的考驗，而是當下的刺激。

## • 桃金孃科

生長在較高冷地區，喜親水，包括桉屬和白千層屬，共同特點是樹皮光滑、樹形堅挺，花形天真爛漫，呈輻射形狀，屬於較年輕的族群，好像笑得很燦爛的小孩。普遍富含桉油醇，有如風的翅膀，促進細胞活氧化，充滿青春洋溢的感覺，使循環良好、呼吸舒暢、口氣清新，處理飯後口腔氣味有效，對呼吸系統、循環問題都很有幫助。

## • 菊科

地球表面最龐大的開花植物家族，有800屬、1300種以上。羽狀複葉裂痕多（也有整片單葉），藥草以裂痕多的較常見。菊科代表花形是全都聚攏在一起的頭狀花序、總狀花序。舌狀花、管狀花一朵朵聚在一起。

除了極嚴寒、酷熱地帶（像北極和沙漠）以外，都可看到菊科植物蹤影，家族成員龐大，能帶來歸屬感與團體的支持感。菊科與橄欖科在生理作用上的共同點是消炎，橄欖科對應的是較形而上、生命中長久問題引起的發炎；而菊科則處理生活瑣碎事務、反覆出現的刺激或小問題引起的發炎過敏，幫助情緒安定，有了群聚一般的依靠，便不需要一個人面對困難的處境。

▼ 菊科：德國洋甘菊

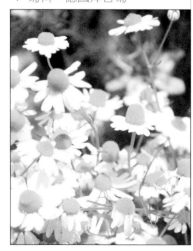

## • 唇形科

是藥用植物中的看板植物，藥學屬性強大、療效鮮明。花形有大有小，像張開的嘴唇，彷彿準備進行法國式深吻，如果灌漿進去，拿出來的模型跟蜜蜂的嘴型一樣，所以是準備讓蜜蜂舌吻的，有利蜜蜂採蜜，因此普羅旺斯常見同時種植芳香植物和養蜂的農場，可以同時買到鼠尾草蜜、薰衣草蜜、迷迭香蜜等。很多人看到薰衣草纖弱的模樣，以為它們容易攀折，但其實唇型科的莖幹大多是方形的，堅韌不易採摘，根部的抓地力亦強。

由於生長在地中海型氣候較貧瘠的地區，溫差大，唇形科植物是所有芳香植物中化學類型（chemotype）變化最多的。如同屬同種的百里香，因為產地不同，就產生側柏醇百里香、沈香醇百里香、牻牛兒醇百里香、檸檬百里香等不同化學類型的百里香。這說明唇形科是一群懂得應變的植物，只要環境變化就跟著改變，氣味作用也改變，最能幫助我們因應不同的變化，對免疫系統感染性的問題作用直接且立即。

## ● 繖形科

開花像打傘，長相相近，容易混淆。繖形科具有氣（乙太體）的流動能量，是向天空發展、迎向空中的植物，用了繖形科的油彷彿交了很多雙子座的朋友，靈活、有很多想像，不會呆滯平板。精油大多自種子萃取，種子是植物未來的生命、希望，具無限的可能性。於是繖形科精油對需要促進流動的器官與新陳代謝特別有幫助，普遍養肝利腎、促進排水排毒、有美容功效。但繖形科精油是所有科屬中氣味最不好聞的一群，味道很怪、很重，因為它們的成分都很特殊，這也說明在促進代謝過程中所付出的代價，很新奇的就會很怪；太靈活的就難掌握。如果在適應氣味上有困難，可以加入其他精油平衡、改善其氣味。因為排毒力強，也易引起所謂排毒的好轉反應，可能用了以後疹子更多或更癢，不過繖形科是一群很棒的油，有出色的療效。

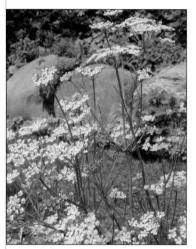

▲ 繖形科：藏茴香

## ● 芸香科（柑橘類）

多為果皮萃取，少部分例外（如花椒）。充滿陽光的能量與洗禮（橄欖科、針葉樹也是，但接受宇宙能量的部位不同，表現在不同療效上），芸香科的果實部位接受大量陽光，是和諧、集體、安全、溫暖及和樂的能量類型。

## • 花香類

　　花是植物的生殖器官，對應人的生殖系統問題有直接補強的作用，像是月經、男性性機能問題。雖然昂貴，但它可以處理最纖細複雜的情緒問題，帶給人美滿幸福感受。花香類精油具有比較多精神靈性的美感，可激勵感官知覺，常用花朵類精油可強化感受力，對美感事物比較能夠欣賞和願意追求。

## • 牻牛兒科

　　代表植物：天竺葵，味香花美，其實精油是葉片萃取出來的。被病毒或病態的細胞困擾時，天竺葵、大根老鸛草都有抗腫瘤特性，是全面性的系統調理用油。它們也是美容聖品，皮膚問題的根源複雜，像情緒、肝腎都可能引起，而這種多才多藝的植物科屬，很擅長處理這類「聲東擊西」的問題。

## • 豆目（科）

　　可用以萃取精油者多半樹形高大（鷹爪豆除外），葉片、花形纖細，結豆莢，花香甜美溫柔。當你感到精神壓力巨大、情緒煩躁時，能讓你感到放鬆且自在。豆科精油能幫助那些敏感、凡事耿耿於懷，或外表粗壯強悍卻內心脆弱（表裡差異大的個案）、在意別人看法，或是習慣刻意營造美好形象、連倒垃圾都要擦口紅的人。皮膚易敏感、緊張腹瀉、失眠、疲累、肌肉疲勞的人，亦可常用氣味細緻甜美的豆科精油。

## • 禾本科

　　地球主要的糧食來源都是禾本科，玉米、稻米、高粱等都是。禾本科植物能強化人類基本與生存的能量（下方脈輪），對調理消化系統不適很有幫助。

▼ 花香類：玫瑰

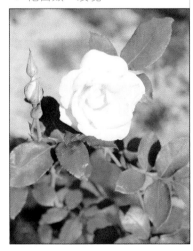

## • 薑科

薑科植物外形姿態曼妙（如月桃、豆蔻）；有些花形豔麗（如鬱金）。薑科的地下莖看起來像人形，雖然實際上沒有人蔘的滋補效果，但精油還是能補中益氣、強化系統性機能。

## • 馬鞭草科

花形細小複雜，外形纖柔。檸檬馬鞭草、貞節樹相對於其他植物而言很難種活，生長條件挑剔。馬鞭草科專門處理疑難雜症（病毒感染、自體免疫疾病或婦科問題），對生殖系統有幫助。

## • 杜鵑科

很有耐力，空氣污染下也能生存。同樣是具有耐力的植物，針葉樹的耐力表現在「生活中明顯重大的考驗」；橄欖科在於「人性中翻攪掙扎的問題」；而通常杜鵑科應對承受的，則是日常生活容易發生的、反覆瑣碎無聊的問題。例如：飲食不正常、莫名其妙的酸痛、呼吸不順暢、睡不好、吃不香、膝蓋卡卡等小毛病。

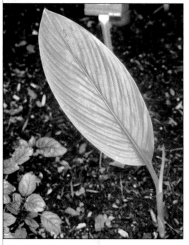

▲ 薑科：鬱金

## • 檀香科

雖然從外觀上看不出來，但它的確是百分之百的寄生樹，屬於根部寄生的植物，不寄生就無法存活。檀香的根部會長出吸盤狀，寄生在附近植物的根部上，但它沒有特定的寄生樹種，一般的寄生樹會找相近的樹種寄生，但檀香寄生的對象不管是外觀或樹種上都找不到規則。你可能對檀香感到很失望，通常我們對寄生的概念是依附——但請大家不要對「寄生」這個字眼做「道德批判」。檀香其實是「借力使力」的樹，會評斷周圍樹種何者的能量可為己所用，然後就去順應它，這樣萃取出來的油通常在我們極挫敗、沮喪，汲汲營營想要追求一些東西，但世界沒辦法符

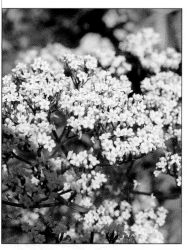

▲ 敗醬草科：纈草

合我們的期望，包括失去所愛等時候，會有很大的幫助。

### ● 敗醬草科

細小繁複的植物，對神經系統幫助大。

各科屬的植物都有其特性，也表現在療效上，把它們當成朋友一樣，知道其性格、屬性，就可以更清楚地掌握它們。你可能會遇到很多抗病毒、抗菌的精油，為什麼要用這個而不用那個？這時必須就回歸到其性格層面，觀察植物和人的生存處境相呼應之處。

## ◎ 杏桃仁油 Prunus armeniaca

杏桃樹是很有表情的植物，花嬌豔，果實長的很像臀部，正對應與基本生存相關的基底輪。其原產地在亞美尼亞，和地中海型氣候區的甜杏仁生長在完全不同的地方，也有人考證其實杏樹是從東亞移到中亞的。中國有很多詩詞吟頌它，大家最熟悉的「一枝紅杏出牆來」，原意並不是負面的，而是形容德行高尚的隱士，大家很仰慕他，想請他指點如何度過亂世，但他都拒絕：「春色滿園關不住」，指隱居不出，但美好的德行，博學多聞的修養令人嚮往，關也關不住，所以杏花杏樹是精神高尚、美好的象徵。但是到中亞後，重視的是它物質的、讓人感受到身體的美好一面。在中亞十六世紀藥草學文獻上有所謂的愛情靈藥，一定用到杏桃仁，還有很多活色生香有關杏桃的故事，與浪漫、慾望有關，充滿身體的刺激性。跟甜杏仁油相比，杏桃仁油的油酸和亞麻油酸的比例較多，但是棕櫚酸較少，所以杏桃仁油比較清爽，像裸體的美女披上薄紗，很適合情人節當天使用，互相按摩，增進情趣。杏桃的故事性和花形、樹形都很能觸動美好的感受，用

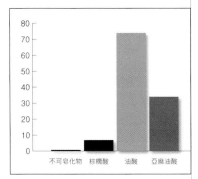

▲ 杏桃仁油的脂肪酸比例

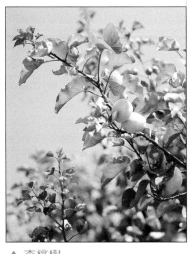

▲ 杏桃樹

在肌膚上的觸感極細膩，能讓你回復到細嫩的狀態，有很多女性個案用了後，變得更嬌柔，這樣的特性要回歸到植物生長特性、能量來理解。

杏桃仁油口服質地清爽細膩；外用適合臘黃、脫皮、早熟老化、敏感、發炎乾燥的皮膚，寶寶細嫩的皮膚也可使用。將杏仁油與花香類精油或豆科精油調和，能使自信心薄弱的人更欣賞自己。

## CT2單萜烯類二

### 歐洲冷杉 *Abies alba*：

葉片較圓，在北美樹種未引進歐洲之前，是歐洲最高大的樹種，可長到五十公尺以上，令人敬畏，帶領人們進入高遠的境界，最能夠讓人忍耐寂寞，是「高處不勝寒」用油。歐洲冷杉單萜烯成分比例最高，補氣作用明顯，成分中的乙酸龍腦酯是典型的針葉樹類所含的酯類，有利膽的作用。

和同樣是單萜烯含量高的葡萄柚不同的是，歐洲冷杉是穩定的攀爬到樹頂、穩定的朝目標邁進，使人得到滋養而能擺脫世俗的干擾，走入內心最原始最單純的角落，那是完全沒有外在裝飾或面具的地方，重新看待這一切，也重新看到自己。很多大哲學家都是在歐洲冷杉下寫作的，像海德格一生中最好的著作，幾乎都是在居住於每天可在歐洲冷杉森林中散步的那段時間中完成的。

### 膠冷杉 *Abies balsamea*：

會流出樹脂，是常見的聖誕樹種，枝葉也被做成聖誕節裝飾的樹圈。倍半萜酮成分能夠幫助彌補心中的傷痕（心肺

區）。當妳受到委屈、不舒服，用了膠冷杉後能使心肺擴展，大口深呼吸，不會像小媳婦一樣憋著。針葉樹類普遍可調理呼吸系統和骨骼關節，但它提供的是調理作用，需要長期或約兩、三個月的時間調整。至於呼吸道問題，例如鼻竇炎、過敏性鼻炎，居家擴香一個月就可以產生作用。德國的瓦格娜教授曾因為長期授課而聲帶喉嚨受損，她後來搬遷至附近有膠冷杉林的地方居住，一兩年後喉嚨聲帶幾乎完全康復。

## 西伯利亞冷杉 *Abies sibirica*：

年幼的西伯利亞冷杉樹型十分纖細，卻可長得很高大。成分中的雙醇可以調節荷爾蒙，因此特別適用於「轉大人轉不過」的青少年，以及依賴性強的成人，讓他們不那麼狂飆、混亂，從容面對成長期的改變。酯類比例在同類油中最高，溫暖安撫，讓人感覺自在，氣味清新，接近年輕惶惑不安的心。有些人與世界連結唯一的通路就是網路，把自己囚禁起來，冷杉類精油對這種個案都有幫助，因為激勵腎上腺素，可以提供身體和心理狀態的能動性，腎上腺是發動火力的，不會只停留在腦部；在虛擬世界中樂此不疲、天馬行空亂想，陷溺不可自拔的青少年用了西伯利亞冷杉後會得到溫暖，另一方面，腎上腺也被激勵，讓他們積極地走出來。

## 道格拉斯杉 *Pseudotsuga menziesii*：

蘇格蘭植物學家道格拉斯把這種樹種帶到歐洲，特別是英國去，所以也稱為道格拉斯杉。它原生地在美國西岸，是世上數一數二的高大樹種，國寶級的道格拉斯杉長到一百公尺需要三百年時間。在1962年首先被美國白宮選為聖誕樹的樹種，被視為一種精神指標；一般平民百姓用膠冷杉，白宮

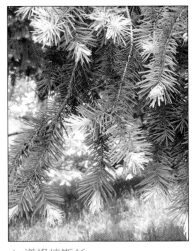
▲ 道格拉斯杉

用道格拉斯杉，他的「高」是一種特別的崇高。我個人認為它是針葉樹精油中氣味最豐富好聞的，富有層次。毬果向下，外型和氣味都具有貴族般的特質，很有教養和美感，有助消弭火氣，使人優雅從容的生活。

## 歐洲赤松 *Pinus sylvestris*：

枝葉如帳篷般展開來，雄花有著美麗的紅色，樹皮也呈現紅棕色，所以名為赤松，以色列地中海型氣候區也產。高度大約二十至三十公尺，但充滿力量、盤根錯節無法撼動，氣味直接強勁。歐洲赤松的化學成分集中在「茹絲的蛋」蛋形圖下方，集中力量紮根。慢性病如慢性支氣管炎、糖尿病等普遍都有腎上腺的問題，它是抗壓力的腺體，在生病或精神緊繃狀態下，會不斷大量製造出抗壓力荷爾蒙，幫助身心應變，長期下來，腎上腺會工作過度而衰竭。這時可以把歐洲赤松調成5％劑量，也可加入其他油調和，激勵腎上腺，洗腎的病人用歐洲赤松有很好的反應。急性感染時，使用松科的油可以縮短感染的病程。

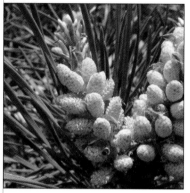

▲ 歐洲赤松

## 落葉松 *Larix europea*：

會隨季節變色落葉的松，與一般印象中的松大不相同，也會開出可愛美麗的花。樹脂萃取優於針葉萃取，不過要稀釋得當以免刺激皮膚。氣味輕快、單純，強化人的自信心，接受失敗，就像落葉松，人家是松柏常青，它卻會隨著季節落葉、變黃，接受自己實際上的樣貌，對別人看法不以為意，有助於很緊繃、無法放鬆的人。面對生命窘境，犯錯後能自我解嘲，不需要時時鞭策自己。適合太在意自己形象、害怕被人嘲笑者。

▼ 黑雲杉

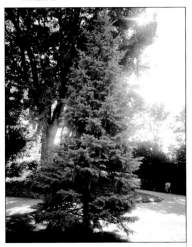

### 黑雲杉 *Picea mariana*：

　　加拿大的黑雲杉森林很遼闊，樹形高大漂亮，氣味好聞僅次於道格拉斯杉，酯類含量較高，較柔美。當遭逢極大的苦痛，卻流不出眼淚時，黑雲杉能安撫太陽神經叢，讓人體會生命的悠長，沒有跨不過的門檻，沒有度不過的難關。歐洲赤松適用於衰弱不足的個案；黑雲杉則針對已經被擊倒的、心力交瘁、筋疲力竭的人，給予安慰滋補。

　　針葉樹林是地球上最早出現的芳香植物群。針葉樹象徵著同時擁有太陽與土壤的能量。喚起人們進入原始、單純有力、適應力強的狀態，以面對地球嚴酷的生長環境。於是「單萜烯類二」能帶給人深呼吸，沈靜的、清新悠長的感受，強化腎上腺，帶來生存的火力、體力和元氣。具有「敢做敢想」的特質。有勇氣去想像，又有行動力去實現夢想，擺脫掉世俗的眼光，去嚐試一般人不敢想像和嚐試的東西。

## 香氣空間
# 德國漢諾威 2000年世界博覽會荷蘭館

設計：MVRDV（MVRDV是由Winy Mass, Jacobran Rijs和Nathalie de Vries於1992年共同設立）。

　　2000年德國漢諾威世界博覽會中的荷蘭館，建築師是MVRDV的三位年輕建築師。荷蘭人是世界上身高最高的人種，但國家卻處於低於海平面的低地；因為土地又不大，必須向上發展或填海造地。荷蘭館就是思考人類和自然界的關係，彷如三明

治的建築，一層層不同的表現，向上發展。樹長在樓上，花則生在樓下，讓你經驗到不同的自然風景，是「室內的戶外」。這樣的奇想在當時令人震驚，人的生活空間就在其間，有的像是洞穴，各樓層與自然結合，經驗不同的氣候、植被條件，其中有一層就如森林般，種在室內真正的土壤裡，支柱就是真正的樹幹，還就如滿天星斗般的天花板。

荷蘭的MVRDV年輕建築師曾設計過看起來像會飛的房子，地基不在地面上。他們勇於在實踐中幻想，敢想又能做，「單萜烯類二」的能量就是如此。就像站高處看世界，無限寬廣、無限的可能性，而不是像螞蟻一樣在地上爬，只看得到眼前的餅乾屑。他們有很多案子畫得出來、做得出來，但出錢的業主想像力和決心不夠，所以會飛的房子一直蓋不出來。出錢的老闆不願蓋，為什麼要畫蓋不成的房子，去做可能無法實現的東西？因為他們懷抱憧憬，看到生命中還沒有實現的可能性，才願意繼續往前走。台灣人通常不太習慣針葉樹精油的氣味，因為我們通常保守，不敢想不敢做，但你必須站在那麼高的高度上去看世界，願意付諸行動去實現你的夢想，而不只是坐在家中幻想而已。

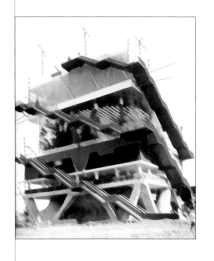

MVRDV也能做像荷蘭的湧堡（Ypenburg），離阿姆斯特丹四、五十分鐘火車車程）新市鎮造鎮計畫，非常符合荷蘭風情，有想像力又實用，表現出濕地與低地特質，在社區中營造符合自然的風貌，和自然地景結合，具現代感房屋都不超過兩層樓，可以看到水鳥棲息，有股奇特美感。在清晨，有層薄霧舖在地面上，走出去好像踏在輕紗上，黃昏夕陽照在溝渠反射出來，光影穿梭水草蘆葦間，是幅「天光雲影共徘徊」的景緻。從阿姆斯特丹開車回這個社區好像開到水裡面，設計很有想像力，兼顧了人的需求、動植物和地景的表情。

　　有的人用了「單萜烯類二」的油會做惡夢或睡不安穩，因為以前不敢想、不敢做、不敢跨越的，現在要開始想了、開始做了，但在其中又會有拉扯、會有不安全感；但不要怕，一直用下去，站在超越的高度去看世界，最後會證明可以實現的。

## 作業

**1.** 請在這一個星期內每日使用「單萜烯類二」，然後觀察它在你身心各方面所帶來的影響。（註明使用方法與時間）

**2.** 把自己當成一株植物，描述自己的下列特點：

學名 ＿＿＿＿＿＿＿＿＿＿＿＿＿＿＿＿＿

別名 ＿＿＿＿＿＿＿＿＿＿＿＿＿＿＿＿＿

科屬 ＿＿＿＿＿＿＿＿＿＿＿＿＿＿＿＿＿

產地 ＿＿＿＿＿＿＿＿＿＿＿＿＿＿＿＿＿

土壤 ＿＿＿＿＿＿＿＿＿＿＿＿＿＿＿＿＿

氣候 ＿＿＿＿＿＿＿＿＿＿＿＿＿＿＿＿＿

病蟲害 ＿＿＿＿＿＿＿＿＿＿＿＿＿＿＿

花期 ＿＿＿＿＿＿＿＿＿＿＿＿＿＿＿＿＿

**3.** 下週我們將討論精油的化學結構。請根據資料，試著分析薰衣草著名的功能，如治失眠、燙傷，是哪些成分的療效？

**4.** 請觀賞日劇《冰上悍將》，推想劇中角色在什麼情境中會需要「單萜烯類二」？（任選三位人物作答）

**5.** 臺灣也有豐富的針葉樹資源。請試著整理下列針葉樹的資料（每種二百字即可，必須包含學名、主要分佈地、用途，並指出它與哪一種精油植物是同屬不同種的「近親」）：臺灣冷杉、臺灣雲杉、臺灣二葉松、臺灣黃杉。

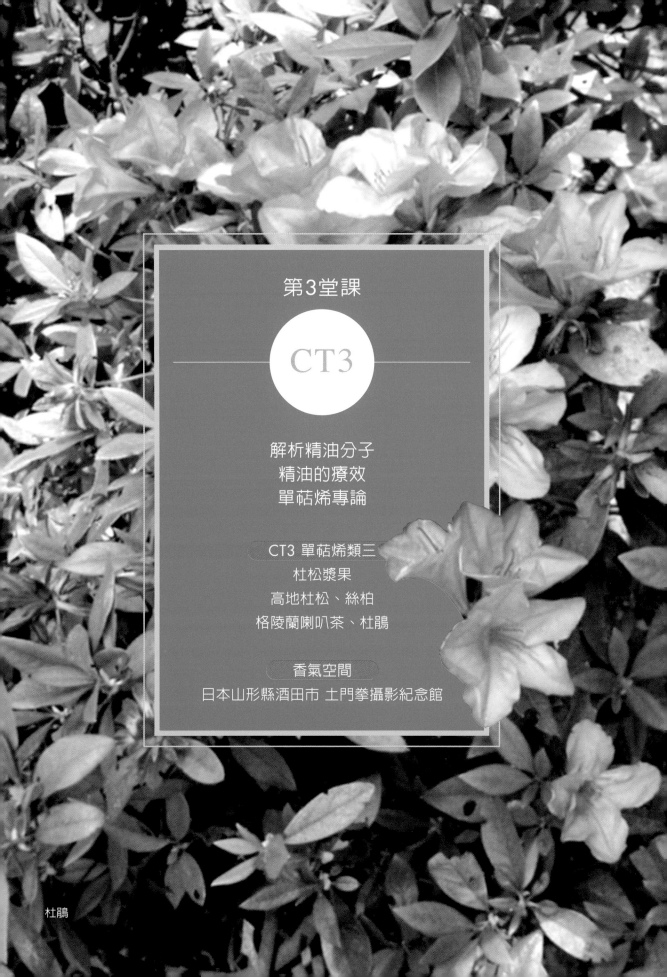

第3堂課

CT3

解析精油分子
精油的療效
單萜烯專論

香氣空間
日本山形縣酒田市 土門拳攝影紀念館

杜鵑

# 解析精油分子

## 精油分子之生合成途徑

植物從光合作用中合成供養自己的糖份，再經過代謝，經由兩條途徑形成精質：

**1. 萜烯通路**

大部分精油成份均由此產生，包括由萜烯類衍生的氧化物、酯類、酮類、醛類等。最常見的成份是由兩個異戊二烯（$C_5H_8$）為基本單位結合而成的單萜烯（$C_{10}H_{16}$）。萜烯類是龐大的家族，碳數（C）越少的分子越輕盈、揮發性越大；碳原子越多的分子結構越複雜、越重，不易揮發，例如橡膠的碳數就非常大。

**2. 苯基丙烷通路**

包括苯基酯、酚醚類，一般來說較刺激皮膚。對傘花烴如果經過氧化，會產生酚類屬性的分子，例如含對傘花烴的單萜烯精油若保存不當，氧化後會產生如同酚類一般容易刺激皮膚的分子。酚類有著像盾牌一樣的分子結構（苯環），帶有苯環的分子應用在人體時，可發揮「抵抗」的作用，具有強大抗菌性，也可強化免疫系統與抗感染力。酚類氧化後會生成酚醚類，如：甲基醚蔞葉酚、甲基醚丁香酚等，醚類分子雖然對皮膚不至於有太大的刺激性，卻會對人體造成較大的負擔，使用上宜謹慎些。

## 從芳香分子的生合成來看調香

範例：樟烯（單萜烯）→ 氧化 ↗ 龍腦（單萜醇）→ 與酸作用 → 乙酸龍腦酯（酯類）
　　　　　　　　　　　　　↘ 龍腦（單萜醇）→ 氧化 → 樟腦（單萜酮類）

從以上範例可以看出，樟烯經由一連串化學反應之後，可生成龍腦、乙酸龍腦酯、樟腦等分子，這種芳香分子間的「親戚」關係可以當作是一種調油參考。所以含有樟烯的精油（例如藍膠尤加利）、含有樟腦的精油（例如樟樹）、含有龍腦的精油（例如龍腦百里香）、含有乙酸龍腦酯的精油（例如西伯利亞冷杉），這類在生成屬性相仿的精油加在一起，不但氣味相合，也會產生協同作用，這就是從化學結構來調油的方法之一。

不過，如此調油雖然安全，但可能因分子屬性太接近而氣味略顯呆板，缺少創造性的火花。衝突可能激發創意，更為活潑有趣，因此安全不是調油的最高原則，調油往往在安全性、創造性間游走，氣味、本質和功能都要兼顧。大多數所謂「好聞的油」都很無趣，大多是薰衣草＋佛手柑＋大西洋雪松，都是安全度高、氣味不會衝突、一般人都能接受的油；另一種調油方式是從直覺、能量來選油，結果把白珠樹和玫瑰加在一起，只要比例拿捏得當，就會有出人意表的香氣。所以，芳香療法中有絕對相合的精油，但可能會很無聊；沒有絕對不相合的精油，我們應思考如何拿捏調油的表情尺度，精油才會變成活生生的元素。

## 芳香分子的形狀與療效

芳香分子被體內細胞接收的方式和分子形狀息息相關，如何被人體利用也和分子形狀相關。各式造型的芳香分子和細胞的受體是吻合的，也就是鎖鑰理論：芳香分子的外形角度必須和受體吻合，才能像一把鑰匙一樣插入鑰匙孔中，開啟生命之門。**具有特定生物活性的結構，必須與特定形式的生物受體相對應。**

例如，檸檬烯和肝臟的酵素酶受體是吻合的，所以含有檸檬烯的精油都有抗腫瘤作用，因為它啟動了肝臟內的解毒功能。

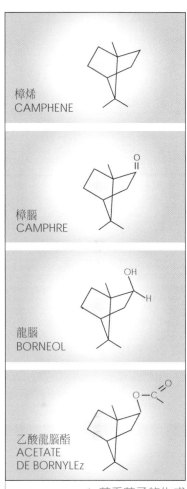

樟烯
CAMPHENE

樟腦
CAMPHRE

龍腦
BORNEOL

乙酸龍腦酯
ACETATE
DE BORNYLEz

▲ 芳香芬子的生成

## • 形狀相同，方向不同──鏡像異構物

有些芳香分子像是我們的雙手或照鏡子一樣，兩個一模一樣，但結構、排列組合不同，所以它們也有不同的氣味和效果。

我們可以用旋光性來區分鏡像異構物，具有療效的芳香分子大多為左旋，因為左旋分子較能被人體吸收，右旋療效一般來說比較低。人工合成的分子則大部份是消旋的，意謂它不具生物活性，聞起來雖然很香但不具療效；例如，香水可以營造出薰衣草花或檸檬清香，產生彷彿置身大自然中的錯覺，但它沒有辦法和原植物的香氣療效相提並論。

▼ 鏡像異構物

左旋香芹酮（綠薄荷）
氣味像青箭口香糖

右旋香芹酮（藏茴香、蒔蘿）
氣味像中東的咖哩

# 芳香分子 象限圖模型

四象限架構由法國醫生潘威爾（Daniel Penoel）及化學家法蘭貢（Pierre Franchomme）所提出，以帶正電、負電，親水、不親水屬性區隔分子作用。

• 陰性分子：對應冷色調的光波（藍綠紫），一般會帶來清涼感覺，氣味較輕盈上升，呼應能量特質是精神上的、非物質的。安撫鎮靜、消炎止痛，作用在神經、皮膚系統，一般比陽性分子來得安全，但要注意醛類會刺激皮膚，酮類（單萜酮）則要注意神經毒性。

• 陽性分子：對應暖色調的光波（紅橙黃），一般而言，使用後身體會有發熱溫暖的感覺，氣味較沈重，對應物質、基礎生存

問題。補身、激勵免疫機能，有益消化、呼吸系統。它的刺激性一般來說大些，像酚醚類過量會使人呆滯、氧化物過量會使皮膚黏膜乾燥、酚類可能刺激皮膚等，使用時需注意劑量和頻率。

• 親水（極性）分子：酸類較易溶於水，因此純露中有機酸的含量比精油高。泡澡的話，選擇縱軸左端分子的精油是「比較」易溶於水的，但仍無法完全溶於水。

• 疏水（非極性）分子：例如倍半萜烯較不溶於水。

基本上，離橫軸越遠，帶電量越大，抗菌、抗病毒力也就越大。以醛類的抗菌力來看：**檸檬醛＞香茅醛＞小茴香醛**，吻合推論。但是以醇來看：萜品醇、牻牛兒醇、沈香醇、薄荷醇中，沈香醇的帶電比較多，但是牻牛兒醇的抗菌力卻比沈香醇高，所以並不符合這套解釋系統，也就是說這個模型仍有瑕疵，所有模型都有例外，無法完整呈現芳香分子的複雜性。

這個模型本身是機械性呆板的，它把分子狀態區隔的太過簡單，但芳香分子

▼ 芳香分子的四象限圖模型

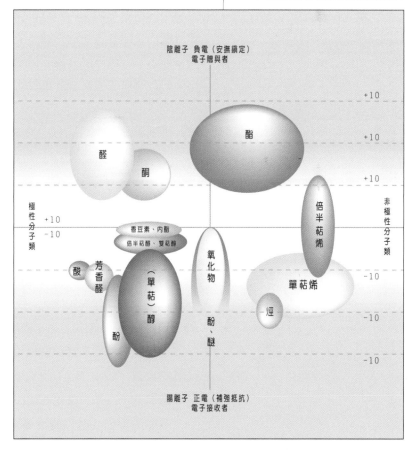

帶正電或負電是會改變的，尤其進入活體與細胞結合後，會出現不同變化，對此，德國的生物化學家對分子的研究較完整。法國在分子的化學結構和屬性的理解上較單調、有侷限，像是醛類被歸類為陰性分子，但其對皮膚的刺激性以及強大的抗菌力，經研究幾乎和酚類不遑多讓；至於酮類也被歸為陰性分子，但是迷迭香是安撫或激勵，端看使用者如何使用，劑量高低也會導致屬性的變化（低劑量安撫鎮定，高劑量則激勵）。另外，薰衣草主要成份50%的乙酸沈香酯，屬於陰性精油，但是薰衣草又是多分子精油，因此可以說它是以酯類為主的精油，但說它是「陰性分子精油」並不精確（難道其它分子都不算數嗎？），薰衣草同時含有陽性及陰性分子，何者發揮功效，並不是遵行「少數服從多數」的民主制度，那它究竟是陰性或陽性、鎮靜或激勵？這些例子都顯示了四象限的分類不夠細緻複雜，它不失為入門的參考座標，但是你無法依靠它靈活地應用精油。

## 芳香分子的三角形模型

由馬勒畢優（Philippe Mailhebiau）提出，法國醫生及藥劑師常做為處方用油的參考。為什麼是三角形排列？像猶太教的象徵符號「大衛之星」就是正三角形與倒三角形的組合，其意義在於展現「生命的原型」。此三形模型分為：

（1）心智區：AIR，由氣的能量來統御，對應「硬化」，耳鼻喉問題、支氣管胸腔問題。

（2）情感區：WATER，由水的能量統御，對應「發炎」，直接反應情感問題，包括內分泌、免疫、皮膚、神經、腎臟問題。

（3）行動區：EARTH，由土的能量統御，對應「感染」，跟物質面有關的生殖、消化、肌肉問題。

例如處理因心情鬱悶而導致的皮膚問題，就可以對照這個

圖，用馬鞭草酮迷迭香（酮）
＋摩洛哥藍艾菊（倍半萜烯）
＋檸檬馬鞭草（醛），同時處
理情緒引起的神經、皮膚問
題。但是這個架構主要是為
了「治病」而設計，對於處
理短期急性問題很有用，但
在根本的心理困擾與心靈陶
冶上就顯得不足。如果沒
病、或將病而未病；或別人
認為我有病，而我自認沒病
呢？也就是說，在處理更廣
泛、複雜的「生命情境存在
狀態」的模糊地帶時，從這
個架構中可能得不到啟發靈
感。因此我們需要別的架
構，例如「茹絲的蛋」（註：

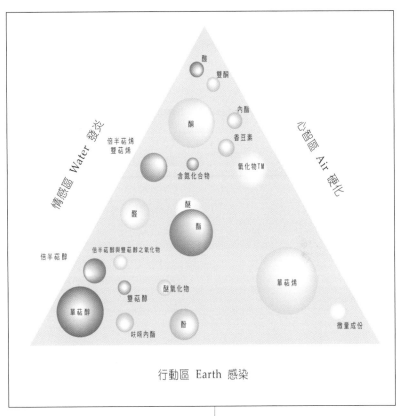

▲ 芳香分子的三角形模型

茹絲的蛋圖請參照商周出版《精油圖鑑》一書）來提供更多的
線索去瞭解生命的原理、疾病的狀態、與芳香分子之間的互動。

# 精油的療效

　　精油的藥學屬性確實存在，「治療」是門科學，也是藝術。
曾有職業是醫師的學生來上三十堂課，剛開始每週用油都沒感
覺，於是對精油的效用打了問號；用了一段時間後，他才驚訝地
發現圖精油真的「有效」，而考慮將芳療與其領域結合。不斷懷
疑、挑戰自己原有的信念是有必要的，這是另一種治療哲學；我
們對生命的理解都不是主流的醫學界或科學界的理解能夠成就

的，所以科學的實證僅供參考，並不是保證，信者恆信，不信者恆不信，若無法跳脫原有的價值體系或所受訓練的話，提出再多的期刊、研究報告，都無法接受。此外，期刊研究報告中也有值得商榷者，例如曾有期刊刊出：「產後運用真正薰衣草來紓解會陰疼痛，每天滴兩滴在水中，泡十分鐘，半個月後看是否對產後陰道疼痛有效？」在這篇報告中，一來劑量太低，二來使用方式不理想，其結果自然沒有參考性。

# 芳香分子主要作用於「自主神經系統」

自主神經系統又稱為「植物神經系統」，以往認為它像植物一樣自成一套運作法則，但近來研究發現，自主神經系統仍會受大腦皮質的思想、情緒影響。心臟、呼吸雖不受意志管轄，如果你長期處於抑鬱的情況下，還是會影響到心臟與生理機能。現代人的疾病大多是自律神經失調，因此精油能發揮的作用極大。

（1）交感神經：又被稱為「胸腰神經」，是屬於日間的神經，刺激它會使瞳孔放大、氣管收縮、心臟加速跳動、消化系統停擺，膀胱先鬆弛、沒時間排尿，陰莖勃起，處於興奮集中狀態，讓你機敏強勁、活潑強壯。可激勵、提振交感神經的精油有：羅勒、檸檬、歐洲赤松；抑制交感神經的精油包括：薰衣草、依蘭、歐白芷根。

（2）副交感神經：顱骨、薦骨間（顱薦骨按摩手法即促進副交感神經作用），屬於夜間的神經，休養生息、恢復體力。可舒緩情緒、讓瞳孔縮小、平緩心跳、放鬆緊繃的神經、擴張支氣管、分泌消化液、膀胱釋出尿液、陰道分泌黏液。夜間副交感神經正常的話，比較不會咳嗽。可激勵副交感神經作用

的精油：檸檬馬鞭草、樟腦迷迭香；抑制副交感神經作用的精油：龍艾、百里酚百里香。

男、女性興奮的機制不同，男性陰莖在交感神經作用下勃起，女性陰道則在副交感神經作用下釋放黏液。

所以要達到高潮的話，男性與女性的能量和所用的精油是不同的，一個要激勵交感神經，另一個必須激勵副交感神經，因此所謂的催情精油，不可能男女都一樣。

## 精油的特性

**（1）抗感染特性**：抗菌、抗黴菌、抗病毒、消毒、除臭、驅蟲、消炎。

**（2）抗黏膜炎特性**：去痰、溶解黏液。

**（3）向神經特性**：安撫、鎮靜、抗痙攣、心悸、無法呼吸、失眠、止痛、麻醉效果、受驚嚇、焦慮、徬徨、陰鬱、崩潰、破滅、情傷、過分執著、遭逢人生重大打擊。

**（4）內分泌調整特性**：類雌激素作用、類可體松作用、甲狀腺調整、腎上腺調整。

**（5）向血管與血液特性**：充血、強化靜脈、促淋巴流動、抗凝血、止血、降血壓、抗腫瘤。

**（6）消化與代謝促進特性**：驅風、利膽、強肝、化瘀除疤、激勵滋補、調整體溫。

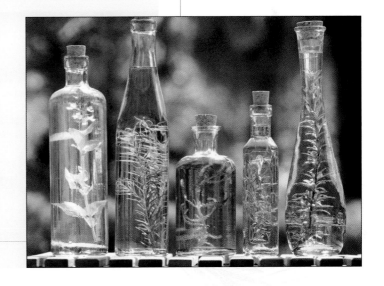

# 芳香分子在醫療上的作用

一般精油中有五十到一百種芳香分子，但多分子和花香類精油有兩百種以上。

- 單分子精油：效果直接、強大，但不能長期大量使用，可與其他精油合用。例如白珠樹的作用速度快、療效強，但不適合長期使用；若要長期用，要稀釋到0.1%低劑量。強力止痛的油，可能用三次後止痛效果就降低了，原因是人體結構多元，無法靠單一元素滿足。

- 雙分子精油：有特定兩、三種分子比例特別多，適合持續性保養用，例如黑胡椒中單萜烯和倍半萜烯的比例差不多，分別激勵神經傳導物質和受體，具有協同作用。

- 多分子精油：分子種類多，效用廣，但不是當下立即作用，而是整體性的、各種層次全面性的作用；例如岩玫瑰，可抗病毒，抗腫瘤，作用範圍廣，適合長期使用。

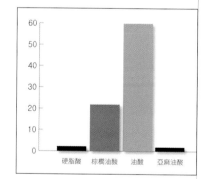

▲ 昆士蘭堅果油的脂肪酸比例

## ◎昆士蘭堅果油（夏威夷堅果油）
### Macadamia integrifolia（M.ternifolia）

山龍眼科，又稱澳洲胡桃油。葉片多刺，摸起來扎手，但是花形纖弱柔美、風一吹就散，果實外殼堅硬、果仁可食用及榨油。適合說話尖酸刻薄、內心卻纖細、脆弱不堪；或有個像昆士蘭堅果一樣堅硬的大腦袋、頑固的人。例如很會冷嘲熱諷批評他人、但行動力不足的高級知識份子。昆

士蘭堅果油的油質清淡、延展度與親膚性高，氣味不太刺激、觸感也不黏膩，不會覆蓋掉精油的氣味，是很棒的基底油，「刀子嘴豆腐心」的人應該會很喜歡，也適合油性和面皰皮膚使用。

## CT3單萜烯類三

### 杜松漿果 *Juniperus communis*：

杜松葉片有尖刺，果實成熟時會由綠轉藍再轉黑，黑色的漿果可以釀造杜松子酒。漿果吃太多會對腎臟產生負荷，但由杜松漿果萃取的精油不會。杜松可以長到兩百公分高，分佈在全歐洲地區，堅挺有力。長期滲尿的個案，使用杜松可以調節交感神經、恢復膀胱的彈性，作用比松科更明顯。

### 高地杜松 *Juniperus communis var. montana*：

和杜松同品種，但生長海拔較高，植株低矮，舖地生長不超過三十公分，果實也較小，葉形堅挺有彈性。它能挖掘早期的、細微的、已經遺忘的傷害與委屈，以及因此導致的肌肉骨骼疼痛、排尿困難。這類人常受限於過往的不愉快經驗，害怕改變，行動不夠敏捷，選擇也較保守。

杜松漿果可處理短期、當下的問題。若要處理長期壓抑的、不明顯的原因，可以高地杜松＋玫瑰＋檸檬馬鞭草（高地杜松＋花香類＋醛類）處理晚上磨牙造成的下巴酸痛，讓臉部的線條柔軟下來，頸肩也不那麼緊繃。

### 絲柏 *Cupressus sempervirens*：

較差的絲柏聞得出過度蒸餾的「火味」；絲柏的蒸餾過程長達十個小時，必須先蒸餾兩小時，停止，再蒸餾，不能

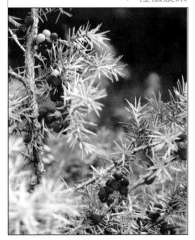

▼ 杜松漿果

▼ 絲柏

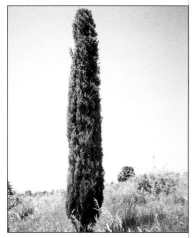

一直開火，否則精油會有燒焦的味道。絲柏是「等待」的精油，但不是消極被動的等待，而是通曉宇宙演變的常規、貼近世界進化的節奏韻律。絲柏高聳的樣貌彷彿直達天庭，生長在以色列耶路撒冷紛亂衝突多的地方，或義大利、希臘等古蹟神話與人類文明起源地，常種在象徵「生命悠遠長久等待的空間」如教堂、墳墓旁邊。梵谷畫中常出現絲柏，呈現生命的撞擊、扭曲的心靈狀態，但也象徵朝向更高遠的存在發展，是能引動生命很深遠的一種能量。

### 格陵蘭喇叭茶 *Ledum groenlandicum*：

格陵蘭喇叭茶生長在北美森林中，比杜鵑矮小，生長條件艱困，在原始林中周遭都是巨大的樹木，必須競爭陽光，「不屈不撓」是格陵蘭喇叭茶的能量。通常用在有巨大陰影產生的身心壓力，陰影來源各有不同，有些是權威的父母、要求很高的老闆或競爭很激烈的行業，會需要這樣的油。它能給予身體平衡力量，是極重要的排毒用油，對所有需要排出的管道都可以發揮作用，排除一切的威脅，具強大的鎮定安撫神經作用，排掉壓力後有耐力過下去。

### 杜鵑 *Rhododendron anthopogon*：

長在四千公尺的喜馬拉雅山上，在稜線以上已經沒有高大樹種出現，在嚴峻的生存條件下，高山杜鵑耐受力很強。杜鵑像是女媧補天般的油，天都裂開了，她還能好整以暇的綴補起來，也像喜馬拉雅山上樂天的喇嘛，在艱困的環境下舉重若輕、不悲情，接受生命的難度，坦然面對並能生出有創意的想法，對呼吸系統、肌肉關節都有幫助。

單萜烯分子各種化學結構（越右邊的分子作用越多樣且深層）

| 結構 | 非環狀 | 單環 | 雙環 | 芳香族 |
|---|---|---|---|---|
| 代表分子 | 月桂烯<br>$\beta$-mycene | 萜品烯<br>$\alpha$-terpinene | 松油萜<br>（＋）-$\alpha$-pinene | 對傘花烴<br>para-cymene |
| 分子結構簡式 | | | | |

## 藥學屬性

（1）強壯，整體性的激勵

（2）似可體松

（3）消炎

（4）止痛（可止痛的單萜烯為para-cymene對傘花烴）

（5）淨化

（6）抗感染

（7）調節免疫功能

## 香氣空間
# 日本山形縣酒田市 土門拳攝影紀念館

設計：谷口吉生

　　如同「時間的長廊」一般的作品，裡面展出的攝影作品給人「瞬間即永恆」之感。攝影作品給我們的感覺是，它能夠留下生命稍縱即逝的點滴段落，再拼聚在一起，便可以還原生命的原貌，並使人開始思索生命的長度和強度。第三堂課的柏科，有超越時空，沈靜悠遠的特質；杜鵑花科精油提高耐受力，讓我們看得遠。距離讓人產生氣度，在時間的長廊中，感受生命中細微

▼ 枯山水的建築設計，讓人感受到「單萜烯類三」超越時間與空間的永恆之美。

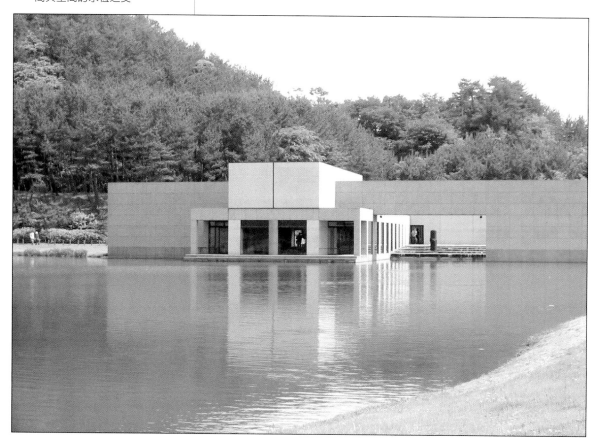

的、不會被歲月沖刷而去的韻味。

　　攝影紀念館中的日本「枯山水」，充滿空間及生命感，能讓人思考存在的意義，意識到永恆──當你看到了永遠，如身處墓園中那種悠遠的感覺，你就不會被當下的困境逼得喘不過氣來。走廊裡越來越寬的、不等距的窗格也將人的視野漸漸拉寬，像是具有韻律節奏一般，是一個很安靜、但有很多表情的空間。在靜定下來後，你才會發覺生命的細節。

## 作 業

1. 請在這一個星期內每日使用「單萜烯類三」，然後觀察它在你身心各方面所帶來的影響。（請註明使用方法，例如塗抹某部位、吸聞、泡澡……）

2. 判斷精油的哪一些藥學屬性可以幫助女媧所面臨的身心考驗？

3. 下週我們將討論神經傳導。請先閱讀《大腦的祕密檔案》（遠流出版）第50、102～105頁、第126～167頁，並記錄其中令你印象最深的段落或句子。

4. 從你聽過的各種音樂中，挑選一張最能呼應「單萜烯類三」香氣特質的CD（或單一曲目），並說明其中選的理由。

5. 臺灣特有的檜木（hinoki）也是柏科家族的成員。請針對這個亞洲東部最巨大的樹種做一些研究，整理出四百字左右的小報告。（※請不要直接從網路下載資料列印交出！）

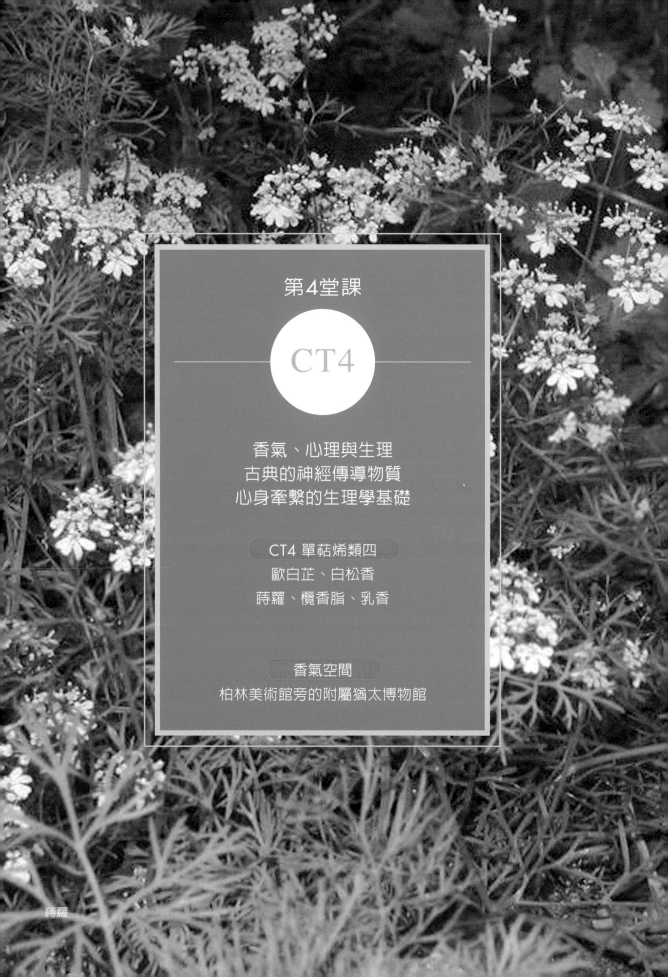

第4堂課

CT4

香氣、心理與生理
古典的神經傳導物質
心身牽繫的生理學基礎

CT4 單萜烯類四
歐白芷、白松香
蒔蘿、欖香脂、乳香

香氣空間
柏林美術館旁的附屬猶太博物館

蒔蘿

# 香氣、心理與生理

當我們看到某些個案始終無法從疾病狀態中痊癒、藥石罔效時，我們常常有一個結論或幻想：這會不會是心理作用？讓我們來討論心理作用影響我們的生理狀態到什麼程度，而芳香療法在這個面向上又能有多少發揮？

## 受體理論（ligand-receptor）

精油和其他藥物或療法最大的分野就是影響心理層面。例如若使用ANIUS的CT油系列「單萜烯類二」，可能出現一些不一樣的夢境，那些夢境跟不想看到的、想逃避的、想隱瞞的東西有關係。夢境的內容不那麼重要，它帶給你的感受比較重要。例如你可能夢到被追殺，但你很高興成為永遠不會被抓到的逃犯；或是你在夢中得了獎，當上最佳女主角，或是被升職，但是你卻覺得很緊張、不安、不愉快。當年漢城奧運拳擊賽，有一場美國對南韓的比賽，從頭到尾明明是美國選手壓倒性的勝利，但南韓的裁判最後卻把南韓選手的手舉起來，這時南韓選手自己都贏得很不好意思，滿臉羞愧，雖然他得到金牌，但心裡的感受是另外一回事。你的夢境也是一樣，故事情節可能荒誕不經，但你可能會有別的感受。

夢境之所以和香氣產生關係，其原因與神經傳導物質息息相關。神經傳導物質是傳遞神經訊息的傳遞者，是身體裡細胞跟細胞對話，使系統跟組織間不要各行其事非常重要的媒介。倘若交感神經、副交感神經或自主神經系統失衡或錯亂就很糟糕，例如該睡覺時卻非常亢奮，就是生理時鐘跟生命的節奏脫節了。訊息傳導物質的存在，目的在使系統跟系統、細胞跟細胞之間能夠跟自然的韻律合拍，彼此之間達成協調、平衡，不會脫節、亂拍。

神經細胞有樹突、軸突，用以接收和傳出訊息；神經元跟神經元間連結溝通的方式就好像傳球一樣——想像軸突是手，而訊息是球，當軸突把訊息傳給另一個神經細胞，球要進手套的那一剎那，發生了什麼事？在軸突的末端有很多神經傳導物質的攜帶體，會釋放神經傳導物質出來，另一個神經細胞受體就會接收，所以一個神經細胞釋放出神經傳導物質，另一個神經細胞的受體就會接收它，一個傳一個，就像一壘傳二壘，二壘傳三壘，再傳回本壘；當然當中也可能封殺或漏接。每個神經細胞都有能力傳送和接收，不光是神經細胞，所有的細胞幾乎都能接收，神經細胞的特點在於「傳遞」的特質，兩個神經細胞相互交接處並不相通，我們稱之為突觸（synapse），細胞間藉由傳導物質來傳遞訊息，這些神經訊息傳遞物質（neurotransmitter）便被視為神經細胞間相互溝通的「語言」。

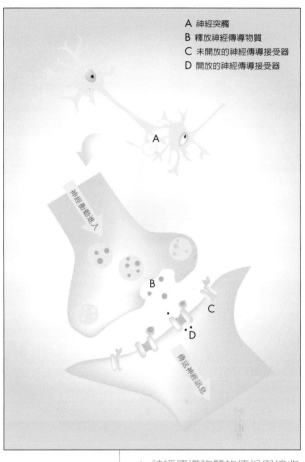

A 神經突觸
B 釋放神經傳導物質
C 未開放的神經傳導接受器
D 開放的神經傳導接受器

▲ 神經傳導物質的傳送與接收

## 配位體與受體的關係

受體好比是鑰匙孔，神經傳導物質好比是鑰匙；若鑰匙插對了，就可旋開這扇大門。而分子要被另一個分子接受，關鍵在形狀，就像每把鑰匙用久了，開門時會不太順，所以要重新磨出形狀來，分子也是一樣。配位體（ligand）拉丁文中的意思是「接合在一起」（binding），是負責跟別人接合的東西，被結合的就是受體（receptor），每個細胞之所以會工作、活動，進行該執

行的任務，都是因為它被插入一把正確的鑰匙，直接進入細胞核中，進行一系列的變化。

我們之所以會有情緒，這些情緒又會影響身體，是因為訊息被某些器官接收，然後身體做出反應，所以飄渺的、不可觸碰的情緒，它實際上是有生理解剖學、生物化學上的基礎，它是神經傳導物質在作用，高或低都表現在表情、行為的差異，也會影響我們的身體健康。配位體跟受體間，特別是情緒跟生理疾病之間的連結，在2000年的諾貝爾生理醫學獎得主的研究裡我們可以一窺堂奧，2000年諾貝爾生理醫學獎得主，卡爾森（Arvid Carlsson）、葛林戈德（Paul Greengard）和肯德爾（Eric Kandel）這三位專門研究訊息如何在神經系統中傳遞的科學家，對於瞭解學習與記憶相關的生理功能，以及訊息傳遞失調所造成的神經精神疾病，與治療藥物的研發上有重要貢獻。

# 2000年諾貝爾獎生理醫學獎得主理論介紹

卡爾森：研究神經傳導物質多帕胺（dopamine）。卡爾森研究多帕胺還沒有被製造前怎麼形成，有助於研發出L-dopa藥物；他原本研究腎上腺素的前導物質，但一九五〇、六〇年代時發現多帕胺在基底神經節的數量遠多於腎上腺素，不可能是腎上腺素的前導物質，而是獨立的神經傳導物質，所以他持續地研究多帕胺。生理學上新的概念是：**神經系統、內分泌系統和免疫系統已被統合視為訊息傳導系統，互相影響，因為它們能夠彼此溝通**。

多帕胺是「創造力荷爾蒙」。不要以為廣告人或藝術家才需要創造力，日常生活也要有創造力，活著就是創造力的事實。科學家發現神經系統退化的疾病，像是帕金森氏症；和病人體內多帕胺濃度過低有關，因此神經和肌肉無法協調，出現四肢顫抖等失衡

現象。基於他的研究，使我們得以瞭解帕金森氏症患者的身體運動失控，係因灰黑質區（substantia nigra）的多帕胺神經細胞大量流失，進而造成控制活動功能的基底核 （basalgangliua）內多帕胺含量不足所致，並且為醫治帕金森氏症重要治療藥物L-dopa的研發奠下基石。L-dopa是多帕胺的前驅物質，多帕胺進入血液的濃度夠，就不會發展成帕金森氏症，已經病發的也可得到改善，L-dopa至今仍是治療帕金森氏症最重要的藥物。其他像憂鬱症與精神分裂也都與多帕胺有關，如果多帕胺在體內較高，會很有創意，但天才與白痴往往只有一線之隔；當多帕胺多到一個程度，可能就會頭上戴朵花在街頭亂走。精神性疾病患者血液中多帕胺的濃度都很高，卡爾森進一步確認精神疾病與腦中多帕胺或血清素（serotonin）的含量及功能異常密切相關，對於治療早發性痴呆症（Schizophrenia）和抗憂鬱症藥物的研究上貢獻良多。

葛林戈德：研究多帕胺被細胞接收後，進入細胞核產生的蛋白質磷酸化、使細胞活化啟動的一系列變化，基本上訊息傳導物質下指令，然後有受體的細胞接收到訊息，就會執行一系列動作，接收太多或不夠就會有不同的反應。

肯德爾：全身細胞都有神經傳導物質的受體，不同的神經細胞都有受體接收不同的神經傳導物質。這意味著所有神經細胞面對特定的事件會做出反應，當很愉快的時候，大腦、肝臟、心臟、膀胱都很愉快，這愉快會表現在生理機能上；當壓抑時，不只大腦想悲慘的事情，腸胃、膝蓋也開始悲哀。同樣悲哀或失戀，有的人可能心痛、噁心，有的人可能拉肚子，產生這種情緒的神經傳導物質是一樣的，但是接收到的器官或表現出的部位可能因人而異——這種記憶是細胞的記憶、身體的記憶，學習不只是大腦的

學習，肢體也要參與學習，而身體機能會反過來影響大腦運行，大腦跟身體各部位不斷交換訊息。新的研究建立起新時代的身體觀，我們對生存狀態的理解應該有新的里程碑，不要再陷入十八世紀那種把身體器官當零件，把患病的部份隨意切掉、割除，完全忽視身體協同性的「機械身體觀」。

### 甘德絲・柏特 與「情緒的分子」

甘德絲・柏特博士（Candace B. Pert Ph.D）將她在美國國家衛生研究院所做的研究成果，集結成一本書：《情緒的分子》（Molecules of Emotion: Why You Feel the Way You Feel），清楚描述不同的神經傳導物質呈現出的情緒特徵，這些帶著情緒色彩的神經傳導物質又如何影響各器官不同的功能。心理會影響生理，心身症是確實存在的，幾乎所有的病症都算是心身症，有其心理層面的因素。有人會問：難道吃了不新鮮的蝦子而拉肚子也是嗎？我心理很健康啊！當然疾病也有感染性的疾病或意外擦撞等，不完全由心理層面造成的，但器官機能自行退化、感染等問題，先前可能都有徵兆；例如同樣吃了不乾淨的海產，有人拉肚子、有人卻沒事，為什麼？這和體內的神經傳導物質影響免疫系統有關。甘德絲・柏特在書中提到，神經胜肽（peptides，情緒分子，又稱縮胺酸）是神經傳導物質，是微小的蛋白質，基本結構由氨基酸所構成，神經細胞間如何對話，是神經胜肽研究奧妙之處。

# 古典的神經傳導物質

1. **生物胺類**：主要作用為影響交感神經（負責身體的興奮，緊張反應），如正腎上腺素（積極荷爾蒙），多帕胺（創造力荷爾蒙），血清素（心平氣和荷爾蒙）及組織胺（觀察力敏銳，有所反應、解除冷感荷爾蒙）。在芳香分子裡，單萜烯類普遍能夠激勵神經傳導物質，例如有人用了ANIUS的CT系列精油「單萜烯類二」之後，覺得身體容易發熱，頭部好像有很多東西在運轉，因為其中含有松科精油，特別能激勵正腎上腺素分泌，讓你有行動力，敢想敢做。

   又例如腦內啡，顧名思義是「人腦內自行製造的嗎啡」，它會讓人愉快的不得了，有使人麻醉、飄飄然的效果。腦內啡的研究顯示，酗酒者內心特別軟弱，他們大腦釋放的腦內啡中途被「腦內啡轉移酶」攔截，所以細胞受體接收不到；酗酒成性的人體內的腦內啡轉移酶過多，所以老覺得鬱卒、懷才不遇、人生陷入困境，因此借酒澆愁。治療的方法是散放抑制腦內啡轉移酶物質，使細胞受體能接收得到腦內啡，也不再需要酒精麻醉自己，也不再那麼依賴酒精抽離苦痛，其他像是煙癮、嗑藥、嗜吃巧克力、嗜買名牌等癮頭或不滿足，都可以藉由腦內啡的釋放而得到滿足。但是神經傳導物質要多少才足夠很難測量，科學家可以分解神經傳導物質的化學結構、可以人工合成製造出，但無法拿來治療，原因是這劑量很難拿捏，而且彼此間的協同作用目前也還沒有結論。

2. **膽鹼類**：副交感神經主要負責安定身體與吸收營養的功能，膽鹼類的神經傳導物質則能安撫平緩副交感神經，如：乙醯膽鹼，因此可以讓消化正常運作，睡眠品質提高。

# 心身牽繫的生理學基礎：「心理神經免疫學（PNI）」

我們可以大膽地這麼說：幾乎所有疾病，在某種程度上都是一種精神官能問題，因為人類心理生理互相影響、緊密相連，甚至影響到免疫系統。此外，內分泌與荷爾蒙的作用都是訊息傳導，是故神經系統也作用於內分泌系統上。

免疫細胞的特徵是它們會移動到需要「戰鬥」的地方。問題是免疫細胞怎麼知道要去哪裡？比方說我傷了手，那麼在鼠蹊部、淋巴結的T細胞如何得知，然後跑來修復傷口？這個召喚者就是神經傳導物質。

所有免疫細胞表面皆有神經胜肽的受體，接收神經傳導物質的訊息；而神經胜肽是免疫細胞所分泌的神經傳導物質，就是情緒分子，**這意味情緒與免疫系統之間有著相互影響的關係**。單核白血球依靠另一種免疫胜肽（縮胺酸、神經傳導物質）與不同的淋巴細胞互相溝通、傳遞訊息，看誰離「戰場」比較近，誰就先趕過去作戰，所以神經系統和免疫系統溝通，而免疫系統之間也互相溝通，全身上下之所以能正常運作，是因為不斷對話，才能達到平衡。

情緒的起伏會影響免疫系統功能的高低，如果特定的神經傳導物質太低，免疫細胞得不到訊息指揮而一直閒置著，如果這時受傷了，免疫細胞就不會去修補組織，康復速度就很慢。例如你發現丈夫外遇，在情緒失控下，神經傳導物質分泌馬上降低，腦內啡、血清素都蕩然無存；如果這時又扭到腳，那麼十天半個月也不會痊癒，因為驚嚇情緒無法提供給免疫細胞正面訊息。

反過來說，免疫細胞也會分泌神經系統的胜肽，如果免疫細胞呆滯、耗弱或工作過度、機能衰退，無法分泌神經傳導物質時，情緒就會變得很低落，甚至想了結生命。有的男生常惡意嘲

笑情緒化的女生，說她大姨媽來了，實際上問題不在大姨媽害她情緒不好，而是身體不舒服會影響到她的情緒，所以變得尖酸刻薄或工作提不起勁；新好男人在這個時候就要鼓勵女友平日使用貞節樹精油或錠片，對調理經期、平衡雌激素幫助很大。

神經節中的神經細胞也會接收內分泌的神經傳導物質，好比雌激素荷爾蒙訊息，不光是卵巢會接收，其他的神經細胞上也會有雌激素的受體。不光是身體狀態影響情緒，荷爾蒙、內分泌傳遞的訊息也會引起神經細胞的變化，所謂經前症候群，或女性在懷孕前後（例如產後憂鬱症）因為荷爾蒙的變化而導致情緒起伏，這是可以理解的，也有其生理學上的基礎。

日本皇太子妃雅子因生不出皇子而精神壓力沈重，甚至傳出得了憂鬱症，實際上這不一定跟她的卵巢或子宮機能有關，而和排卵肌肉上的神經胜肽受體和神經系統有關，排卵肌肉的收縮受到神經指揮，神經又受到神經傳導物質的影響。在情緒抑鬱下，正腎上腺素、腦內啡、血清素這些神經傳導物質在血液中的濃度都會降低，在肌肉上的神經細胞接收不到這些神經傳導物質，就不會收縮，不收縮就不會排卵、無法受孕。

**在呼吸系統裡也可找到所有神經傳導物質的受體**，呼吸深淺與急緩都受到神經傳導物質的影響，心平氣和時呼吸就比較深長，憤怒、委屈時則呼吸短促。反過來說，如果可以改變調節呼吸的深度與速率，也可回饋、改變神經系統，改變心理狀態，並影響到免疫系統。修習瑜珈體位的主要目的便是鍛鍊呼吸，印度已經開始教愛滋病童瑜珈，讓他們藉由呼吸提升免疫功能，再影響腦幹釋出的神經胜肽質量，穩定愛滋病童的神經系統。

腸道襯裡密佈神經傳導物質與受體，就是所謂的「**腹部腦**」。腹部像腦一樣會感知，有情緒反應；換句話說，消化機能會直接反應情緒狀態。當我們緊張時容易拉肚子，有苦說不出或一肚子委屈的人常會脹氣，因為腸道內襯密佈著受體，與特定情

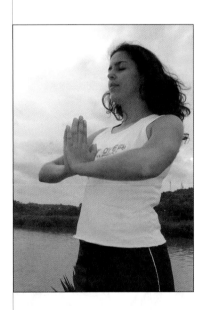

緒密切連結，會直接接收情緒，影響腸胃的蠕動。

心血管系統也受神經傳導物質的影響，免疫胜肽的多寡會影響冠狀動脈栓塞機率，如果免疫胜肽充足的話，罹患冠狀動脈栓塞的危險也會比免疫胜肽較少的人來得低。每次大選過後，常有人突然心臟病發，因為支持的侯選人沒選上，體內的免疫胜肽大幅下降，膽固醇無法分解，一直堆積到疾病發作。

• 外部肢體

有些人不從事體力勞動，甚至坐姿也沒大問題，但就是會莫名其妙的肌肉酸痛，這與不情願的情緒非常有關，《心智與肌肉》（Mind and Muscle）這本書中提到心智如何影響肌肉，肌肉的收縮伸展受神經細胞的控制，所以肌肉緊繃和情緒有關。我們的臨床經驗是它通常跟不甘願、不情願的狀態有關，身體工作者當心裡不情願工作時，往往肌肉容易酸痛，受傷。

• 內部器官

例如99％膀胱炎都與焦慮有關，焦慮會使交感神經處於高亢狀態，制約膀胱活動，不排放尿液，之後膀胱功能失調、發炎，增加罹患出血性膀胱炎的機會。

• 全身系統

甲狀腺機能受腦下腺指揮，腦下腺又受下視丘（神經系統樞紐）的調節，神經傳導物質影響內分泌荷爾蒙，也就是說甲狀腺百分之百受情緒的影響。甲狀腺分泌失衡跟特定的情緒有關，通常這樣的人會壓抑自己的想望去滿足別人，希望呈現最美好的、別人愛看的一面。但人並不只有單一面向，永遠只呈現其中一面，就容易發生問題。臨床經驗上，甲狀腺機能亢進普遍在發病前兩年生活都曾發生重大的壓力或撞擊。

癌症的肇因時常也在於無法表達情緒。梅艷芳去世，大家議論紛紛，為什麼她會罹患癌症？很多人覺得梅艷芳常呼朋引伴，又有許多影迷、歌迷支持，應該不會無法表達情緒吧？但我們對情緒的認知和理解是很浮面、狹窄的，所謂樂觀開朗有時是很表面的，只有自己知道說出來的話和心裡真實的感受是否相符，如果自己都不知道，那身體會知道，身體不會說謊。所謂的情緒不是那麼表面的東西，不是能說能笑就是會表達情緒、不言不笑就是不會表達；但身體是情緒最真實的表達，因為身體受到情緒的節制，身體的不適、退化，背後都有情緒的因素，是真實的訊息傳達。所以，也許可以改換另一種看待自己和世界的方式，然後從原有的情緒中解套，擁有另一種差異空間。

## ◎榛果油 Corylus avellana

榛樹是非常柔美的植物，高級法國料理一定會用到榛果油。榛樹這株植物與它的果實帶有的能量是優雅纖細的，有漂亮的葉片、柔荑花序，詩意又富有情調。在歐洲有關榛果的故事傳說很多，非常能滿足人對生活的夢想，那不是太深刻的、精神性的追求，而是基本的生活品味，物質慾望的滿足，讓人覺得優雅的滿足。它所含的亞麻油酸比甜杏仁油低，油酸比例高，口感類似橄欖油，屬於比較飽滿的感覺，香甜可口，是有如腦內啡的植物油，給人滿足愉悅感。口服可滿足基本能量的需求，對應的是那些非常講究名牌或生活品味的人，不一定是愛慕虛榮，而是在意生活細節中細緻的表現。這類的個案塗抹或口服榛果油會覺得特別甜美，飽滿而濃郁。若是泌尿道（第一、二脈輪）有小小的不舒服，可以用榛果油做為基底油調油塗抹。

外用具有輕微的收斂作用，適合油光滿面的皮膚，講究形象、乾淨品味但又要富於變化的人，特別喜愛榛果油。

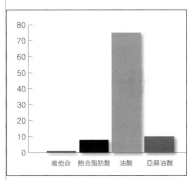

▲ 榛果油的成份比例

## CT4單萜烯類四

### 歐白芷 *Angelica archangelica*：

　　歐白芷紫色的強悍莖幹，可長到兩百公分高，喜愛生長在水邊。如果生長在蕁麻旁，它萃取出的精油含量會暴增——蕁麻是一種荊棘般的植物，在蕁麻這種不柔順的植物旁邊生長的歐白芷，萃取出來的精油補氣的效果反而更好；人在處於逆境時用歐白芷，也可以得到更多力量。它的花形極度強壯，歐洲人會拿歐白芷的莖幹沾糖當棒棒糖吃。其屬名Angelica是天使的意思，種名archangelica則是大天使的意思，是天使家族裡的大天使、超級天使，因此這種藥草的療效很值得探索。它的家族中還有中國當歸（Angelica sinenesis）——中國的天使，補血益氣是共同特徵，歐白芷根含有高比例的單萜烯成分（繖形科的單萜烯大多是以水茴香萜為主，芸香科以檸檬烯為主，松科柏科則以松油萜為主），有獨特的藥味，相當激勵人心，所以它既能強化意志力、體能，但同時又能得到休養，舒緩下來，不會受到太大的驚嚇，尤其是在情緒過度高漲而消耗體能的情況下：比如說累到、氣到或哭到睡不著。

　　歐白芷有光敏性，不適合用在臉上，一般用來口服，或是塗抹尾椎、小腹、太陽神經叢、腳底，不論是女性來經之前或經期特別虛弱，還是長期生病氣血兩虛，用歐白芷的效果都很好。

### 白松香 *Ferula galbaniflua*：

　　可以長到160公分，非常強壯，葉片茂密。繖形科中，歐白芷和白松香都是非常有力氣的植物，在面對衝突的情況下，還能不喪失自我清明。它特別擅長消腫，像是疔、痘子等因無處燃燒而迸出體表來的怒火，白松香能安撫這類極端

▼ 歐白芷

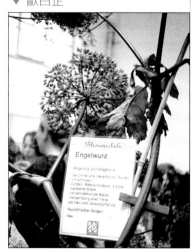

紛亂的思緒，還有這種狀態下產生的皮膚問題以及陰道分泌物過多的問題，即使痘痘剛冒出來，使用它也有效。成份以松油萜為主，氣味不那麼令人欣賞，但它的價值值得我們去剖析、認識，可以藉著調油平衡它不討喜的氣味。

## 蒔蘿 *Anethum graveolens*：

　　大約可長到130～140公分，花形較纖柔細小，很細緻，種子萃取的精油酮類較多，我們通常使用整株萃取。蒔蘿很柔弱，適合與桉油醇迷迭香、檸檬和甜羅勒搭配，處理柔弱的心靈因為驚嚇或身體無法承受壓力而產生的病徵，包括孩童便祕、消化、腎臟（水是情緒的象徵，情緒或是人際關係問題會表現在腎臟疾病上）、呼吸系統問題。現代的小孩許多呼吸、消化系統上的問題是有心理因素的，大人也是；可能是情緒的不恰當移轉，加上沒有受到理解，周圍生活環境太多莫名其妙的刺激而受到驚嚇，這時最佳用油就是蒔蘿。蒔蘿、白松香、歐白芷三種繖形科的精油是處理這類劇烈情緒導致的行為失衡，甚至身體的變化問題的重要用油。

## 欖香脂 *Canarium luzonicum*：

　　具有如火烈烈的特質，種名是菲律賓呂宋島產的意思，結的果子像橄欖。之前的三個精油適合處理當下身心受到的撞擊導致的情緒變化，但在重大情緒、身心挫敗過後一段時間，可以用欖香脂來處理，比方感情受挫、失戀，茶不思、飯不想，形銷骨毀、痛苦不堪，經過一段時間後情況改善了，但還沒有恢復自信心，這時用欖香脂調理最好。欖香脂對於莫名其妙的腹瀉、胸悶，巨大的情緒過後的後遺症都有幫助。

▼ 蒔蘿

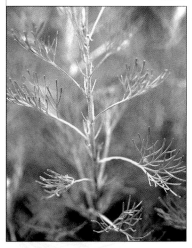

乳香 *Boswellia carterii*：

　　品質好的乳香，顏色比較濁重，品質不好的乳香色澤較淡。乳香生長在年雨量稀少（百公釐以下）的地區，在艱困環境下長出荊棘般的莖幹，連葉子都像是被烤乾的樣子。就是這樣的能量，讓它被東方三博士送給替全人類受苦的基督耶穌，作為誕生時的禮物，因為他要承受人類所難以承受的苦難，像是最大的冤屈、背叛、犧牲等，用乳香將得到難以想像的力量。它在電子顯微鏡底下看到的的結晶圖像羽毛一樣，象徵不論在什麼樣的苦難下，特別是面臨天人交戰、極度不堪的處境，乳香都能讓你超越飛昇。中醫師也用乳香處理腫瘤疾病，中醫將腫瘤視為「鬱結性」的疾病，是種無法表達的情緒，乳香能夠去除鬱結、幫助情緒流動，像是陷溺的、無法自拔的、鐵鍊綁住手腳般無法掙脫的困頓；所以乳香對關節炎也有幫助，不管怎樣被綁住，都能像巨人般大步向前，力量驚人。它還有出名的回春效果，像眼袋、老化肌膚的問題，在臨床經驗上乳香的作用數一數二的好。

▼ 乳香樹脂

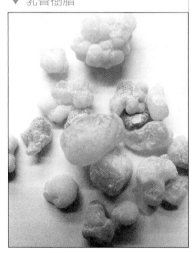

## 香氣空間
# 柏林美術館旁的附屬猶太博物館
# Jewish Museum Berlin

設計：丹尼爾・李伯斯金（Daniel Libeskind）

　　是什麼樣的空間，讓我們能夠承擔苦難，化解激烈凝結的情緒？1989年比稿，1992年動土，1998年落成，波蘭移民美國

的猶太建築師李伯斯金（1946年生於華沙）的作品「猶太博物館」就是代表。這座蓋在柏林的猶太博物館就像南京大屠殺紀念館蓋在東京，乍看之下是在傷口上灑鹽，可是人都必須去面對這樣的難堪。他使用一種新的合金做為包覆材料，這種材質會隨著歲月看到斑駁的痕跡，用意是「該展示出來的傷痕，就不要粉飾太平」。我們通常對身體和情緒採取的態度都是粉飾太平，過了就好，但是我們必須去面對歷史傷口。

博物館中展覽物件並不多，空間本身就有表情。進博物館後有一條三叉路，走向三個不同地方，第一個是2000年猶太人的展覽區，裡面有扁狹扭曲的窗子，我們通常透過窗子看世界，這意味著猶太人永遠都從門縫中被瞧扁了，這是種彎曲的角度，是

▼ 運用崎嶇的線條與偏狹扭曲的窗子提醒猶太人從困境走出的歷程，如同「單萜烯類四」的力量，幫助我們承受苦難並期盼光明的未來。

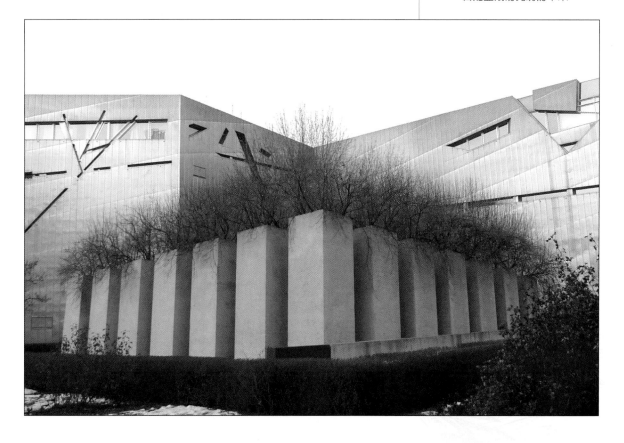

他們長久來的處境。第二個是浩劫塔（Holocaust Tower），煤氣室大屠殺的模擬空間，即使是在夏天，也感到又濕又冷，什麼都沒有，象徵生命在這裡不會萌芽，只有頂上一扇非常小的窗子，能看到一點光，但陽光永遠照不到你；你可以聽到外面的聲響，但和外界永遠隔離，孤絕無望。在這裡會體驗到建築空間本身就是有表情的，就像我們的身體，所有情緒都表現在其中。沿著第三條走道走上去，階梯崎嶇不平，天花板和地板都是不平的，象徵猶太人顛沛流離的處境。這是一道困頓的「移民梯」，艱難的流放之路，猶太人到哪裡都受人歧視。接下來是「流放與移民之花園」，有四十九根立柱。每週的第七天是猶太人的安息日，意味著休養生息，因為過去他們得不到休養的空間，所以七七四十九意味著他們有機會重新得到休養生息；其中種植的橄欖樹，在西方傳統中是和平與生命延續的象徵，具體而微的表現出猶太人在人類偏見、偏狹的眼光下所受的犧牲。

　　這棟建築物表現的是「苦難」。我們多少也許有類似的經歷，但在別人更大的苦難中，我們提醒或安慰自己，不要當加害者，並學習如何承受和茁壯。猶太人現在勢力龐大（拍攝《辛德勒名單》的好萊塢大導演史蒂芬‧史匹柏也是猶太裔），從苦難中孕育出來的是「單萜烯類四」的能量，當我們面臨最困難的情況，從這些油的氣味回想到這個奇怪的空間，讓我們經歷、想像如何走出困境，再品嚐到生命甜美的光輝，回到「單萜烯類一」的光明燦爛裡，如果你的生命正好處在困境中，「單萜烯類四」將很有幫助。

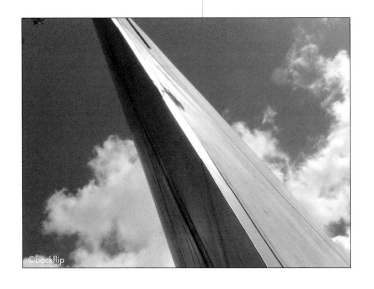
©backflip

1. 請在這一個星期內每日使用「單萜烯類四」，然後觀察它在你身心各方面所帶來的影響。（請註明使用方法，例如塗抹某部位、吸聞、泡澡……）

2. 請觀賞影片《香草天空》。你是否碰過類似劇中人般狂亂激烈的個案？試著評述其激烈反應的肇因，並分析「單萜烯類四」對他有何助益。

3. 下週我們將討論嗅覺系統。請先閱讀《鼻子》（時報出版）第五章「是什麼氣味」和第七章「過去的芬芳」，然後回想並描述最令你難忘的氣味。

4. 對你而言，最難表達或最不願流露的是哪一種情緒？（憤怒、恐懼、沮喪、哀傷、愛慕、自豪……）請舉例說明這種情緒容易發生的場合或處境，並判斷哪一類芳香分子可能有助於恰當地釋放這種情緒。

5. 這堂課學到重要的繖形科藥草歐白芷，它也是「單萜烯類四」中最主要的成分。與它同屬不同種的當歸、濱當歸、日本當歸與明日葉也都是中草藥、藥膳或健康食品的要角。請到健康食品店或草藥舖尋找其中任一種的製品，記錄其品名與用途，如果可以的話，也請嗅聞並描述它的氣味（與「單萜烯類四」做比較）。

第5堂課

CT5

論嗅覺
邊緣系統
嗅覺與身、心、性的關係
香氣文學

熏陸香

# 論嗅覺

## 嗅覺的存在意義

嗅覺系統是芳香療法最關鍵的一環，嗅腦又稱情緒腦、記憶腦，直接反應心理狀態，與情緒、記憶有關；此外，嗅覺也跟本能性的記憶連結，例如辨別方向、閱人無數的記憶（由海馬迴處理），都是關鍵性的生存所需，如果沒有這種反應可能會喪失判斷力。情緒是重要的課題，現代化社會通常要求我們壓抑情緒，但學習芳療就是要你重新感知，認識、接受、並找到適當的方式表達情緒。

例如快樂鼠尾草精油，它的氣味彷彿男性的汗水，有的同學用了之後作春夢，這其實是該精油刺激邊緣系統，喚起了一些反應，讓你去承認、看見它。我請香港的學生看《失樂園》、讀《挪威的森林》，有人忍不住質疑老師為什麼叫學生看這些東西？也有學生在作業上建議應該燒掉《挪威的森林》，由此可見，藉著使用精油，大家也不斷在檢視自己對世界、以及自己對自己的看法。

## 複雜的嗅覺網路

嗅覺系統有何結構？又如何與腦部連結？哥倫比亞大學的理查·艾克謝爾教授（Dr. Richard Axel）與約瑟·勾葛斯教授（Joseph Gogos）對此的研究具有領導地位。當我們吸聞到芳香或其他氣味分子，進而傳到鼻腔頂端黏膜，氣味分子會先溶解在潮濕溫暖的鼻黏膜中，由嗅毛的嗅覺感受器（神經細胞）捕捉分子所攜帶的訊息，然後通過區隔鼻竇、頭顱的篩骨再傳到嗅球僧帽細胞（Mitral cell），最後從嗅束傳到大腦的嗅腦（情緒腦、邊緣系統）去。嗅覺感受器（神經細胞）必須穿透鼻黏膜，捕捉溶解的芳香分子，因此黏膜的健康程度會決定捕捉芳香分子的能

力。黏膜健康程度取決它的厚薄和分泌黏液的能力，所以提升嗅覺感受力，第一個要件是鍛鍊、保養黏膜：**用2%濃度精油（如頭狀薰衣草、鼠尾草、迷迭香）＋植物油（昆士蘭堅果油或胡桃油）**，每日早晚塗抹鼻腔，過敏性鼻炎或空氣污染問題都適用。在空調或機艙中鼻黏膜容易乾化，捕捉氣味分子的能力降低，這個方法可以保持黏膜的健康和濕潤度；或者也可以棉棒沾取**純露（迷迭香、鼠尾草）**清潔鼻腔，洗掉黏附的細菌及髒污，也同時強化黏膜本身機能。此外，我們的神經細胞的外圍都有髓鞘（脂肪酸結構），如果脂肪酸攝取不足或是品質不良，髓鞘負責的訊息傳導容易被阻斷或傳導不完全。

人的鼻腔有約600～1000萬個嗅覺感覺細胞。神經細胞中，只有嗅覺神經細胞是唯一跟外界連結的神經細胞（其他的神經細胞都不直接與外界接觸），很容易受到各種侵擾，因此培養出再生能力（其他的神經細胞都沒有再生能力），所以嗅覺細胞可以經由鍛鍊、培養而變得更敏銳，其再生的速度約四至八個星期。鼻塞、過敏性鼻炎的人有可能耳目一新，原因就是嗅覺神經細胞是非常罕見的「可再生的神經細胞」。直接和外界接觸背後的意涵是：它讓我們能直接感受和捕捉外界訊息。保持敏銳的嗅覺，意味著

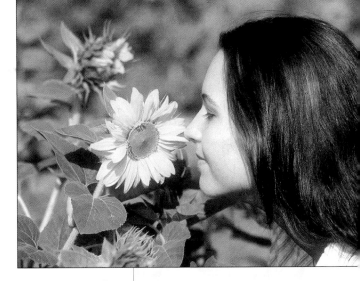

我們對於訊息的捕捉會更精確，增進對世界的理解與自我的掌握。這就是嗅覺系統有趣的地方，嗅覺細胞一旦更新，我們所捕捉到、吸聞到的「世界」也就更新了，彷彿進入一個全新的世界。

　　一個嗅覺神經細胞可以捕捉多種不同的氣味，但是能捕捉的強弱不同，某些細胞對杏仁的味道可能束手無策，但特別能接收橘子的味道，也有些嗅覺感受器對花香類感受特別強，要看受體的形狀吻不吻合，嗅覺感受器可以接收不同的氣味分子，只是程度不一，所以芳香分子越完整的（沒有去萜烯的、沒有人工混摻的、沒有經過改造的）比較能滿足芳香分子的嗅覺感受器，一個氣味裡分成很多不同的分子，因應不同的分子，就有那麼多的嗅覺感受器受體等待迎接他們；如果經常使用單調的、人工合成的香氣，其分子「表情」不夠多，會有很多嗅覺感受器受體等不到能夠跟它結合的分子，時間一久就會變遲鈍、判斷力降低。初學芳香療法的人常有個錯誤的觀念，認為初學者可以先使用便宜、品質不佳的精油，但其實初學者更應該在一開始就用品質好的精油來鍛鍊自己的嗅覺，才能培養出對精油品質的判斷力。

▼ 芳香分子傳導路徑

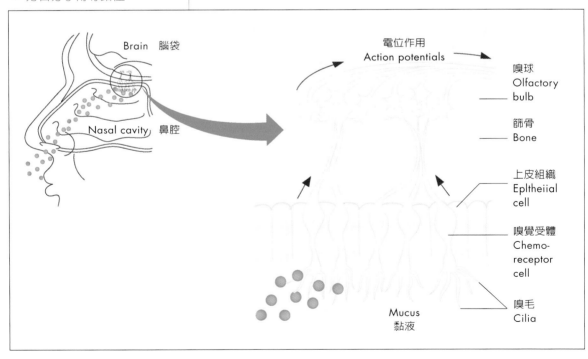

嗅覺神經細胞的軸突將芳香分子的訊息傳往大腦並做出反應，樹狀突則是透過黏膜捕捉外界的芳香分子，而神經細胞和神經細胞間則靠突觸互相傳遞神經訊息。嗅覺傳遞訊息過程就像電光石火，是非常偉大的工程，但它也可能短路，沒有傳好、捕捉到。另外，病毒會和神經傳導物質競爭受體，也會危害到細胞的連結和受體的反應程度，因此感冒時嗅覺會變遲鈍，甚至聞不到味道，因為受體被病毒霸佔了。

　　芳香分子的訊息傳遞到嗅腦、杏仁體、下視丘和大腦皮質，因此嗅覺除了和邊緣系統連結，影響到情緒、記憶、對世界的認知外，它也和大腦中主司思考的大腦皮質有連結，一定程度影響到學習能力。而下視丘是神經系統的樞紐，掌控了攝食、厭食中樞，所以吸聞特定氣味時，可能會覺得飢餓或不想吃東西，例如茴香的氣味讓人有飽食感，但也能促進消化，所以在肚子餓時嗅聞茴香的氣味能夠抑制食慾；但如果吃飽才聞，腦部就會發出趕快消化的訊息，反而使人吃得更多。透過嗅覺來調節食慾、減肥、豐胸等的確是可行的，原理就是嗅覺可以影響下視丘，協調神經系統和內分泌系統。

　　美國辛辛那提大學有個著名的實驗，他們讓受試者戴上面罩做電腦打字測驗，有的面罩中加入純氧氣，有的加入胡椒薄荷精油，然後比較他們打字的出錯率；戴上胡椒薄荷面罩的電腦操作者出錯率比另一組少25％。這個實驗顯示吸聞特定氣味對腦部會有明顯的刺激；日本的實驗則是讓接線生在工作時間嗅聞不同氣味，一個月之後，測試者發現吸聞檸檬氣味的接線生出錯率降低54％，聞橙花的降低33％，薰衣草則降低21％，不管吸聞什麼氣味，都會直接影響到腦部活動。

# 邊緣系統

　　嗅腦位於邊緣系統，同時處理氣味、情緒與記憶，任何一種芳香分子都會同時啓動這三種反應，而嗅腦也跟下視丘連結，下視丘又會釋放訊息給下方的腦下腺，所以芳香分子也會因此影響到腦下腺與內分泌系統；也就是說，嗅覺會同時影響到身、心、靈各方面。使用精油（不論是吸聞或塗抹、口服），一定都會捕捉到氣味，氣味會直接喚起記憶、改變情緒、調整特定的生理反應。聞到特定的氣味後，會伴隨出現的記憶（杏仁體＋海馬迴的作用），是當時具體狀態、發生的情節，引動深層的記憶和反

▼ 邊緣系統

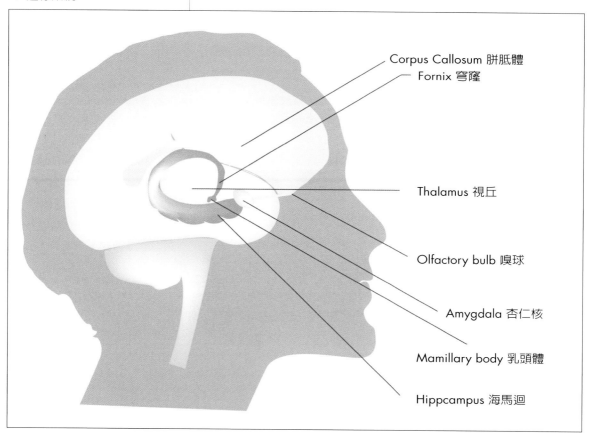

Corpus Callosum 胼胝體
Fornix 穹窿
Thalamus 視丘
Olfactory bulb 嗅球
Amygdala 杏仁核
Mamillary body 乳頭體
Hippcampus 海馬迴

應，無論愉快、恐怖、或悲慘的記憶，都會伴隨生理反應，一起記錄在邊緣系統中。比如說，你以前曾經在一個剛刷完油漆的空間中和別人劇烈爭吵，以後每當你聞到油漆味道，就可能會不舒服，並出現當時的生理反應（流汗、胃痙攣等），實際上你並不是對油漆過敏，而是對當年伴隨油漆味而發生的事件「過敏」。我們的大腦會壓抑這些看似已經無用的訊息，而這些藏在邊緣系統中的記憶會透過夢境釋放出來。透過夢境解讀訊息，尋找生命原型的源起都是「嗅覺」，這是我一直鼓勵大家用油時盡量去感知夢境的理由之一。

杏仁體（**Amygdala**）：直接反應外界壓力，儲存處理恐懼、憤怒等直接且原始的情緒。吸聞特定氣味可以平復恐懼或憤怒，作用和神經傳導物質有關，當芳香分子與不同的嗅覺受體結合，就像鑰匙打開了一扇情緒感受的門。我們的杏仁體在一出生就發展完全了，但是大腦皮質要到十二歲以後才發展完整，所以在小的時候，一個人的情緒感知就決定了他對世界的看法；從嬰兒期開始就給予特定氣味的刺激，杏仁體接受到訊息，有助於養成健全的人格，因此兒童芳香療法領域的開發十分有意義。

海馬迴（**Hippocampus**）：處理基礎學習、空間或第六感概念，國外有過讓學習障礙的兒童吸聞特定氣味以改善記憶力的實驗。另一個實驗顯示，如果在閱讀特定的資料時嗅聞特定的氣味，由於氣味和記憶的連結，在考試時帶著這種氣味進去，比較容易喚起學習記憶。

穹窿（**fornix**）、扣帶迴（**cingulated gyrus**）：處理邊緣系統的情緒，也會和大腦皮質連結，與理性、深刻的創造和學習力有關。

由此可知，使用精油可以活化神經系統，神經細胞常處於被刺激的狀態下就會比較活躍，所以「吸聞」是最直接、迅速、立即的刺激邊緣系統的方式，因此吸聞或擴香不只是有助於呼吸道或淨化空間而已，也直接作用於神經系統。

# 嗅覺與身、心、性的關係

## 嗅覺心理學

我們常說某人「被牽著鼻子走」，身不由己；但人類其實是隨時隨地「被鼻子牽著走」──哪裡有食物、有溫暖，甚麼是恐懼、甚麼是失落，喜怒哀樂、七情六慾，鼻子無不帶頭起作用，其撼動情感的力量，看不見卻聞得到。

蘇珊・卡斯柯教授（Dr. Knasko）對於氣味所能產生的心理影響相當有興趣，他們做的實驗是：找生活背景相當的受測者，在空間中釋放特定的氣味，但受測者未被告知。在充滿果香或花香氣味的空間中填問卷的人，對生活滿意度提高，在硫磺氣味空間中的人滿意度偏低；受測時吸聞不同氣味，大腦產生不同的感受，對生活因此有不同的判斷，對世界的看法也會改變。但是每個人對氣味的感受都很主觀，有人聞到薰衣草會覺得像被溫暖的母愛所包覆，很有安全感，但萬一有人的母親是很凶的呢？有的英國人聞到薰衣草就聯想到老祖母的氣味，因此聯想到陳舊、陰森的感受，所以氣味的感受無法完全對號入座。

第一位研究芳香分子對腦波的影響，也就是氣味在大腦中樞神經的活躍程度（CNV Magnitude）是日本東邦大學教授鳥居鎮夫。他將香氣區分為：花香味、香料味、薄荷味、柑橘味、藥草味及木質味六大類。

腦波依頻率來分可分為四大類，美國學者約翰·史提爾（John Steele）研究特定氣味所會刺激的腦波：

$\alpha$ 波（8-12Hz）：讓人老神在在，像薰衣草、歐白芷根會刺激 $\alpha$ 波使精神穩定。
$\beta$ 波（13-30Hz）：提升注意力，茉莉、薄荷會激勵 $\beta$ 波，讓人機敏強勁。
$\theta$ 波（4-7Hz）：科學界稱 $\theta$ 波為「通往記憶與學習的閘門」。
$\delta$ 波（1-3Hz）：睡眠時所需要的波型，與直覺、第六感、心靈層面及超自然現象有關。

實驗顯示，使用薰衣草來改善失眠問題，到第五天效果最好，但之後效用就會遞減。所以單一精油不要使用超過三個星期，最好以一周內五天為限；也可以使用複方精油，或交替使用。

## 嗅覺與疾病

阿茲海默症在發病前半年至一年，病人通常有明顯嗅覺退化的現象，有沒有機會去激勵嗅覺或培養活躍的嗅覺細胞的神經傳導，預防這個疾病？答案是可以的。已經很嚴重的患者持續用油一年到一年半，狀況和情緒都會改善。帕金森氏症也與神經傳導相關，一樣會併發嗅覺退化的情形，強化嗅覺有助於預防此病症發生。

## 嗅覺與性

科學上新發現，精子細胞上有受體，會接收到卵子釋放出來

的特定氣味分子，以此辨別追蹤卵子的方向。所以從生命孕育之初，嗅覺就產生關鍵影響。嗅覺對性、生殖系統的影響會持續一輩子，實際的例子包括：

1. 澳洲政府派男性科學家到南極做實驗，一段時間後研究績效下降，但加入女性科學家後其研究績效立即改善，這說明人的氣味會引起腦部變化。

2. 義大利監獄發生暴動，獄方為了安撫及控制犯人，在獄中噴灑女性香水，這種女性的氣味會使犯人安定下來，氣味確實會改變人的行為。

3. 瑪莎‧麥可克林托克博士（Martha McClintock）就讀衛斯理大學時發現，同宿舍的女生月經週期會一致，後來她到芝加哥大學研究氣味對人類心理行為的影響時，證實一群女性會因為氣味的互相襲染同時來經，這個現象被稱為「麥可克林托克現象」。氣味分子會導致腦部的一連串作用，嗅覺影響邊緣系統、下視丘、腦下腺，進而引發荷爾蒙的變化。男性的體味同樣也會激勵女性荷爾蒙，曾有位女性個案因為驟然失戀導致半年不來經，後來她與男性朋友去看電影、單獨相處一陣子，隔天月經就來了。

## • 費洛蒙與犁鼻器

史多塔教授（Dr. Michael Stoddart）在《有氣味的猩猩》（The Scented Ape）書中提出「費洛蒙」是一種飄浮在空氣中的性荷爾蒙，具有性訊息。動物依靠性費洛蒙來擇偶，人類因為嗅覺退化，改而仰賴視覺或聽覺擇偶，但鼻子較靈敏的人會很在意配偶的氣味相不相合，因為這其中具有原始的生命密碼。

費洛蒙通常散發的部位為腋下、生殖泌尿道、汗腺、尿液等，這些都是所謂「性感部位」，這些特殊的訊號，會被鼻中的犁

鼻器（VNO Vomeronasol Organs）捕捉到，再來判定此人是否為白馬王子或白雪公主；對動物來說，犁鼻器具有傳宗接代的重責大任，有助於選擇不同基因類型的配偶。目前主流醫學認為，人類的犁鼻器已經退化，一出生就萎縮了，所以不重要，但研究發現，人類的性慾一定程度的受到氣味影響，故犁鼻器對選擇性伴侶、配偶仍有影響力。

## 香氣文學

　　嗅學對美感扮演重要的關鍵，法國文學家普魯斯特的《追憶似水年華》，整個生命、生活的追憶，都是從感官開始的。一塊「瑪德蓮蛋糕」和一杯「菩提花茶」的滋味都能引發他對過往的追憶——普魯斯特有嚴重的哮喘和氣管炎，怕見陽光、怕吹風，把自己囚禁在斗室與世隔絕，因而認為《追憶似水年華》是「一個自願活埋在墳墓中的人，在寂靜的墳墓中回想生前種種經歷與感受的抒情記錄。」他說：「即使人亡物毀，久遠的往事了無痕跡，唯獨氣味和滋味會長期存在，它們以幾乎無從辨認的蛛絲馬跡，堅強不屈地支撐起整座回憶的巨廈。」所以，當你缺乏靈感時，不妨吸聞特定的氣味，看看能喚起什麼樣的記憶和感受。

　　黛安·艾克曼的《感官之旅》則將嗅覺放在五感之首，如詩一般的文字，都有其科學基礎。德國徐四金的《香水》中寫道：「誰能統御香氣，誰就能統御人心。」而沒有體味意味著沒有性格、沒有表情。

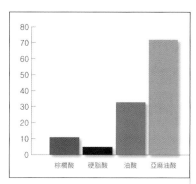

▲ 葡萄籽油的成份比例

## 葡萄籽油 Vitis vinifera

　　葡萄籽本身有益身體機能，通常葡萄籽油是釀酒後處理過的殘渣的副產品，原料充足，但葡萄籽的萃油量只有15%，非常低，冷壓不符合經濟效益，因此商業生產上幾乎都是溶劑萃取，會有溶劑殘餘；為了消除溶劑萃取產生的臭味，製造過程又會加入化學物質，最糟的是還會加熱到一百度、持續二十分鐘以增加萃油量，因此會產生反式脂肪酸，它的營養價值也完全喪失。雖然親膚性強，非常清爽，但是真正冷壓的葡萄籽油較難買到。

## CT5單萜烯類五

### 卡奴卡 Kunzea ericoides：

　　除了單萜烯外，倍半萜烯和倍半萜醇使自己跟自己連結，不隨波逐流、人云亦云。適合冬天各種病症，例如感冒、循環不良、臃腫、水分滯留、黏液過多。因為不流動而產生身體、思想沈重感，卡奴卡效果特別好。心理療效方面，卡奴卡讓你進入新的韻律節奏流動，直接去陳述或行動，不會被卡住，適合水分積聚、想得多做得少的土型（kapha）人使用。但真的想太多、無法直接表達的人，剛開始用卡奴卡，可能會頭痛、排斥，這是要打破原本思考模式而產生的「抗拒」。

### 岩玫瑰 Cistus ladaniferus：

　　「單萜烯類五」中最主要的成分，療效驚人。主要油脂分布在葉片，會滲出黏黏的、樹脂般的物質，因此葉片看起來

▼ 岩玫瑰

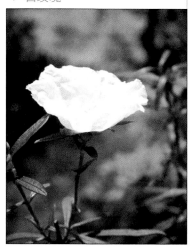

油亮亮的。它是典型的多分子精油，具有強大抗病毒的效果，是安全的兒童重要用油（預防、處理腸病毒和水痘等），感染時可以稀釋塗抹肛門（每半小時到兩小時一次，三天內可以痊癒）。孕婦、體弱多病的人也適合用岩玫瑰，沒有禁忌，但若拿來做日常保養，劑量要低，由於功效強大，所以通常用在緊急狀態。對自體免疫性疾病（紅斑性狼瘡、多發性硬化症等）也有調節效果，但必須使用較長的時間。臨床上曾有自體免疫問題的個案使用：岩玫瑰＋大馬士革玫瑰，半年的時間後改善了皮膚狀況和容易疲勞的困擾。

## 黑胡椒 *Piper nigrum*：

「單萜烯類五」中關鍵的成分，在心理情緒能量上都很重要。

黑胡椒可說是人類航海時代的動力來源。白胡椒是黑胡椒浸泡後去殼、磨粉，原本在殼上的芳香分子消失了，所以沒有白胡椒精油。單萜烯和倍半萜烯同比例的雙分子精油，並不多見，作用是激勵神經傳導系統和受體。用了後會很有想法、又能很敏銳的察覺，並且勇於表現、充滿創意，讓人去嘗試沒嘗試過的事。當一個人對自己有強大的信心和理解，才能讓自己處於陌生或參與未經驗過的事件中。

成分中還含有醚、含氮化合物，讓人放鬆、以溫暖自在的方式探索世界，充滿創造力。黑胡椒可以調和豆蔻、丁香，再加入依蘭或花香類（例如茉莉），創造出宜人的氣味、溫暖的感覺。

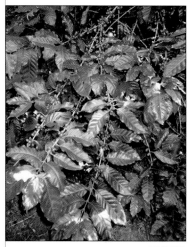

▲ 黑胡椒

### 熏陸香 *Pistacia lentiscus*：

　　土耳其的熏陸香可以長到兩百公分高，紅色的莖幹會分泌樹脂，葉片堅挺、青翠，開紅花，屬於樹脂類的精油，是人類最早懂得摘採應用的樹脂類之一，氣味濃郁。成分除了單萜烯，還有倍半萜烯和倍半萜醇，所謂的創造力和認清自我、把握自我是很有關係的，必須和自我連結，說出自己的話、唱出自己的歌，按照自己的舞步，才能表現出創意。適合繁忙、失去生活步調、節奏，壓力太大無法承受的人或疾病，熏陸香可以讓你保有機動性，但不會喪失自我。

### 貞節樹 *Vitex agnus castus*：

　　重要的女性生殖系統用油。它可以長到一百六十公分左右，好的精油和錠片來源是貞節樹的果實（成熟時會變紅），而不是莖幹葉片。

　　我們處在雌激素普遍過盛的時代，因此需要黃體酮來平衡，基本上，所有的女性機能問題都可以使用貞節樹，沒有例外。尤其是子宮肌瘤、子宮內膜異位、子宮頸癌（日本研究證實有效），乳癌的效果則比較不明確，但是貞節樹有助於調節女性荷爾蒙，平衡雌激素，對乳癌有長遠的幫助。一般保養的用法是，貞節樹錠片早起空腹吃一、兩顆，來經期間暫停（有上述女性生殖系統問題者，可以服用兩、三顆）。建議使用錠片，因為錠片劑量高且成分多元，效果較快。精油用法也多為口服（塗抹的效果很有限），一滴貞節樹＋一湯匙南瓜籽油，用三星期停一星期。不論用錠片或精油，80%的使用者都能改善女性機能問題。

▼ 貞節樹

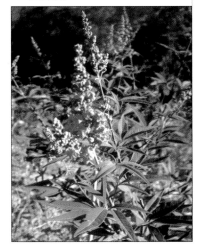

## 香氣空間 捷克 跳舞的房子
## Dancing House, Prague

設計：蓋瑞（Frank O. Gehry）

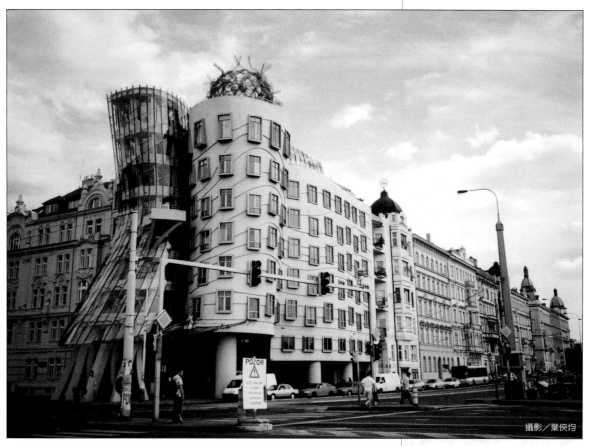

攝影／葉俠均

　　「單萜烯類五」是一群讓我們說出新語言的精油，氣味很特別，引起的身心變化也很特別。屬於自己的、有創意的「單萜烯類五」的香氣空間是什麼呢？

　　布拉格河邊著名的後現代「解構主義」建築，1995年「佛雷坦與琴姐（Fred & Ginger）：跳舞的房子」。建築師蓋瑞是美

▲ 建築外觀優美的線條充滿變化與韻律感，又能和相鄰的傳統建築統合在一起，正象徵著「單萜烯類五」讓我們在所處環境中創造屬於自己節奏的力量。

國加州人，1929生於加拿大，1989年建築普立茲獎得主。他把建築當成藝術品，名言是：「當所有人都準備結束時，我才正準備開始。」

「跳舞的房子」反應兩極，優美的線條，打破了對建築物僵化的認知，提供新的可能性，但又非常優雅。它經過精密的計算，仔細看，仍可在其中找到規律，內部是平整的空間，外觀則充滿變化。像是五線譜音符般的窗子彷彿會呼吸，跟著時代的脈動，而不是平板的表情——就像「單萜烯類五」一般。

跳舞的房子引起不少爭議。布拉格是聯合國教科文組織指定的文化古蹟保存城市，竟然由「災難型、外星人般的超級大牌美國建築師」蓋瑞一手主導蓋起這棟建築。捷克大部分人還認為這棟房子是美國繼二次大戰後所投下的第二顆炸彈，是一個破壞城市紋理、助長帝國主義氣焰的象徵，好像會瓦解舊世界的秩序般。但他畫龍點睛，用新的作法統合了舊的世界，這個在街角的建築，連結城市帶進了新世紀，而不是永遠活在中世紀；在夜晚看也有很多表情，改變了我們的視覺經驗。這種創意，是了解自己的角色與定位，在周邊環境中呈現自我，在看起來混亂的環境中，重新建立屬於自己的節奏、跳出自己的舞步來，這就是「單萜烯類五」帶給我們的能量。

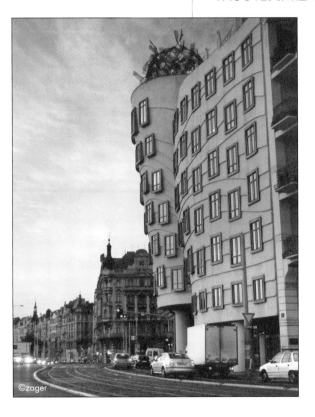

©zager

**1.** 請在這一個星期內每日使用「單萜烯類五」，然後觀察它在你身心各方面所帶來的影響。（請註明使用方法，例如塗抹某部位、吸聞、泡澡、口服……）

**2.** 找十位你熟悉的親友，讓他們吸聞「單萜烯類一」（果香）、「單萜烯類二」（樹香）和「苯基酯類三」（花香）這三瓶油，看看他們最喜歡哪一瓶，然後從他們的選擇中，試著解讀他們的「香氣人格」。

**3.** 請觀看巴比松畫派的作品，了解這個畫派的源起與特色，然後思考，他們的精神與「單萜烯類五」有什麼可以呼應的地方？

**4.** 在你的生命經驗中，最具「單萜烯類五」味道的一件事是什麼？

**5.** 找個晚上，做一趟你家附近的「芳香小巷之旅」，看看能搜集到幾種植物的香氣（別人家的盆栽、行道樹、小公園的花卉……），記錄下來（如果不清楚該植物的名稱，就把它拍下來或畫出來，連同作業一起交出），並試著描述這些氣味讓你產生的聯想或感受。請不要說自己太忙，所以無法做這一題作業，想想自己為什麼要學習芳香療法。

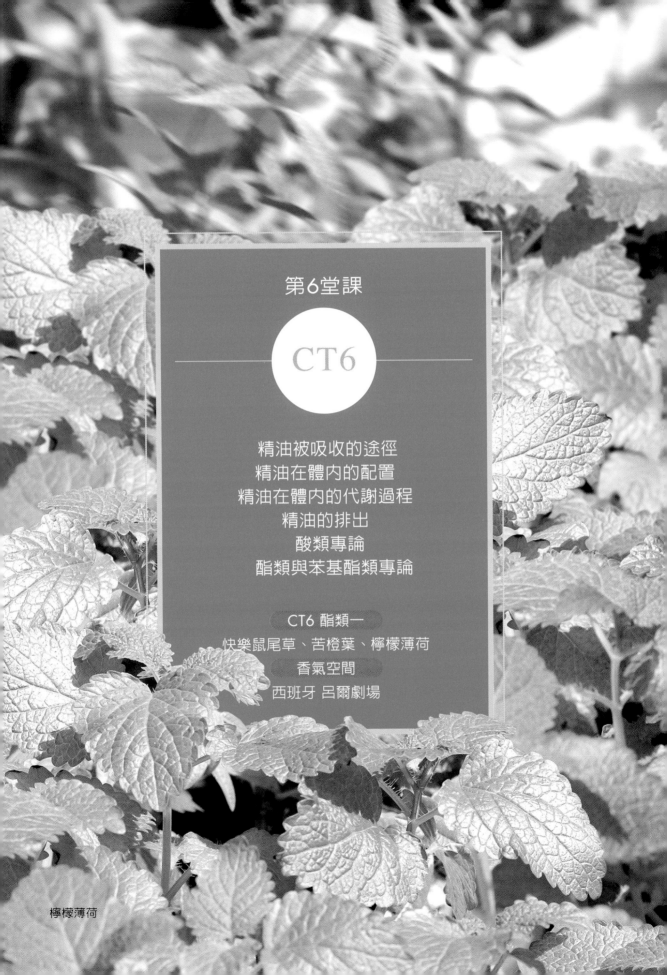

第6堂課

CT6

精油被吸收的途徑
精油在體內的配置
精油在體內的代謝過程
精油的排出
酸類專論
酯類與苯基酯類專論

CT6 酯類一
快樂鼠尾草、苦橙葉、檸檬薄荷

香氣空間
西班牙 呂爾劇場

檸檬薄荷

## 藥理動力學四大領域
## 吸收、分佈、代謝、排出

　　想像一下，如果芳香分子是棒球，那麼這個球是如何被打出去的呢？哪些分子是先發投手？誰當救援投手？誰打哪個位置？何時換代跑？理論上，芳香分子經過血液循環到全身，但是偏偏某些分子跟某些組織或器官特別相合，就像棒球投手或打擊手各有所長，透過適當的配置、調度與安排，反而可以達到我們想要的效果，所以芳香分子進入人體後，不一定是殺菌最強、某個分子最多的精油作用最佳。精油的芳香分子在代謝以後，實際上會經過安排、透過不同的管道出去，最後如何排出體外、如何結束？是封殺？觸殺？從藥理動力學來討論精油，在講的就是吸收、分佈、代謝、排出這四大項目。

▼ 皮膚結構

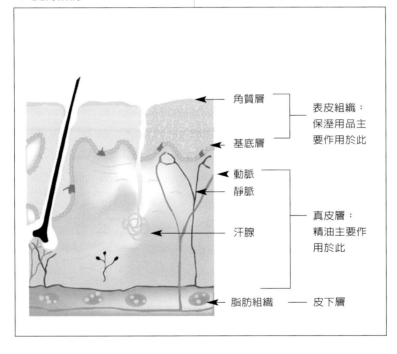

角質層
基底層
} 表皮組織：保溼用品主要作用於此

動脈
靜脈

真皮層：精油主要作用於此

汗腺

脂肪組織 —— 皮下層

# 精油被吸收的途徑

## ◆皮膚吸收

　　皮膚結構分為表皮層、真皮層、皮下組織。表皮層沒有血管通過，芳香分子不會在表皮細胞停留，而且它的分子量很小（800以下），能夠輕易穿過表皮層進入到真皮層，透過血液循環到其他器官作用。一般保養品中的玻尿酸、膠原蛋白等保溼用品主要作用在表皮層的保溼，因為他們的分子量極大，無法穿透表皮。因此，

短期來說，精油的護膚功效可能沒有一般保養品來得明顯快速，但長時間來看，精油能改變皮膚結構，強化皮膚緊實度，回春效果更好。此外，脂溶性物質必須靠與皮脂結合才能被吸收，如果皮脂分泌不夠，精油吸收的速度就慢，所以以品質佳的植物油調和精油，也是為了和皮膚皮脂充分混合，幫助細胞吸收。

▼ 精油藥理作用方式

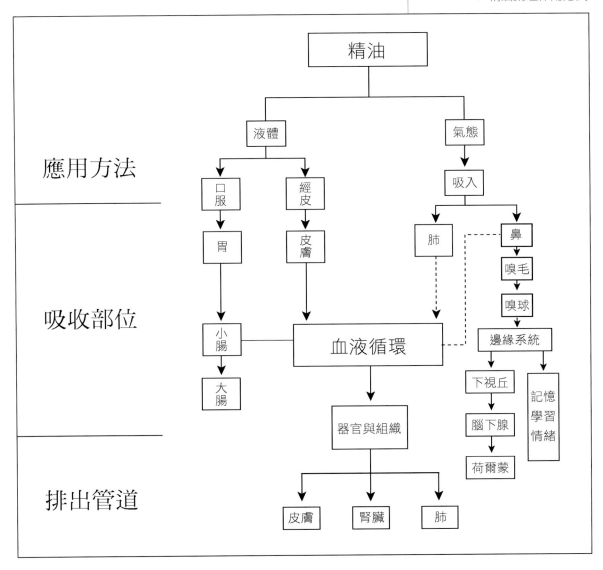

芳香分子較易通透、迅速被吸收的部位，也就是用油的重點部位，包括生殖泌尿道（黏膜組織）、額頭、頭皮、手掌、腳掌、腋下、鼻腔等。相對較不易通透、吸收較慢的皮膚部位是背部、臀部、手腳、腹部。雖然這些部位相對滲透吸收的速度較慢，但是塗油按摩仍可激勵神經傳導物質的生成，如果急症或需要較快達到效果，那麼應塗抹在較通透的部位。

## 影響皮膚吸收精油的條件

1. **角質層厚薄**：角質薄吸收速度快，厚的話吸收慢。去角質後塗抹護膚油，效果好。濕疹的皮膚角質增厚，不易吸收，使用劑量可以較高。乾癬（牛皮癬）的皮膚角質較薄，同樣劑量可能會刺激皮膚。

2. **皮膚保濕度**：這裡所謂的「保濕」，指的是整體皮膚健康的狀態，並不是皮膚表面角質含水量，而是細胞內部的狀態。黏稠膠質狀的細胞間質混合了蛋白質、多醣體、脂肪，內部水分充足的狀態下，精油較容易被吸收，過於乾燥時不易吸收精油。在洗完澡後、皮膚溫暖濕潤情況下用油，滲透吸收速率較高，尤其是全身塗抹精油後泡澡，不但吸收快，也不會使衣服沾染有油臭味。現代人經常待在空調室內，皮膚過於乾燥，精油滲透的效果差，改善方法是多喝水，由內增加身體含水量。

3. **覆蓋（可提升兩倍的吸收量）**：由於精油分子具揮發性，以覆蓋方式可以加強精油的滲透吸收；例如處理傷口時，可以紗布覆蓋；扭傷、跌打損傷、肩、肘、腕關節炎、五十肩、肌腱發炎等都可以塗油後覆蓋處理。美容應用上，若要在面膜中加入精油，最好先以植物油調和，再加進膠狀、泥狀、霜狀的基劑，以面膜覆蓋皮膚。

4. **基劑黏度**：黏性高的基劑吸收速度較慢。例如，橄欖油含單

元不飽和脂肪酸Ω9比例高，質地較黏稠，芳香分子會在皮膚表面停留較長時間，進入真皮層的速度慢；如果是亞麻籽油、月見草油等富含多元不飽和脂肪酸的油脂，芳香分子停留在表皮層的時間短，進入身體速度快。所以我們可以應用這個特色，將對皮膚刺激性較大的酚類、醛類、醚類的精油調和在橄欖油中，降低吸收速度；至於其他刺激性小的芳香分子（單萜醇、酯類等）則可以使用亞麻籽油、月見草油等植物油，滲透吸收快。

5. **溫度**：低溫不利於芳香分子進入人體，因此我們可以升高體溫或室溫，利用泡澡等方式升高體溫，增加精油吸收的速度。不過大汗淋漓的情況並不適合馬上塗油，因為排汗時反而不容易吸收。此外，運動可促進血液循環，增快精油的吸收與利用，接受按摩也是一種被動的運動方式。

6. **界面活性劑也會改變皮膚的通透性**：將精油加入肥皂、洗面乳、沐浴精、洗髮精中，會加速進入體內。但要注意精油對皮膚的刺激性。

7. **皮膚通透度**：例如割雙眼皮、果酸換膚等機械或化學傷害，都會改變皮膚的保護、通透狀態，使精油滲透加快，也增加刺激性，德國就發現許多果酸換膚後對精油產生過敏反應的案例，所以此時必須降低劑量。

## ◆呼吸道吸入

　　腦部是非常重要的器官，不能讓異物入侵，因此人體有一道防禦機制，可擋住在血液中的重金屬、病毒、藥物等毒性物質進入腦部，稱為「血腦屏障」。但脂溶性、分子量極小的芳香分子則可順利通過此屏障，因為神經細胞髓鞘的外圍為磷脂質構成，脂溶性的芳香分子能順利進入；要作用在腦部的藥物，都必須通過血腦屏障，而具神經毒性的精油（單萜酮、醚類）比一般藥物

更容易進入腦中造成傷害,因此使用劑量上必須十分小心拿捏。

以甜橙、檸檬為例,經鼻吸入三分鐘後,就可於血液中測出右旋檸檬烯,經皮吸收則需要二十分鐘才測得出,因此鼻腔吸入速度更快;但這兩種途徑都是約兩小時就會排出體外,如有必要可兩個小時再次擴香。但擴香需注意容易產生嗅覺疲勞,且若吸入濃度過高,可能產生暈眩、反胃現象,這時可以離開此空間後一段時間再進來。在古代文獻《靠雪錄》中記載,明代蘇州名醫葛可久治療的病例:一位千金小姐因身體虛弱而奄奄一息,眾名醫均束手無策,葛可久診斷後只要求小姐家人將她抬出房間,在院子地上挖個洞躺半天後自然治癒,原來小姐經年累月待在薰香過度的密閉閨房中,因而耗損元氣。

## ◆口服

一般人使用精油以按摩塗抹和擴香方式較多,與口服相比,雖然最後都會進入血液循環,但引起的效應不太一樣:塗抹經皮吸收,會影響皮膚狀態和塗抹部位器官組織變化,而且透過觸摸,會帶來特定神經傳導物質變化;而吸入方式對呼吸和神經傳導系統影響較大,至於口服則對消化系統、全身循環系統幫助大,因此可能的話,最好時常變化使用方式。

口服精油時,肝臟與消化道所分泌的酵素會與不同芳香分子結合,引起生化變化,減弱原本可能達到的效果,所以口服效果不一定最好,例如塗抹或吸聞薰衣草具安撫、鎮定神經系統、促進皮膚再生的作用,但口服方式反而效果不佳。針對神經、呼吸系統,塗抹或吸聞的效果優於口服。

**口服危險範例：**

1. 誤服單萜酮類精油：頭暈、反胃、嘔吐。少量單萜酮中毒的解決方式，是先打開窗戶通風，口服大量植物油稀釋消化系統中的精油，再喝水後催吐，休息一個半小時至兩小時後就恢復正常。

2. 誤服牻牛兒醇類精油（例如天竺葵）：胃、腸道有灼熱感，因小腸絨毛、內襯黏膜受刺激，同樣可以喝植物油再喝水，將它代謝掉。

3. 酚類、醚類、桉油醇類：大量口服會產生肝毒性。澳洲有個案一天口服約十毫升尤加利純精油，以為可以養生保健，結果數年後導致肝硬化。

---

## ◆直腸吸收

有醫療背景的法系芳療愛用栓劑，有時劑量甚至高達20%左右，效果快速，適合急症緩解。栓劑由直腸黏膜吸收，速度快，不經消化道，所以會減少消化液的干擾，並減少對肝臟造成的負擔，也比口服容易、方便。但一般人難以自行製作栓劑使用，替代方式是：將調好基礎油的精油倒在衛生紙上塗抹生殖泌尿道與肛門。特別是器官、內臟問題在急症、感染時，每兩個小時塗抹一次。

# 精油在體內的配置

由於芳香分子會隨血液循環抵達各器官，故血流量較大的器官組織，吸收芳香分子就多，也是精油擅長處理的部位。依血流

量多寡，精油作用部位可分為四大戰區：

第一級戰區（精油最擅長處理）

  （1）內分泌系統  （2）心臟  （3）肺泡

  （4）腦部    （5）肝臟  （6）腎臟

第二級戰區

  （1）皮膚、黏膜  （2）肌肉

第三級戰區

  （1）脂肪組織

第四級戰區（不易以精油處理）

  （1）骨骼    （2）牙齒  （3）肌腱、韌帶

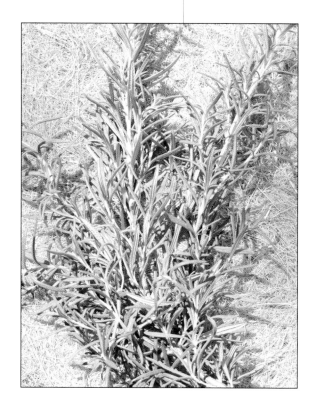

# 精油在體內的代謝過程

第一階段代謝：

  藉氧化、還原、水解的反應，將脂溶性物質轉化為水溶性，醛、醇、酯即屬於這類較易代謝的分子。

第二階段代謝：

  較大分子，如苯基內酯、香豆素等，代謝為「葡萄糖醛酸化合物」從尿液排出。酚、醚類分子會以共軛結合方式代謝掉，由於代謝速度慢，存在體內時間較長，必須拿捏劑量與頻率，注意積存體內肝毒性問題。安全劑量最高為15%，一日即可代謝。

1. 苯乙酸、酮、酯、醛類，肝腎疾病患者劑量要降低：血液中的「血漿白蛋白」容易與苯乙酸、酮、酯、醛類（如玫瑰、鼠尾草、羅馬洋甘菊、香蜂草）結合，降低芳香分子在血液中濃度，活性降低，但是在血液中存在停留時間會較長。有些特殊病患血中缺乏「血漿白蛋白」（肝、腎疾病），他們用了這些精油可能3％的劑量就無法承受，因而產生低血壓或過於亢奮的狀況。所以肝腎功能有問題的人用油劑量要降低。

2. 桉油醇、$\alpha$松油萜、$\beta$松油萜、薄荷醇會影響睡眠：口服或皮下注射會進入肝臟和酵素作用，因而改變中樞神經的反應影響睡眠，必須降低劑量。

3. 心血管疾病、服用抗凝血藥物的人不要併用水楊酸甲酯類精油（白珠樹、黃樺）：水楊酸甲酯的化學結構和作用類似抗凝血藥物，可溶解血塊（心血管疾病患者、血液過於黏稠、血栓者可能用到），因此不可與此類藥物合併使用，以免出血不止。

4. 肉豆蔻醚（肉豆蔻、歐芹）不可與麻醉藥配西汀（Pethidine）併用，迷幻藥上癮者也不可用：肉豆蔻醚化學結構類似麻醉藥，強化其麻醉昏迷的作用，手術前後勿用。

5. 胡薄荷酮（薄荷）有肝毒性問題：肝臟的「穀胱甘肽」酵素具有解毒功能，但胡薄荷酮進入肝臟後會轉為「薄荷呋喃」，長期使用會傷害肝臟，其他較容易傷害肝臟解毒酵素的還有丁香酚（丁香）、甲基醚蔞葉酚（熱帶羅勒）、肉桂醛（肉桂），如果劑量太高會抑制穀胱甘肽的活性，而無法發揮解毒功能，因此這類精油劑量要降到2％以下。

　　芳香分子中，以醛、醇類分子代謝速度較快，不易積存體內，使用劑量也可以較高；有特殊疾病的個案（肝腎問題）用醛、醇類油是比較安全的，用酚、酮類代謝較慢，要小心。

# 精油的排出

　　實驗中，以薰衣草精油調和花生油，按摩腹部十分鐘，過二十分鐘後，即可測出血液中有沈香醇（linalool）和乙酸沈香酯（linalyl acetate）分子，表示這兩種薰衣草的主要成分在三十分鐘後已經被人體大量吸收。過了九十分鐘再驗血，血液中已不太測得出這兩種芳香分子，表示大部分已經被排出。也就是說，人體吸收精油→利用→排出，平均需要兩個小時。這也是為什麼我們常說重症或急症時，最好每隔兩小時就使用一次精油的緣故（但這種密集用法不要超過三天）。

**身體如何排出精油**

◆ 腎臟：經尿液排出。
◆ 皮膚：排汗。
◆ 肺部：經由呼氣排出。

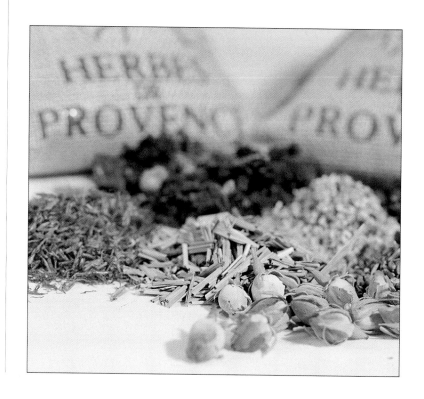

當我們誤服、誤用過高劑量的精油，因此感到不舒服時，必須把過多芳香分子排出人體。此時可以做的是：

1. 吸入大量新鮮空氣或離開薰香的環境。
2. 多喝水，讓芳香分子隨尿液排出體外。
3. 使自己盡量排汗、發汗，但不要在密閉空間以免更不舒服。所以，這時可以打開窗，在一個開敞、通風的空間泡腳（水溫或室內溫度可以調高些）。

## 酸類專論

1. 脂肪族酸：肉豆蔻酸、歐白芷酸。
2. 萜品烯酸：杜松、牛膝草、檸檬香茅中所含之酸。
3. 芳香族酸：安息香酸、肉桂酸、水楊酸。

酸類分子是芳香分子經由不斷氧化，在很後面階段才生成之物，為中性或帶弱電，與鹽基結合可皂化，或與醇類結合會形成酯類。

## 藥學屬性

1. 水楊酸：以止痛聞名，精油中很少發現，因為它很容易和鹽基或醇等結合，並非單獨存在，因此對組織的侵害性較小。
2. 香茅酸：科學實驗指出有抗腫瘤潛力，常與牻牛兒醇分子一起發揮作用（天竺葵、玫瑰草、檸檬香茅）。

### 從抗痙攣活性高低認識不同的酯類精油

2個碳原子：乙酸

1. 乙酸沉香酯Linalyl acetate：用在心肺區，讓心跳、呼吸平緩，尤其是心臟問題的處理。例如真正薰衣草、苦橙葉。
2. 乙酸龍腦酯Bornyl acetate：作用在呼吸系統、氣喘、咳嗽、呼吸痙攣。例如西伯利亞冷杉、土木香。

4個碳原子：

1. 異丁酸歐白芷酯Isobutyl angelate：呼吸、心跳的調節，安撫神經痙攣比乙酸沉香酯、乙酸龍腦酯更強大。例如歐白芷根。

113

7個碳原子：
強力抗痙攣、止痛

1. **苯甲酸卞酯Benzyl benzoate**：法系芳療把伊蘭用在嗎啡都無法止痛的癌末病患上。例如伊蘭、祕魯香脂。

2. **水楊酸甲酯Methyl salicylate**：擅長處理頭痛、筋骨酸痛。跌打損傷貼布或藥膏必含此成分。例如樺木、白珠樹。

3. **鄰氨基苯甲酸甲酯Methyl anthranilate**：處理神經系統痙攣、疼痛、巨大壓力、精神官能症、憂鬱症、躁鬱症。例如昂貴花香類、桔葉。

## 酯類與苯基酯類專論

酯類的氧原子包在碳氫鏈中，不易溶於水，親水性差（如羅馬洋甘菊、薰衣草），酯類分子較安定，不刺激，具鎮定安撫作用。其藥學屬性最重要的是抗痙攣（止痛）。

酯由酸加醇化合而成；苯基酯則是酸分子本身甲基化形成。其中的醇類決定精油作用方向，酸的碳原子數量則決定抗痙攣效果的強弱。酸與單萜醇結合成的酯類（例如乙酸沈香酯），其發揮作用著重在橫隔膜以上（呼吸、心肺區）；酸與倍半萜醇結合成的酯類（例如檀香、廣藿香），發揮作用著重在橫隔膜以下（生殖泌尿道、消化系統）。而酸所含的碳原子數量多寡影響抗痙攣力高低，碳原子越多，止痛力越強，效果最好的是八個碳原子的酸所合成的酯，超過此數則抗痙攣作用下降。

## 酯類的藥學屬性

1. 抗痙攣與鎮靜

2. 消炎：酯類帶負電，給出電子可以安撫、消炎。

3. 抗感染：但效果只有醇的$1/2 \sim 1/4$，惟肉桂精油中的肉桂酸甲酯例外。

4. 調節免疫球蛋白：促進消炎。

5. 似雌激素作用，如德國洋甘菊的母菊甲基酯：可以調節雌激素、處理經痛。

6. 毒性：長期過量使用，可能引起心跳加快或表皮乾燥。

# ○ 鱷梨油 Persea americana

　　請欣賞西班牙導演索拉的影片，探戈的舞動與互相碰觸的感受，和鱷梨油有其共通性。探戈舞步並不是毫無規範的，是一種「有框架的自由」，但是又能感受到情感的流動與奔放的意志，藉由進退舞步與眼神傳遞訊息——探戈舞者雖然肢體動作受限較多，但這樣的碰觸卻富有情感的張力，在一定的範疇內流露出濃郁的感情和思緒。

　　鱷梨屬於樟科植物，墨西哥原生高大樹種，長的「熱鬧而慷慨」，葉片初生時多為紅色，再轉綠色，花小而清香，果實成熟後果皮開始發皺，其命名與其外形有關，頗似男性的陰囊，印地安人稱呼為Avocado。果實採收後必須等熟軟後才能食用，採時果實為綠色，熟了後為深褐色，芬芳柔軟，果肉富含蛋白質與脂質。鱷梨油是用果仁榨油而得，油酸比例高，不易氧化；滋潤度高，適合用在乾燥的季節氣候與老化的皮膚。一般皮膚使用時，可以將鱷梨油和荷荷芭油或芝麻油等其他植物油對半調和，減少負擔。鱷梨油觸感豐潤，具有強烈的身體存在感，很適合用在不願與人接觸的人（可能恐懼被傷害或被拒絕，所以先自我封閉），例如明星、位居高位者、很難接近或不願別人碰觸者都很適用，能使人理解這個世界不只會發光發亮，別人也不會因為你不夠明亮而輕視你。

　　酯類加鱷梨油相得益彰，能夠充分表現這種特質。它不是翻天覆地的革命，而是比較能吐露真情、流露情感，令人感到舒服、飽滿。

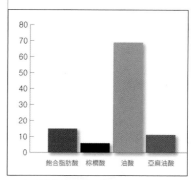

▲ 鱷梨油脂肪酸比例

## CT6酯類一

### 快樂鼠尾草 *Salvia sclarea*：

外型奔放，聞起來像男人的汗水味，毛茸茸的葉片像男人的胸毛，整株可生長到150至160公分高。屬於多分子精油，多處理女性機能問題、頸肩痠痛、腰痠背痛、腕隧道症候群。如果個案不常用油，一用就見效，但常用油、或是僵直太久、壓抑過度的人使用，不見得有強大的抗痙攣功效，需要和其他精油調和以強化其效果。

### 苦橙葉 *Citrus aurantium bigarade*：

純種苦橙的葉形橢圓、發皺，分子較單純。油性、容易長痘痘的皮膚可加在洗面乳中使用；也適用因為過於僵直導致的腸胃炎與消化問題，例如不輕易表露情感意圖、位高權重、不太能隨心所欲的人。或像青春期男孩因為壓抑、無法適度表達溝通而引發的胃痛、消化、痘痘問題。

### 檸檬薄荷 *Mentha citrata*：

葉片豐盈，氣味較渾圓好聞，花形圓滾滾，可讓自己圓滿面對生命。口服對提升能量效果突出，例如前一晚睡眠不足，隔天還要做報告或與人開會討論時，口服一、二滴檸檬薄荷可以救急。短期間內補充體能效果佳，但若長期失眠、能量過度消耗虛弱，用了後可能會一直想睡覺，好恢復身心飽滿的狀態。它和龍腦百里香都可強化生殖系統機能。

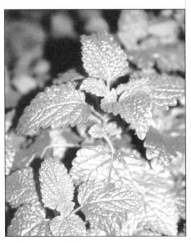

▲ 苦橙葉

▲ 檸檬薄荷

# 香氣空間 西班牙 呂爾劇場
## Theatre Lliure

設計：亞諾夫斯基（Manolo nunez-Yanowsky）

　　這是西班牙巴賽隆納一座老建築（1929年），由原籍俄羅斯的建築師亞諾夫斯基於1993～2002年翻修並將之改造成劇院，具有舊建築的繁複性，但翻修後的新風貌飽滿、多采多姿，加上玻璃元素的通透感，嶄新的採光方式，讓建築物能夠呼吸、不被規矩壓縮封閉，也不會陷溺在舊有架構。

　　以暖色調為主調，表演廳紅色座椅，保留以前的包廂，象徵這個空間不會與以往的舊場域與舊習俗切斷，但卻賦予它新的光芒和色彩。入口處色彩豐富，為其注入現代感，但不需拋棄原有框架就可將自己的意志、情感伸張開來。

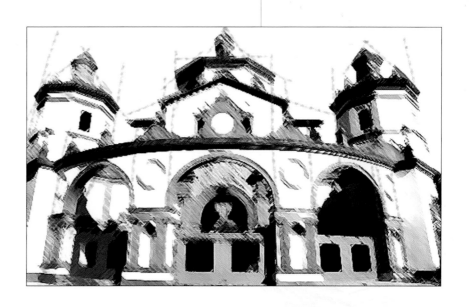

作 業

**1.** 請在未來三週內每日使用「酯類一」，然後觀察它在你身心各方面所帶來的影響，並盡量記錄你的夢境。（請以一天塗抹或泡澡、一天純吸聞的方式交替進行）

**2.** 請根據上題的使用心得，比較分析經皮吸收與經鼻吸收的作用差異。

**3.** 請閱讀在1989年得到英國文壇最高榮譽書者獎的《長日將盡》（皇冠出版），或觀看它的同名影片，然後選出書中兩位主角最需要「酯類一」的幾個情節。

**4.** 接下來將會討論精油的危險性，請搜尋一則使用精油引發危險或產生副作用的新聞報導，並記錄一則自己或親友使用精油卻經驗負面效應的真實個案。

**5.** 請閱讀下列三本書籍，為後面的課程做準備，並分別摘錄其中令你印象最深的三個段落：《脂肪為聰明之本》（元氣齋出版社）、《生命的答案水知道》、《幸福的真義水知道》（如何出版社）。

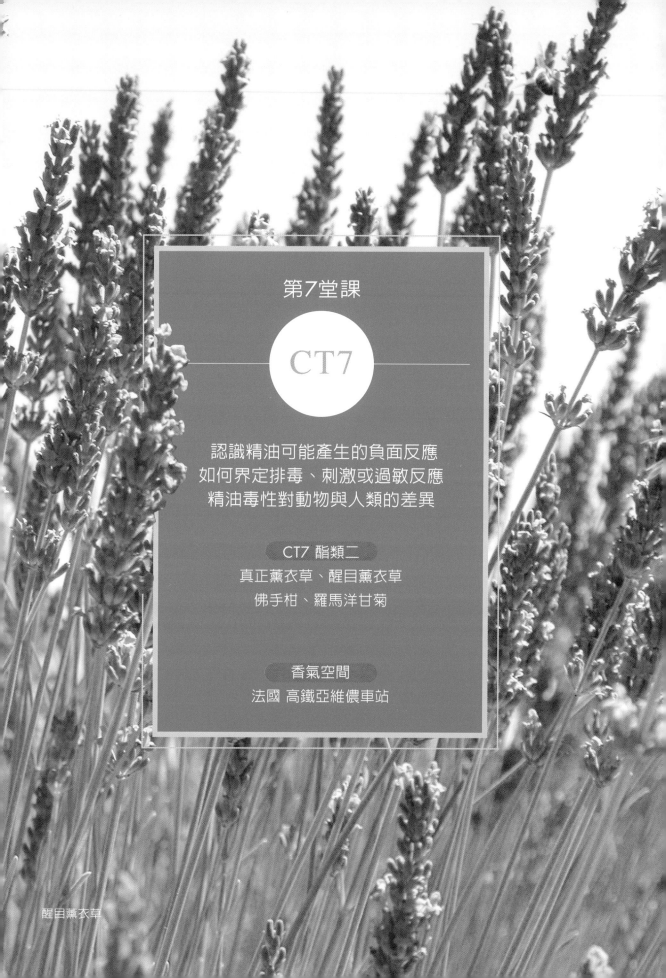

第7堂課

## CT7

認識精油可能產生的負面反應
如何界定排毒、刺激或過敏反應
精油毒性對動物與人類的差異

CT7 酯類二
真正薰衣草、醒目薰衣草
佛手柑、羅馬洋甘菊

香氣空間
法國 高鐵亞維儂車站

醒目薰衣草

# 認識精油可能產生的負面反應

1. **含單萜酮精油**：使用不當可能造成神經毒性，會引起昏迷或頭暈嘔吐現象，宜稀釋後適當使用。單萜酮中具神經毒性的前三名：胡薄荷酮、側柏酮、松樟酮。例如胡薄荷、鼠尾草、側柏、艾菊、苦艾、牛膝草等都有這些成分。但倍半萜酮並沒有神經毒性，了不起只會干擾睡眠。

鼠尾草精油的LD50（最小致死量）是2.6，意味著每公斤的體重攝取2.6克的鼠尾草精油會致死，如果是50公斤，必須攝取130克（約130～150毫升左右），正常情形下鼠尾草精油由於刺激性強，一毫升入口就會反射性的嘔吐，所以不太可能吞得下150毫升的精油。

### 精油毒性LD50
### 最小致死量參考：

胡薄荷：胡薄荷酮（Pulegon）0.4 g/kg
艾草：側柏酮（Thujone）0.37 g/kg
鼠尾草：側柏酮（Thujone）2.6 g/kg
艾菊：側柏酮（Thujone）1.15 g/kg
苦艾：側柏酮（Thujone）0.83 g/kg
側柏：側柏酮（Thujone）0.96 g/kg
牛膝草：松樟酮（Pinocamphone）1.4 g/kg

2. **含酚精油**：口服可能造成肝毒性，但酚類精油入口有燒灼感，不可能大量口服。例如口服百里酚百里香，體重每公斤的最小致死量是4.70克，但實際上只要滴入十滴在口中就令人燒灼難當。酚類精油直接塗抹對皮膚、黏膜具有刺激性，皮膚可能起水泡、發黑，局部組織壞死。不同的部位感受到的刺激性也不同，頸部、手肘內側、大腿、鼠蹊部內側、泌尿道、黏膜組織等比較容易受刺激，若用在背部和腹部，不會立即感到燒灼感，可能過一段時間會發癢。

酚類對皮膚刺激程度的順序為：肉桂醛（Cinnamic Aldehyde）＞香荊芥酚（Carvacrol）＞百里酚（Thymol）＞丁香酚（Eugenol）。因此中國肉桂純精油（含肉桂醛）會讓皮膚黏膜特別難忍受，稀釋劑量要更低（＜0.5%）。

# 負面影響

　　剛開始使用某些特殊精油的期間可能干擾睡眠或引發惡夢，例如使用ANIUS的CT油系列「單萜烯類四」（處理激烈壓抑的情緒）時，有許多人夢到害怕的東西、最不願意看到的畫面等，因為用油會影響到掌管情緒和記憶的大腦邊緣系統。我們上課的目的不在於被治療，而是要去學習解析的能力，透過記錄夢境，累積足夠的個案，來檢討用油的反應與脈絡。因用油產生夢境並勾起被壓抑的情緒是正常的，而不是負面反應，讓我們有機會整理潛意識、深入瞭解自己。有人在這樣的學習歷程中感到不堪負荷，覺得自己面臨兩種選擇：要變聰明透徹？還是變快樂？但生而為人，並非什麼都不知道就會快樂，這是白痴的快樂！也許那些陰影太巨大，但是人類文明和心靈的發展歷史告訴我們，追尋自我所遭逢的痛苦過程是暫時而有限的，唯有穿透陰影才能真正的擺脫陰影，若像鴕鳥一樣的埋藏起來，實際上它永遠存在，且它將透過不同的方式被揭露出來。

# 精油致敏性

　　土木香對氣喘、呼吸道疾病非常有效，但國外的研究顯示，它會誘發皮膚過敏反應，就算稀釋到4%的濃度，在實驗的二十五人當中仍然有二十三人皮膚會發癢不適；但目前國內沒有類似反應的個案，顯示精油耐受力仍有人種的差異。英國IFA列出許多「危險精油」，但這其中仍有許多被我們拿來應用，在此我必須再次強調：不是某種油就一定不能用，重點是使用的劑量以及頻率。

## 光敏性

柑橘屬果皮類的精油具有光敏性，但一般東方人稀釋到1％～2％的劑量，只要不刻意的做日光浴，過了十二小時也不會有光敏性存在。一般情況下使用精油兩小時就會代謝掉，就算是香豆素等分子量較大，不易水解、代謝速度慢，但在身體停留也不超過十二小時，就會排出體外。

## 致癌性

如樟樹、龍艾、熱帶羅勒、白菖蒲中的黃樟素（safrole）、甲基醚蔞葉酚（methyl charvicol）、$\beta$細辛腦，只有在長期（每天連續使用超過三星期）、高劑量（每日使用20％以上），且大量使用才可能會致癌並刺激皮膚黏膜。使用這類精油要小心，但不需太過杯弓蛇影，因我們的身體有代謝機制，也有自癒能力。

## 神經毒性（痙攣）

單萜酮類：含有茴香酮、松樟酮、樟腦、側柏酮的精油，例如：茴香、牛膝草、樟腦、穗花薰衣草、迷迭香、鼠尾草、艾菊、側柏、苦艾等。嬰幼兒、孕婦、神經系統疾病（癲癇）患者請小心避開使用。

## 引發幻覺

整顆肉豆蔻容易引發高度幻覺，精油所含肉豆蔻醚成分微弱，但仍需避免與配西汀（Pethidine類似嗎啡的止痛劑）、神經系統藥物（如抗憂鬱劑）併用。

## 肝毒性

醚（茴香、洋茴香中的反式洋茴香腦）、芳香醛（肉桂）、甲基醚蔞葉酚（龍艾、熱帶羅勒）、丁香酚（丁香、多香果），胡薄

荷酮（胡薄荷）、黃樟素（黃樟）等會抑制肝臟穀胱甘肽酵素的解毒作用，長期大量使用會產生肝毒性。

## 孕婦避免使用的精油及其原因

　　單萜酮類、酚類、醚類是孕婦應避免使用的精油，但倍半萜酮類並沒有神經毒性，孕婦仍然可以使用2％劑量的大西洋雪松來消水腫。馬鞭草酮迷迭香臨床上也用在孕婦和兩歲的幼童身上，只要降低劑量至0.5％。所有個案都必須了解使用的安全劑量和頻率，事先諮詢及判斷狀態，如果不具備這樣的能力，那就避免使用，但學習的目的就在學習如何判斷個案狀態及用油方式。

　　IFA所界定芳療界不應使用的精油中，有些根本買不到（像芸香、辣根、芥子等），或可以節制謹慎使用。而樟樹精油實際上沒有大家想像的危險，只要蠶豆症、孕婦、幼兒、癲癇患者避免使用即可。

　　IFA界定孕婦需避免的精油中，如大西洋雪松、絲柏都有孕婦使用的案例，調成2％劑量在懷孕後期可去水腫；至於茉莉，在臨盆前三至四個星期用，可以加速產程；薄荷、沒藥、迷迭香也可以降低劑量使用。百里香、黑種草油屬於熱性的油，對體質過熱的孕婦不適用。如果有神經系統疾病，要避免使用茴香、鼠尾草、牛膝草，這些油可能會引起神經毒性反應。高血壓患者也要避免使用鼠尾草、牛膝草、迷迭香、百里香。

## 如何界定排毒、刺激或過敏反應

　　中醫、西醫都說：「沒有所謂的排毒反應」。但所謂的「排毒」確實存在，我們身體中有一些需要被代謝的物質，但因為生

活作息、生理狀態而妨礙了正常代謝，有些方式可以幫助我們排出這些「應該被排出而未即時被排出的物質」。那麼所謂排出的「毒」到底是什麼呢？就臨床經驗來說，使用具有養肝、利膽、利尿、促進細胞再生、促進新陳代謝等藥學屬性的精油時，若這些代謝管道不夠暢通，就會從別的管道排出，此即所謂的「替代性排除」；或誘發出累積的疼痛或問題，例如舊傷等，這說明身體正進入循環跟調整階段。以貞節樹為例，兩個班的同學中有三分之一的同學在作業中提到，他們使用貞節樹後經驗了月經提前、延後、或者非經期卻有不正常出血現象，另外有一半到三分之二的人感到輕微的經痛，其實暫時的生理紊亂現象大多是身體在做自我調整。遇到經期與生殖泌尿道系統問題時，精油可能引起經期不準或不正常出血，前兩個月可能較為不準，但三個周期左右就會恢復正常。

　　但不是所有的精油都容易引發排毒反應，具有「養肝利膽」效果的油比較容易出現排毒現象（口服或塗抹都可能），例如格陵蘭喇叭茶、圓葉當歸、檸檬薄荷、馬鞭草酮迷迭香、側柏醇百里香、馬纓丹、永久花、胡蘿蔔籽。

　　若是過敏反應，比較容易在塗抹部位有水泡、紅腫反應，停止使用精油一陣子就會消失，發作時可用純露貼敷緩解不適。

　　排毒的現象多為起疹，部位多在腿部內側（肝經）、外側（膽經）、小腹與尾椎；若是全身起疹子，可能與其長期使用藥物有關（從小體弱多病、短期大量服用類固醇等），或生活、工作環境污染嚴重、飲食偏差；嚴重的話可能全身起疹持續兩星期到一個月。一般的排毒為局部發疹，大多不超過兩星期，也有個案不定期的反覆發疹，長達八個月之久。如果是排毒的發疹發癢，通常精神體力會變得較好、排泄變得正常，而排毒發癢通常發生在半夜凌晨一點到三點（肝經運作時間）。可能為排毒的反應還包括瘀血、長痘痘、暈眩、腹瀉、酸痛等。

若確定為排毒，可繼續使用精油，一般而言排毒時間不會超過一個月，此時也可以大量飲用純露來加速代謝排出的過程，飲用方式是一小時喝一杯350ml的水，裡面加入10～15ml的純露（胡蘿蔔籽、德國洋甘菊、薰衣草、鼠尾草等純露），以安撫消炎、縮短紅癢的情況。並且以綠薄荷、胡椒薄荷純油直接拍打患部止癢，但不要長期使用，以免皮膚過於乾燥。

## 如何判別正常的排毒反應：

1. 先了解個案所用精油的種類、品質、成份等資訊。
2. 個案如何使用精油，包括用法、劑量、頻率、和什麼併用、基劑等。
3. 了解個案身心狀態，找出問題根源。例如睡眠、飲食、心理狀態、感情生活等，引導他思考自身問題，也可用「聲東擊西」方式，以其他類似案例來詢問之，再決定如何處理。要確定問題的根源，和個案促膝長談，分享生命的經驗是有必要的，重要的療癒契機是如何引動個案願意談論真正的問題，而不是討個祕方就好。天底下沒有在個案不自知的情況下，誤服就莫名痊癒的靈藥。

## 精油毒性對動物與人類的差異

　　一般來說，動物對精油的耐受力比人的高，但這仍會因動物及精油的種類而異。人類也是，黃種人的皮膚耐受力較白種人高。實際案例顯示，人可以用多少劑量，狗就可以用多少，不過這也要看動物品種和個性；以十二公斤重的狗狗為例，當牠出現急性的皮膚或消化問題時，就可用高達8%～10%的劑量較頻繁地為牠塗抹，約一天就可改善病況。我飼養的天竺鼠體重二公

斤，有天從高處一躍而下，結果腳趾骨折紅腫，於是在牠的腳上塗抹十滴純精油來消炎、消腫、止痛；因為隔天就要出國，所以一天內幫牠抹了四、五次，回國後牠已完全恢復。天竺鼠也可以喝純露、用精油泡澡，一般天竺鼠的平均壽命約二～三歲，我的天竺鼠都很長壽，平均壽命五歲，有一隻更高齡七歲。因此精油可以使用在寵物身上，急症時可以用人的劑量的一半，如果按體重比例來計算劑量都很安全。

## 精油對皮膚產生刺激的處理方式

當塗抹精油後，皮膚或黏膜感到刺激時絕對不可以用水沖，要不斷在患處塗擦、甚至澆淋植物油。不管是酚類、醚類、肉桂醛或單萜烯類，只要會對皮膚產生刺激感的精油，都一律加植物油稀釋後再使用，但危急下也可使用純精油，後遺症是皮膚可能紅癢刺熱，這時可重複塗抹植物油處理之。只要控制劑量在2%以下，一般塗抹在皮膚上不至於太刺激，如果真的感到不適，可以再度用植物油二次稀釋。

## ◯大麻籽 Cannabis sativa

苧麻科，原生於中亞，在人類歷史中很早就出現，是療癒力很強的植物。大麻的變種很多，大麻類毒品的主要活性成分是四氫大麻酚（THC），而大麻籽油是大麻的種籽冷壓搾油所得的珍貴植物油，一般會產生迷幻快感的成分來自於葉片，種籽中沒有這種成分。大麻籽油中，同時含有Ω3、Ω6、Ω9和飽和脂肪酸，且Ω6和Ω3的比例約3：1，是所謂「黃金比例」，在細胞表面形成微帶負電的薄膜，阻隔細菌毒素的入侵。但這類不飽和脂

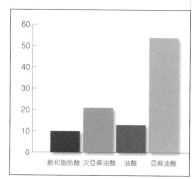

▲ 大麻籽油的脂肪酸比例

肪酸含量高的油（特別是Ω3）較容易氧化，瓶口常會因氧化產生白色的顆粒，可以用酒精把白色顆粒擦掉、倒出瓶內最上面1ml的油後繼續使用。

　　大麻籽油可強化免疫系統：幫助體力衰退、久病纏身的人補充體力，自體免疫疾病亦適用。同時可強化內分泌系統、平衡神經系統，例如神經性皮膚炎、因為焦慮引發的皮膚發紅過敏等。對壓力很大，個性像是刺蝟一樣，心中充斥不滿又沒有抒發管道的人，大麻籽油可以讓他先把「刺」收起來，瞭解到所有的問題都是我們自己跟自己遭逢的問題，喜歡自己就不會被人討厭，會找到自得其樂的方式，無入而不自得。

## CT7酯類二

### 真正薰衣草 *Lavandula angustifolia*：

　　通常我們在圖片上看到一大片紫色整齊的薰衣草田多是醒目薰衣草。薰衣草體型色澤深淺變化多，從淡紫、偏藍到白色都有。和醒目及穗花薰衣草比較，真正薰衣草較為矮小、花穗較短，外型嬌柔纖細，花色不像醒目薰衣草那麼深紫，灰藍色澤好像能與普羅旺斯南部的陽光與藍天相互呼應。從1951到1998年，真正薰衣草的產量逐年遞減，目前法國年產量二十公噸，但法國每年出口的量是一百公噸，還必須從巴爾幹半島等地進口，再以法國薰衣草的名義出口。真正薰衣草的產量少，氣味輕盈、細柔、乾淨、細緻；醒目薰衣草則是大家較熟悉的薰衣草氣味，甜美、飽滿、強烈、清晰。野生的真正薰衣草以種子繁衍，下一代仍保有其生物多樣性；而扦插方式栽培的薰衣草就像桃莉羊，能夠保持母

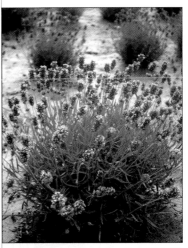

▲ 真正薰衣草

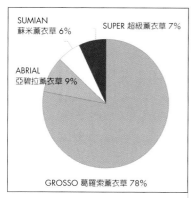

各種醒目薰衣草栽種比例

- SUMIAN 蘇米薰衣草 6%
- SUPER 超級薰衣草 7%
- ABRIAL 亞碧拉薰衣草 9%
- GROSSO 葛羅索薰衣草 78%

株的乙酸沈香酯比例，但變異少，萃取出的精油分子種類也少，所以購買真正薰衣草還是盡量選購野生栽培方式較能保有薰衣草多分子的特性。

真正薰衣草作用多元，像母親一般絕對的包容、給予無條件的愛，任何人在這樣的香氣能量包覆中都不會感到自慚形穢，「接受自己就是痊癒的開始」。有位個案因為婆媳問題，導致長期的坐骨神經痛（坐也不是、站也不是的處境），每天塗抹真正薰衣草純油在尾椎部位，一個月後痊癒。真正薰衣草也是疑難雜症的急救油，不用擔心會昏昏欲睡，它雖然有50%的酯，但基本上會讓人處在 $\alpha$ 波狀態，老神在在。疼痛、緊繃、頸肩酸痛、頭痛、皮膚傷口都可以用。

### 醒目薰衣草 *Lavandula hybrida*：

八月初是真正薰衣草和穗花薰衣草重疊開花期，蜜蜂在穗花薰衣草沾了花粉後，飛到海拔八百公尺山坡沾附真正薰衣草的花粉，然後在五百公尺的高度休息，醒目薰衣草於焉誕生，它屬於雜交品種，沒有種子，一律扦插繁衍，1927年首度在實驗室內人工育成。醒目薰衣草品種繁多，它具備真正薰衣草（富含酯類，柔性能量的油）和穗花薰衣草（三叉、高大，富含桉油醇）的特質。但這三種精油能量狀態不同，能處理的狀況也不同。1947年，創造「芳香療法」（aromatherapy）一詞的法國人蓋特佛賽，大力鼓吹普羅旺斯農民栽種醒目薰衣草。早從羅馬時期，人們就已經開始用薰衣草泡澡，但十九世紀後半、二十世紀初，當時法國經濟蕭條，人口朝城市集中，加上地中海沿岸乾旱貧瘠的石灰岩，種植條件不佳，只能栽種生命力較強的植物，才大量大人工栽種薰衣草。

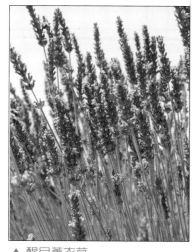

醒目薰衣草

醒目薰衣草四方形的莖幹非常堅硬，花穗比真正薰衣草大，會在整叢莖幹中間長出一叢花來。在法國生產的大部分都是醒目薰衣草，它耐蟲、耐旱，而且萃油率高，是真正薰衣草的四至五倍多；有些薰衣草精油瓶身上標示著：40／45，50／55，指的是內含乙酸沈香酯的成分百分比，這是藥典的要求。法國東南的普羅旺斯九成以上整片壯觀的紫色薰衣草田都是醒目薰衣草，真正薰衣草大多生長在較高冷的區域。薰衣草的生物多樣性高、品種繁多，顯示其適應環境能力強。

亞碧拉醒目薰衣草（lavandin abrial）以桉油醇為主，對呼吸道問題很有幫助，1975年遭到病蟲害大量減產，目前只占一成的產量；醒目薰衣草是一排排、整齊劃一地栽培生長，容易有病蟲害，但有機栽培的會與其他唇形科作物長在一起，病蟲害較少。

超級薰衣草（lavandin super）長相比較類似媽媽真正薰衣草，醇類含量多。

蘇米醒目薰衣草（lavandin sumian）和亞碧拉醒目薰衣草類似，以桉油醇為主。

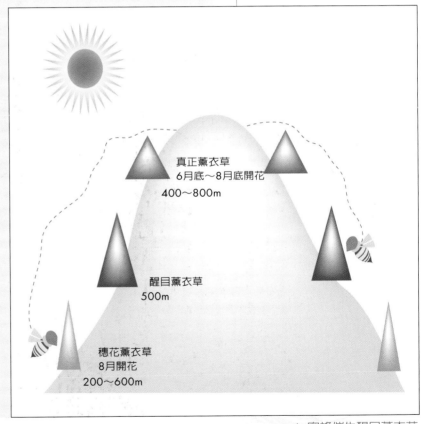

真正薰衣草
6月底～8月底開花
400～800m

醒目薰衣草
500m

穗花薰衣草
8月開花
200～600m

▲ 蜜蜂催生醒目薰衣草

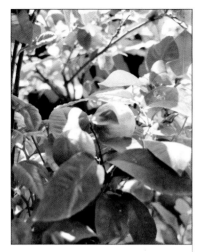

▲ 佛手柑

▼ 羅馬洋甘菊

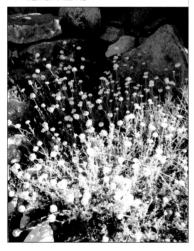

葛羅索醒目薰衣草（lavandin grosso），是醒目薰衣草裡體型最高、產量最多的，占醒目薰衣草的八成，如果真正薰衣草十毫升台幣一千二百元，葛羅索醒目薰衣草約四百到五百元。

醒目薰衣草結構較單純，適合處理燒燙傷、護膚等一般用途；如果是心靈創傷、降血壓、慢性病、癌症等疑難雜症則用真正薰衣草較佳。不同精油使用的方向不同，無所謂孰優孰劣。

### 佛手柑 *Citrus bergamia*：

溫暖支持的力量，充滿西西里陽光的感覺，有綠有黃。因神經系統引起的疼痛、痙攣等疑難雜症，最好使用保留香豆素的佛手柑（非FCF），其氣味甜美、細緻，心理療癒力強，適用憂鬱症、厭食症等，使用廣泛。

### 羅馬洋甘菊 *Anthemis nobilis / Chamaemelum nobile*：

整片野生的原株具有蘋果香，萃取出精油則沒有那麼好聞。羅馬洋甘菊彷彿天使的翅膀，保護幼小脆弱心靈，適合膽小鬼、需要被呵護的人、易作惡夢者。羅馬洋甘菊有抗痙攣力高的酯類，手術前塗抹開刀部位，有止痛、麻醉效果。是包覆、保護的能量，安撫神經系統，處理因為疑神疑鬼、心理不安導致的皮膚過敏問題，讓人有像是回到母親懷抱般安穩祥和的感覺。

當你碰到皮膚、消化道、生理機能、睡眠問題，感到不安全、沒有得到呵護時，「酯類二」能給你溫暖支持的力量。

## 香氣空間 法國高鐵亞維儂車站

設計：法國建築師讓·馬里·迪蒂耶爾（Jean-Marie Duthilleul）

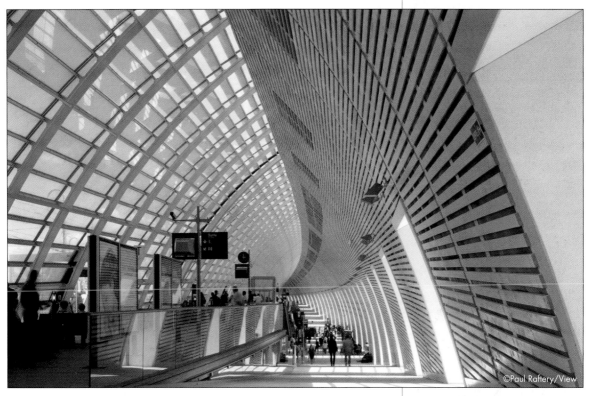
©Paul Raftery/View

　　這是一個不太像車站的車站。乾淨、潔白，但不冰冷，和普羅旺斯的湛藍天空相互輝映。車站通常給人有方向、有目的、生活都在掌握之內的感覺，車站也提供各項協助、服務和資訊。亞維儂車站透光性佳，但又不是大片玻璃構成，可以充分感受地中海陽光，又不過於刺眼，不會讓人有被窺伺的不安感，令人感到安全篤定。在這種氛圍中人們得到滋養，找到重新出發的能量，車站不只意味著別離，它還有另一種內涵，溫暖、可靠、穩定、安全——這正是「酯類二」的能量。

▲ 充滿陽光又不會直接受到曝曬的建築空間，如同「酯類二」給予我們溫暖與呵護的感受。

**作 業**

**1.** 請在本週每日使用「酯類二」，然後觀察它在你身心各方面所帶來的影響，並盡量記錄你的夢境。（請標示使用方法）

**2.** A小姐到SPA做了全身芳療按摩，並購買一瓶按摩油回家使用，三天後她發現小腹出現紅疹，也相當騷癢。她知道你在學習芳療，向你請教時，你會如何協助她？

**3.** 請抽空觀賞影片《超完美嬌妻》（The Stepford Wives），然後思考「酯類二」對劇中人的不同處境可以提供哪些幫助？

**4.** 接下來將討論精油的蒸餾法，而與此息息相關的是中世紀的鍊金術。請閱讀《香水的感官之旅》（商周出版）第39～55頁、73～92頁、與182～186頁，並抄錄一段令你印象最深的文字。

**5.** 請對市面上可以找到的各種「薰衣草」做一個小型的品種抽樣調查。可以逛花市、喝花茶、或到精油專櫃比較嗅聞。請至少評比三個對象，記錄其外觀或氣味的差異。

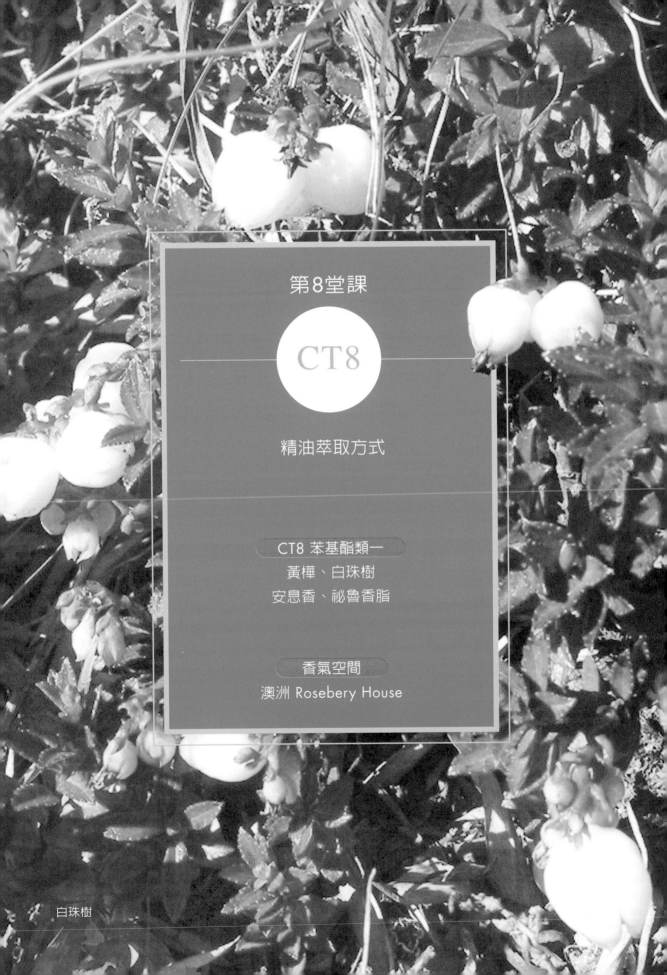

第8堂課

## CT8

精油萃取方式

CT8 苯基酯類一
黃樺、白珠樹
安息香、祕魯香脂

香氣空間
澳洲 Rosebery House

白珠樹

# 精油萃取方式

精油品質取決於（一）栽種、（二）萃取方式。

## ◆壓榨法

最早在義大利南部西西里島一帶，農家採下柑橘果實，將果皮反過來（白的那面朝外），包覆在海綿上，用力一擠，油點破裂釋放出精質，再擠壓海綿就可得到柑橘精油。後來改用鋼刷磨擦果皮，破壞儲存細胞，現在則都用機器壓榨；在摩洛哥，柑橘類的精油是壓榨果汁後分離的產品。

壓榨法沒有經過高溫高壓，氧化也減到最低程度，所得精質氣味與成分最接近原植物狀態；除了揮發成分外，也包含不揮發成份，例如抗氧化劑以及生育醇、類黃酮、單萜烯、四萜烯、脂肪酸、呋喃香豆素這些大分子，成分豐富，氣味圓滿甜美。

## ◆蒸餾法

蒸餾設備分三部分：蒸餾槽、冷卻槽、分離筒。

十八世紀的蒸餾方式是在火上直接加熱，很容易燒焦，對芳香植物傷害很大，十九世紀起，除了火，又加入水的元素，將植物放在水裡再蒸餾，但酯類流失較多（花香類都採用循環水蒸餾法，保留酯類芳香分子）；後來進步到蒸汽管道在下方，植物置於上方，熱蒸氣向上竄通過植物體，破壞儲存細胞後，帶著芳香分子的水蒸氣進入不斷注入冷凝水的冷卻槽，其中彎曲麻花狀的冷卻管可拉長冷卻時間。

蒸餾法可得到精油與純露，靜置分離之後，上層可得到精油、下層則是純露。

蒸餾法在十九世紀開始應用於工業大規模生產，而現代的蒸餾設備各式各樣，植物採摘下來後必須先乾燥、壓緊，才能放入

蒸餾槽中。其中水的品質會影響到蒸餾出的產品（因為水會轉化、記錄能量），且溫度、壓力的控制都很重要，太過高溫、高壓，植物會「受到驚嚇」，所蒸餾的油比較不安定；蒸餾比較細緻的植物時，除了維持低壓力，溫度也會控制在攝氏90度以下。蒸餾過的植物可以再利用做堆肥或燃料。

剛蒸餾出來的純露會有細渣（冷卻筒裡殘留的，農家通常不會清理，也無害），並呈混濁狀態，含有微量芳香分子。普羅旺

▼ 蒸餾的過程

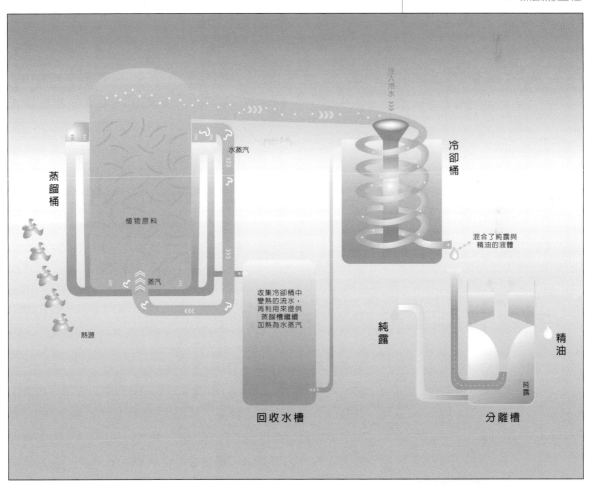

注入冷水

水蒸汽

冷卻桶

蒸餾桶

植物原料

混合了純露與精油的液體

蒸汽

收集冷卻桶中變熱的流水，再利用來提供蒸餾槽繼續加熱為水蒸汽

純露

精油

熱源

純露

回收水槽

分離槽

斯當地屬於精緻農業，通常是農家種植植物並自行蒸餾，規模不大；而馬達加斯加島因天氣陰雨多，在室內陰乾植物，野地蒸餾設備，看起來粗糙，但是品質並不差。在歐洲其他地區有許多「流動式」的蒸餾設備，例如匈牙利、摩洛哥等。2003年我到摩洛哥參觀綠薄荷的蒸餾廠，他們所用的燃料是尤加利樹枝，生火設備較原始，但是蒸餾配備進步，是「雙牆式」的不鏽鋼蒸餾槽（有內鍋和外鍋），中間環繞著蒸氣管，所以蒸氣可以均勻分布於桶內，使植物均勻受熱，節省蒸餾時間。摩洛哥的大西洋雪松蒸餾是屬於鋸木業的副產品，收集大西洋雪松木屑後，簡單蒸餾（沒有單獨彎曲的冷卻管、蒸餾後由鋼管直接進入冷水槽冷卻）得到大西洋雪松精油與純露，且不收集純露就讓它流掉。所以我們應該建立一種觀念：精油與純露本來就是「農產品」，他們不是無菌設備廠房中製造出來的工業化產品，不要以「清潔癖」的眼光來要求這些農產品。

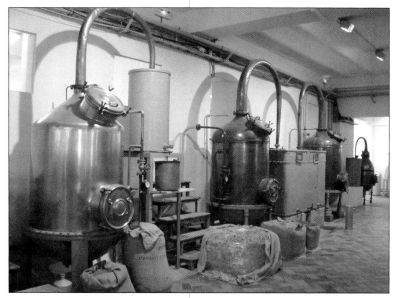

▲ 蒸餾設備外觀

• 循環水蒸餾法Hydro Distillation

位於保加利亞、土耳其、摩洛哥的玫瑰蒸餾廠，多採「循環水蒸餾法」來萃取玫瑰精油。蒸餾方式是將玫瑰花瓣陰乾、翻攪，使其發酵產生較多的苯乙醇（香氣較濃郁），土耳其有些規模比較大的蒸餾廠，會裝袋以輸送帶送到廠房，倒入蒸餾

槽。蒸餾方式分三個步驟：

第一階段：花瓣泡在水裡慢慢蒸餾四小時，（熱蒸氣會破壞脆弱的花瓣），得到1/3精油產量，萃油率低，且所含的酯類成分會流失在水中，必須盡可能凝聚取得更多的芳香分子。

第二階段：繼續蒸餾二小時，再得1/3的產量。

第三階段：注入（回收）之前蒸餾所產生的玫瑰純露，再蒸餾二至三小時。由於純露中含有芳香分子，必須反覆利用、盡可能凝聚其精華以取得更多的芳香分子。整個過程費時八至九小時。摩洛哥的玫瑰蒸餾廠規模較土耳其小，只在玫瑰產期開工。

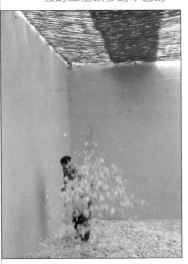

▼ 陰乾、翻攪，使玫瑰花瓣發酵產生較多的苯乙醇

- 滲透蒸餾法Percolation

  熱蒸氣的物理現象是由下往上跑，但滲透蒸餾法以壓力方式逼迫蒸氣由上向下滲透植物體，其他冷卻和分離的程序都和一般蒸餾法一樣。其優點是滲透蒸餾法的蒸氣流動速度較慢，由上而下全面滲透植物使之均勻受熱，芳香分子可以完全的被萃取出來，品質較細緻。蒸餾法的萃取時間跟萃取率都會影響精油的價格，萃取率低的價格高，需要長時間蒸餾的價格也高。

▼ 循環水蒸餾土耳其玫瑰

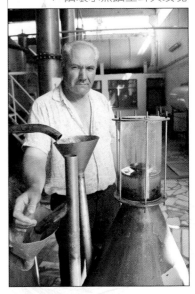

萃取率參考：熏陸香：0.15%、冬季香薄荷：0.5%、真正薰衣草：12%、頭狀薰衣草：3%、醒目薰衣草：15～30%。不同產地同品種植物萃油率也不同。

蒸餾時間參考：木質類（包含根部、種子類）：需要十至十二小時的萃取時間。大西洋雪松萃油率較高，但萃取時間需要十小時；種籽類的芹菜籽萃取時間長達二十四小時；藥草類蒸餾時間約一小時左右。

- **Attar**蒸餾法（印度檀香混合蒸餾）

遵循印度古法，蒸餾昂貴花香類精油時，將9～120磅的花瓣，直接加水或純露，並在冷卻桶中注入五公斤的檀香精油，花朵香氣會跟檀香油混合，蒸餾十至十二小時。檀香油可以定香，使香氣不易散逸，療效也有相乘效果，如此蒸餾出來的花朵靈魂不會太過嬌嫩疏散。

- 低溫蒸餾法

突破性的新技術，溫度不超過攝氏50度。蒸餾槽分外鍋、內鍋，蒸氣管在下層，蒸氣向上冒，將花瓣置入內鍋密封加壓蒸餾，使內鍋溫度維持在攝氏30～45度間，低溫蒸餾後，玫瑰花看來仍然完整，而且保有淡淡藥草香（花香已經跑掉了），所得精油和純露結構緊密、品質細緻，更能保存芳香分子活力；而其所得的純露永遠維持混濁，也就是油和水相容狀態，含有較多的芳香分子，醫療效果值得期待。

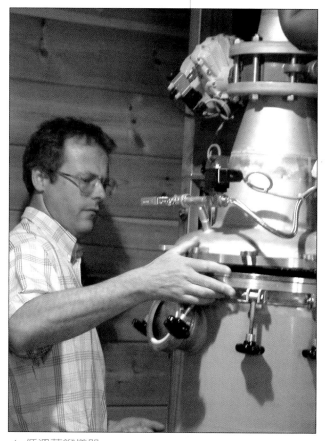
▲ 低溫蒸餾儀器

低溫蒸餾法產品大多是法國的醫生和藥劑師使用，能量狀態紮實且精準，但使用起來總覺得好像少了些什麼？如果說蒸餾過程可以拿來與鍊金術相比擬，高溫高壓固然會摧折植物能量，但鍛鍊和煎熬對植物靈魂而言卻是另一種淬煉的過程，使之成為完全不同以往的能量狀態的物質。一般蒸餾方式萃取的精油歷經水與火的洗禮，使用起來較為柔和溫厚，也許醫療效果不一定最好（因為一般蒸餾過程會流失

一些芳香分子），但這就像生命開展的過程：當我們遇到挫敗、焦躁、煎熬時固然感到痛苦，但若能夠通過這些考驗，世界就會變得更開闊——我們流失、丟掉了一些東西，也許是純真、也許是熱情，但同時也得到更多處世的智慧或寬容的心胸視野。低溫蒸餾的精油很「精準」地表現了芳香分子的作用，但不知如何，在屬於植物的靈魂、細微的情感部分，它的表情就比較生硬，缺乏鍛鍊過後的那種美感和柔軟度。

## ◆超臨界二氧化碳（$CO_2$）萃取法SFE

$CO_2$萃取法完全不用高溫，不破壞原植物芳香分子結構，也不產生化學變化。通常$CO_2$在超過攝氏30度時會呈氣態，在壓力1013毫米汞柱以上時會呈現液態，所謂「超臨界流體」即是介於氣態與液態之間的狀態，利用流體像溶劑一般的特性，讓它通過植物，破壞細胞取得芳香分子，時間只需約十分鐘；萃取完成後再改變溫度和壓力，使$CO_2$變成氣體，如此溶劑完全不會殘留在精油中，而且可以得到和原植物幾乎一樣的成分。不過由於此配備昂貴，$CO_2$萃取的精油並不多，但成分精純；例如$CO_2$德國洋甘菊精油就不會像一般蒸餾法得出的油有股怪味，反而相當甜美。使用起來的效果接近低溫萃取精油，同樣少了水火的鍛鍊過程，面目較單一，不夠豐富，像是直接從工廠製造出來的機器人，理想而完美，沒有人性的缺陷，卻也沒有「人味」。臨床上使用$CO_2$德國洋甘菊處理痘痘、發炎、問題皮膚，很快就可看到效果，但是對應神經系統、情緒、心靈層面上，效果就不如一般蒸餾法萃取的德國洋甘菊。

## ◆脂吸法Enfleurage

茉莉、晚香玉等昂貴花香類，以前曾採用脂吸法，在層層相疊的玻璃片中一層一層塗抹厚厚的油脂，放入花朵後蓋上靜置，

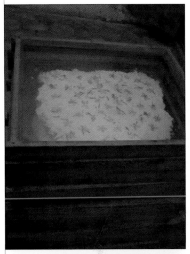

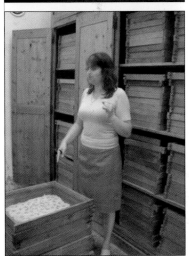

▲ 脂吸法

如此油脂將會吸附芳香分子，一段時間後取出已失去香氣的花朵、再放入新的花朵，重覆同樣步驟多次直到油脂吸滿芳香分子，再將油脂與芳香精質分離，需要費時二十多天到一個月，所得的精油濃度高、氣味飽滿，但因人工成本過高，只偶有一些家族工廠還在做少量生產，但不敷國際市場的商業規模。

## ◆溶劑萃取法（Solvent extraction）

是替代脂吸法萃取珍貴花香類的方式。以玫瑰為例：攪拌槽中置入400公斤的花瓣（水蒸餾法植物和水的比例約1：5，溶劑萃取法花朵和溶劑的比例約1：6），分三個階段：

第一次：注入3000公斤己烷，攪拌三十分鐘，回收己烷，注入第二個桶。

第二次：注入2500公斤己烷，攪拌二十分鐘。

第三次：注入2500公斤全新己烷，攪拌十分鐘。

▼ 玫瑰之溶劑萃取廠房

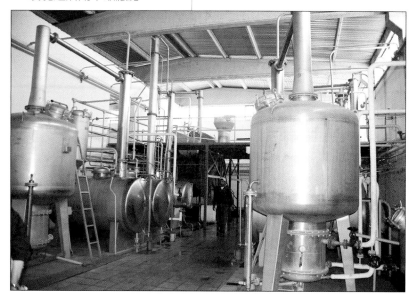

半小時後，流出己烷，注入蒸氣，清洗殘餘溶劑，凝香體中約還會留下2～6%的溶劑，十二公噸花瓣可萃取30～35公斤凝香體（萃取率約0.25％），此凝香體含植物色素，為色澤較深、帶有蠟質的固體狀，萃取後的花瓣呈灰白色，味道不好聞。凝香體再以酒精溶出原精。原精的成分比用蒸

餾取得的精油完整，但是基本上不拿來口服。由於成本相對較低，玫瑰原精比用蒸餾取得的精油便宜，因為：

1. 萃取的時間短，約一小時。
2. 萃油率較高。
3. 己烷溶劑可以回收，不浪費。

每種萃取方法都有其獨到之處，從不同的角度認識植物的精靈、各有其不同的特性、能量，需要以不同的方式對待，無所謂好壞。

## ◎紅花籽油 Carthamus thinctorius

宮崎駿的動畫《回憶兒時點點滴滴》，劇中有大片的紅花田。紅花屬於菊科植物，可以當染料，偏橘色的舌狀花，種籽白色。

亞麻油酸含量高，可降低膽固醇，減少心血管疾病風險。營養價值高，跟向日葵油觸感差不多，兩者可替代，也可以和橄欖油調和在一起或替換使用。

雖然看來花團錦簇，鮮艷亮麗，舌狀花部分卻很脆弱，容易一瓣一瓣的剝落下來，適合外表精明能幹、愉快理性、樂觀好客，但內心卻有點小脆弱、敏感、彆扭的個案使用，他們不願人家看到不理性的一面，和紅花籽油的能量會特別相合，可以滿足他的外在形象，但同時照顧到內心的小鹿亂撞。它很適合和酯類精油搭配，用起來「軟硬適中」，不會太顯露自己，也不至於過分壓抑收斂。

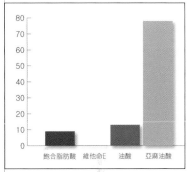

▲ 紅花籽油的脂肪酸比例

141

## CT8苯基酯類一

### 黃樺 *Betula alleghaniensis*：

　　法系芳療名家喜愛用黃樺，市面上常買到的是白樺。高大樹種，葉片挺立、有精神，柔荑花序醒目，黃樺及白樺的主要成分都是99％的水楊酸甲酯，但是黃樺在細微能量上更豐富一點。大陸傷痕文學作家白樺，選這個筆名是有道理的，白樺生長在北方，給人感覺在蕭索的、枯寂的狀態下，仍然挺立，提供某種希望。

　　黃樺和白珠樹都是七個碳原子的酯類，止痛效果好。適合用在「橫膈膜以上」部位的疼痛：五十肩、網球肘、頸肩酸痛、上背部疼痛、頭痛等，較少用在橫隔膜以下的疼痛。

### 白珠樹 *Gaultheria fragrantissima*：

　　幾乎舖地生長，不超過十公分，彷彿任人踐踏，容易被忽略。成分也是99％的水楊酸甲酯，但和黃樺的氣味相差甚多，為什麼？這要從學習芳香療法的另一把鑰匙──植物學上來理解。

　　黃樺氣味較輕，向上發展；白珠樹氣味較集中收斂。白珠樹樹型低矮，可處理「位階不相等」的壓力，即施壓或攻擊你的人是位階比你高的，例如上司、父母、權威人士。黃樺處理的是與「平起平坐」的人之間的競爭（同事、鄰居、選手之間），像是因運動比賽、生意的競爭等所產生的酸痛僵硬。但一般來說，兩者都不是處理太多內部幽微、情結產生的疼痛，而是屬於生理上的疼痛。不管高大的黃樺或低矮的白珠樹，處理的都是承擔、面向世界的問題或疼痛。

▼ 白珠樹

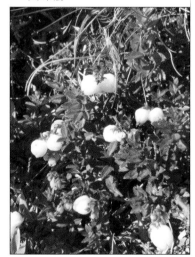

### 安息香 *Styrax benzoe*：

葉片下垂，背面反白，開小白花，不像黃樺和白珠樹的葉片挺立昂揚；泰國、中南半島產的暹邏安息香顏色淺，品質較好；印尼群島的蘇門答臘安息香色深，品質較差。

其特點不在解除壓力、困難，而是像抱枕般提供溫暖、包容。安息香是原精，用到後來若發現像玻璃碎片般的渣渣，或加入植物油會有混濁、反白、煙霧狀，都是正常的現象（和其中的酒精比例有關）。

長期慢性支氣管炎、咳嗽、喉嚨乾癢可將安息香0.1%加大量水和一點點酒精溶解來漱口。

對於有苦說不出，啞巴吃黃蓮的個案，安息香能伸出溫柔的雙手擁抱你，讓你得到最多的理解。或是自己當初下定決心所做的事失敗了，又不能跟別人訴苦，用了安息香，可以得到溫暖甜美的支持。把安息香調入佛手柑與玫瑰，塗抹心輪可安撫當下的屈辱和傷害。

### 祕魯香脂 *Myroxylon balsamum*：

原產南美洲的高大樹種，樹脂常凝結成塊。重要成分是苯甲酸卞酯（七個碳原子的酸），止痛效果好，法系芳療名家用來處理血肉模糊的外傷，療癒力強。

悶騷型、無法流露真正的情緒，為想望所苦的個案適用。其中的香豆素、芳香醛讓人放鬆、不會太僵硬而疲憊不堪；倍半萜醇可恢復平衡，讓人「回到初心」，做了決定就願賭服輸，接受生命的高低起伏，重新嚐到生命的甜美，先得到安慰再繼續出發奮鬥。

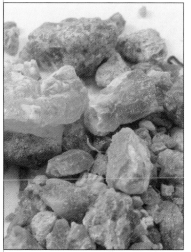

▲ 祕魯香脂

「苯基酯類」一很適合按摩，哪裡痛就抹哪裡，比拿來吸聞效果要好，但它對皮膚有點刺激性，要擦乾身體再塗抹已稀釋的精油。

▼ 隱身於樹林中的樹屋，充滿自然又具有躲藏的安全感，就像「苯基酯類一」能幫助我們在槍林彈雨的生活中，找到喘息與遮蔽的空間。

## 香氣空間 澳洲 Rosebery House

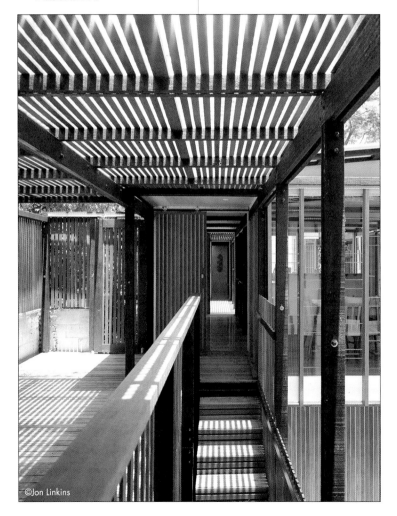

©Jon Linkins

設計：布麗特·安德森（Brit Andresen）

「苯基酯類一」給人放鬆、安慰、溫暖、甜美的感受。好像一個大枕頭，當你很累，就讓你靠；當你冷，也可以抱住它，解除疲累、酸痛，可以得到安慰和溫暖。

這棟位於澳洲布里斯本的尤加利現代木造建築，就像是樹林中放大的樹屋，回到自然，充滿人性，像張開雙臂擁抱的避難所，暫時讓人離開殘酷的現實，有個地方容身。冬暖夏涼，具有包覆性，提供隱蔽的安全感，但又能讓光線透進來──外面的樹林固然充滿未知的威脅和挑戰，但進入Rosebery House後就能感到溫暖的庇蔭，助人抵擋外面的壓力，給人休養生息的機會。

這個建築空間一方面讓人逃脫困境，安慰支持自己，一方面陽光的穿透又象徵著能夠看到未來的方向──這也是「苯基酯類一」的氛圍和給人的感受。

## 作 業

1. 請在本週每日使用「苯基酯類一」，然後觀察它在你身心各方面所帶來的影響，並盡量記錄你的夢境。（請標示使用方法）

2. 請嘗試去做個小調查，看看臺灣所生產的檜木精油、香茅精油、白玉蘭精油、以及樟腦油，都是如何萃取出來的？主要生產地點又在何處？

3. 請閱讀《意義的呼喚》（心靈工坊出版）一書，然後思考「苯基酯類一」與維克多‧法蘭可的意義療法有什麼可以互相呼應之處？

4. 接下來我們將討論如何鑑定精油的品質，請記錄一則書籍或報刊所載之判定法，或是任何精油銷售人員的建議與說法，也可以寫下你自己選油的判準。

5. 請對市面上找出三種含有水楊酸甲酯（Methyl salicylate）成份的肌肉酸痛用品，並請記錄它們的成份與所含比例。

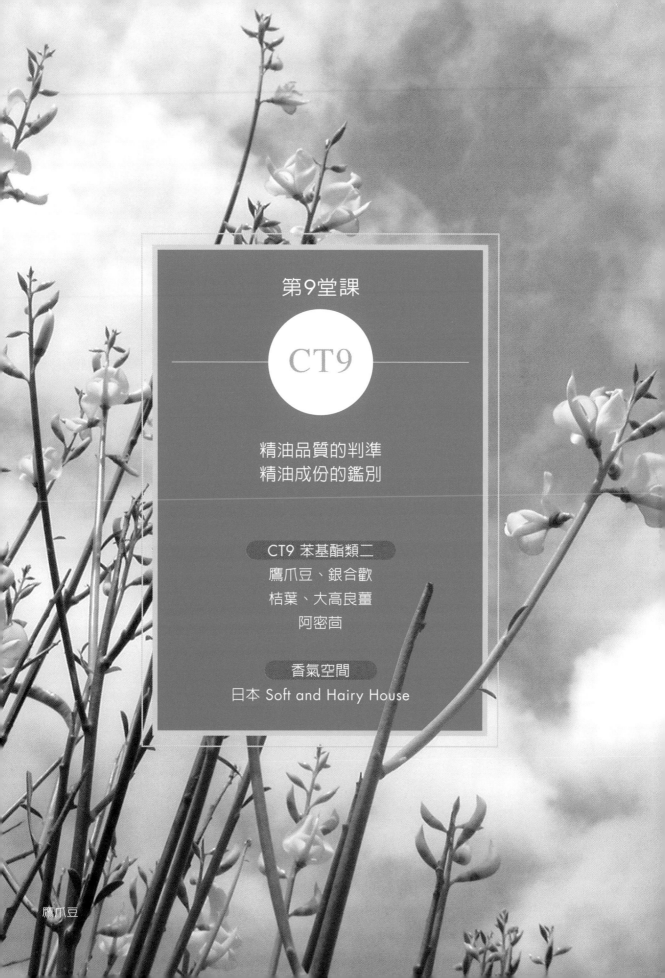

第9堂課

## CT9

精油品質的判準
精油成份的鑑別

CT9 苯基酯類二
鷹爪豆、銀合歡
桔葉、大高良薑
阿密茴

香氣空間
日本 Soft and Hairy House

鷹爪豆

# 精油品質的判準

　　當我們有Google，有越來越多的精油叢書時，芳療資訊俯拾即是，那麼在求知之外，學習芳香療法的首要宗旨是什麼？我想最重要的就是要學到一個「正確的態度」。

　　你也許聽到過這種說法：「市面上的不肖廠商，會用野洋甘菊（Ormenis mixta）來冒充羅馬洋甘菊（Anthemis nobilis）。」或是「德國洋甘菊（Matricaria recutita）的效果比羅馬洋甘菊好」，這類的說法真是對洋甘菊們的大大不敬！因為野洋甘菊有相當比例的單萜烯及單萜醇，而羅馬洋甘菊及德國洋甘菊則分別富含酯類及倍半萜烯分子。難道是說單萜烯及單萜醇是一群無恥的化學分子，老是喜歡假裝成倍半萜烯來欺騙世人？或是酯類分子是一群比倍半萜烯「低能」的化學分子，大家最好少碰為妙？事實上，每種精油的分子都各有其獨領風騷的專業領域，所以問題的癥結在於使用者要能慧眼識英雄，務必充份了解手上的精油的差異、特色和功能。正如我一再強調的重點：「植物分類」和「化學結構」是開啓精油知識之門的兩把鑰匙。一個芳香療法的愛好者必需踏實在這個基礎上，才擁有進一步探索芳療終極奧義的穩固立足點。

**1. 品種**：既然芳療世界的第一把鑰匙是植物分類，那麼選擇精油的起點也同樣落在對精油原料──芳香植物的掌握之上。植物學家林奈在1753年提出的拉丁植物學名的命名法，是驗明植物正身的重要依據，也能確保我們取得的精油至少在名義上與需求相符。為什麼要斤斤計較拉丁學名是什麼呢？為的就是避免「望文生義」，像是大西洋雪松（Cedrus atlantica）和維吉尼亞雪松（Juniperus verginia）的中文裡都有「雪松」兩個字，但是兩者分屬松科和柏科，精油成份也互不相同，

所以我們總不能因為都叫雪松，就「強迫」可憐的大西洋雪松假裝成維吉尼亞雪松來幫人抗憂鬱吧！即使是同屬不同種的鼠尾草（Salvia officinalis）與快樂鼠尾草（Salvia sclarea）之間，除了通經以外，彼此的精油功能也毫不相同。再如西班牙馬鬱蘭（Thymus mastichina）事實上是百里香的一種，而非馬鬱蘭的近親，所以要睜大雙眼，用學名當作選擇精油的第一依歸。

2. 產地：學名是選擇精油時的唯一考量嗎？其實就算是同一品種的精油，在不同產地、氣候（含海拔高度）的陶冶之下，就會蘊育出不同比例的成份，就像每個人成長的環境不同，就會培養出不同的個性一樣。例如生長在科莫斯島的甜羅勒（Ocimum basilicum），所含的沉香醇只佔精油成份的1.16%。而埃及的甜羅勒則有45.55%的沉香醇。我要再一次的強調，這個數據不是告訴我們，埃及的羅勒比科莫斯島的好，而是端視用途為何？如果想用於抗痙攣的用途，那麼科莫斯島的羅勒含有85.76%的甲基醚蔞葉酚（Methyl chavicol），是當下最好的選擇。但是如果想用來消滅體表的真菌或是提升免疫力時，那麼埃及的羅勒有較高比例的沉香醇，可能會比科莫斯島所產的更有效果。

所以精油會有「主要的產地」，但是切莫論斷哪種精油一定有「最好的產地」。同理可證，精油也絕非是越貴的越好，或是某品牌的就比較好。精油不講名牌，只論等級。而等級的判斷標準，正是下面所要談的各項要素。如果品種、產地、環境均相同，那麼還有其他因素，例如：栽種方式、採收時間點為何、萃取部位、萃取方式等，這些都會影響到精油的「內在美」。

3. 栽種方式：世界上現在有傳統栽種（Trad: Traditional farming）、有機栽種（C.org: Certified organic farming）、野生（Wild: Wild-grown）等三類，你可能也聽過選種（S: Selected farming）或野生有機（Wc.org: Wild certified organic）。

所謂的傳統栽種，其實就是現今商業主流的栽種方式，但並不是說傳統栽種就一無可取。事實上，由於有機認證的費用昂貴且認證過程十分繁瑣，或是產地國並無有機認證的機制，所以很多農家雖然使用了有機栽種的生產方式，但是仍然被歸屬於傳統栽種。國際上對於有機栽種有著十分嚴格的標準，以歐盟的ECOCERT有機認證為例，除了不使用農藥、化學肥料等原則外，更重視農場對於水土保持及生態的永續經營。每年ECOCERT認證機構會對取得認證的農場做定期及不定期的抽檢，檢查範圍除了土壤，植栽之外，更包含了運輸、倉儲等系統，可說極為嚴格，所以有機認證的農產品自然較為昂貴。有些精油取自野生的芳香植物，如普羅旺斯的原野上，就可見到一簇簇四散的薰衣草聚落。而澳洲特產的尤加利，也泰半取自野生林木。理論上來說，野生植栽與自然四時的變化並作，這種生長方式除了會影響到精油的成份之外，也會帶給使用者一種增加耐受性的身心反應。

4. 原料採收的時點：一般來說，植物歷經了風霜雨浸、寒暑交替，所求的無非是生命的繁衍，所以在開花的剎那，植物的精華臻至最高點，是品質最棒的黃金時間，對唇型科植物來說，更是如此。但是我們不太可能到精油專櫃上要求：「我要買剛開花的胡椒薄荷（Mentha piperita）精油。」因為精油實在不是「手採高山茶」，在整批採收時難免有個別時序上的落差，這點也許是無法苛求的。

討論至此，相信各位已經有了一個重要的概念，精油的成份會受到這些因素影響，所以它絕對是一種農產品。但是很多人都把精油當成另一種香奈兒五號香水，認為精油是一種成份和用途都千古不變的死物，這就會對精油產生誤解。就算是相同的品種、產地、栽種方式，每年產出的精油都會有化學結構比例的浮動變化（不過差異性大多在10％以下）。所以精油反而類似葡萄酒，每個年份都有獨特的個性。像是史密斯尤加利（Eucalyptus smithii）氣味相當宜人，連嬰幼兒都不會排斥。但是有一年的史密斯尤加利，卻有著獨特的「異香」，給我們極大的「驚喜」。在這種氣味的衝擊下，連素來對各類植物氣息有著極高適應力的芳療師們，都紛紛棄油而去。

5. 萃取部位：不同的萃取部位會影響精油的特性，甚至在價格上也會有相當的差異。如丁香枝葉所提取出的精油，在止痛上有卓著的功效，但產自花苞的精油卻有更多的功能。市面上的錫蘭肉桂精油，有80％都自肉桂葉萃取而得，但其價格是產自肉桂皮的精油的三分之一。

談了上面這些會影響芳香植物的諸多變數，並不只是希望讓大家變成「會挑選精油的人」，而是希望讓大家了解，芳香植物的內在會呼應外在而改變，芳香療法的特點便建立在這種身心的交涉之上。你未必要將精油用到出神入化、藥到病除，但你至少要學會能體察到每個植物截然不同的生命訊息。我曾經在一些國際研討會上，看到某些大名鼎鼎的國外芳療作家，卻茫然不知眼前的常見精油植物為何，這種不辨菽麥的窘境，是我們應該深思的。所以愛好芳香療法的人，絕對應該親身拜訪這些美麗的精油植物，看看在地中海型氣

候中，貧瘠的石灰質土地上，這些芳香靈魂是如何與蒼藍天地進行對話交流 。

6. 萃取方式：精油萃取方式有蒸餾、溶劑萃取、壓榨、脂吸法、超臨界$CO_2$萃取法或印度傳統的Attar蒸餾法等。每種萃取方式都會賦予精油更多的特色；例如使用Attar萃取出的花朵精油，由於加入了檀香的定香效果，所以香氣更為持久。此外，有些變化則顯示在能量層面，例如蒸餾所得的精油由於含有水與火的淬煉對話，因此對在這世界受苦的憂傷靈魂來說，更能帶來無盡的撫慰與共鳴。因為蒸餾法就像是這世上的艱苦歷鍊，它磨去了你原有的天真，在你生命中加進了一些新的東西，也許那是一樁悲劇、或是一段苦澀的愛情，如同你在憂喜中成長，藥草也在蒸餾中轉換新生。

一般來說，超臨界$CO_2$萃取法所得的精油成份最為完整，分子最為豐富。以德國洋甘菊為例，使用超臨界$CO_2$方式萃取的精油，其香氣遠比其它方法所得的為佳。這是因為「原味」的成份最能顯露出自然本有的分子協調性，因此精油的香氣飽和圓滿，生理療效也極為宏大。但是我們之前也曾經提過，蒸餾所得的精油對於心靈安撫有絕佳的效果，所以芳療師必需善於觀察眼前對象的身心狀態，隨不同情況選用最適當類型的精油。

有些芳香植物基於香水製造業的需求，會被進行「分餾」。「分餾」是利用分子的沸點及揮發速度皆不相同的原理進行蒸餾，分段獲得不同成份的精油成品。例如依蘭在大型製造廠進行分餾時分為五級。其中第一級稱為Extra，含有25.1%的乙酸卞酯與7.4%的倍半萜烯。第三等級稱為3rd grade的依蘭精油中僅有3.7%的乙酸卞酯，其他97%大多是療效顯著卻

「其味不揚」的倍半萜烯。對於香水製造商而言，Extra級的依蘭顯然比較符合他們對氣味的需求，3rd grade中大量的倍半萜烯反成為香水商眼中的礙事份子。在此我們要理解的是，目前全球使用精油的前三名，分別是香水業、食品加工業、藥廠，而芳香療法所使用的精油量僅佔5％，精油對於前三者都只是一種配方原料，所以這些大企業追求的是「穩定不變」的成份內容，以便不論何時都能製造出一致的商品，這和芳香療法的基本態度是截然不同的。

芳香療法使用的精油，是以「自然完整」為主要的思維方向。例如鼠尾草含有可能導致癲癇、流產或損害中樞神經的側柏酮，但是鼠尾草精油的「毒性」卻比推論出的可能性還低。因為鼠尾草中的其它成份與側柏酮產生了協調拮抗的作用，使得鼠尾草的危險性降低許多。在這個例子中，我們看到了自然界永遠超乎人類思維所及的奧妙之處，精油分子的運作從來就不是「少數服從多數」、「大分子欺負小分子」，他們永遠以協同共榮的方式來發揮自己的效能，而這正是整體療法的基本精神所在。

# 精油成份的鑑別

目前專業的判定方法有兩大類。

1. **化學分析法**：自一九六〇年代開始普及的氣相色譜分析法（GC/MS）。這個分析法結合了GC（Gas Chromatograph，氣相分析）及MS（Mass Spectrometer，質譜分析），可以精準的判讀出氣態物質的成份。以配備FID（Flame Ionization Detector）焰離子檢測器者為例，它是以攝氏二

百度至三百度的溫度加熱待分析物質,再混入氮氣或氫氣。接著在逐漸升溫的情況下,讓混合物通過長達五十公尺的細管(色譜柱),藉著細管的特殊結構分離混合物,最後再於燃燒室中加入空氣後進行燃燒。這種分析方式可以大幅降低化學檢驗時的人為疏失,使得檢驗成果有最佳的可信度。

GC/MS測出的成份是如何協助判斷精油的品質呢?有一個重點在於:薰衣草再怎麼受到環境的影響,也不會突然變成茉莉花,所以精油的化學成份雖然會有比例上的變動,但是絕不會出現「前所未見」的新成份。所以如果在GC/MS的檢測結果中,發現有不屬於該精油的怪成份出現,那100%就是混摻的製品,但是GC/MS只能判讀出物質的身份,卻無法判斷這些成份是天然的還是人工合成的。

▼ 氣相色譜分析儀操作

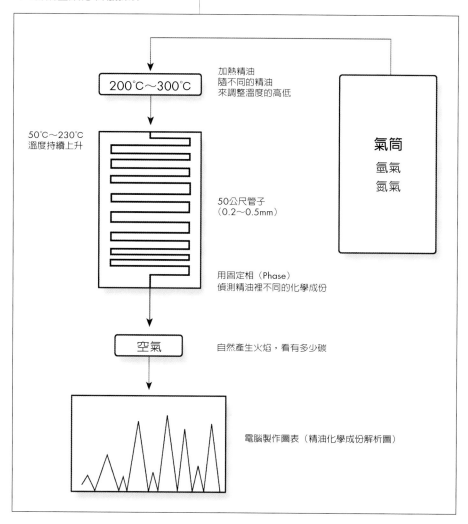

200℃～300℃　加熱精油 隨不同的精油 來調整溫度的高低

氣筒 氫氣 氮氣

50℃～230℃ 溫度持續上升

50公尺管子 (0.2～0.5mm)

用固定相(Phase) 偵測精油裡不同的化學成份

空氣　自然產生火焰,看有多少碳

電腦製作圖表(精油化學成份解析圖)

**2.** 物理分析法：物理分析法包括比重、折射率和旋光性。精油的密度大多很穩定，例如花梨木的密度多為0.85，所以如果你發現有一瓶花梨木的密度竟然達到0.9，那麼這就相當可疑了。折射率則是透過折光儀的分析，我們可以將樣品的折射率與標準數值對照，就能夠分出真偽差異。旋光性是判斷精油是否為人工合成的重要判斷依據，以旋光儀來檢測之。通常天然精油分子會有左旋或右旋的特性，但是人工合成的分子通常是消旋的。我們或許可以解讀為，自然分子不論向左轉或向右轉，都富有獨特的個性；而人工分子不論再怎麼像天然的本尊，可就是很「呆」。如果再大膽地描述這件事，或許我們可以這麼說：不論人們可以合成多麼類似的成份，可是其中就是沒有精油的靈魂。

所以除了科學儀器外，恐怕最具準確度的判斷方式仍在於使用者本身。天然的精油分子除了氣味具有豐富的層次之外，也會將天賦的分子個性帶進人體之中，所以天然的精油會讓身體有較活潑的反應，那是一種很纖細動人的感覺，只能意會不能言傳。

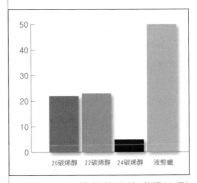

▲ 荷荷芭油的成份比例

# ◎荷荷芭油 Simmondsia chinensis

荷荷芭原屬於黃楊科，但現今改歸入為希蒙得木器廠科，本科僅一屬一種，是相當重要的植物。荷荷芭原產於墨西哥乾燥沙漠，是一種壽命綿長的常綠灌木，葉片肥厚，開黃色花朵。由於對於沙漠環境有相當優越的適應能力，且具有高度經濟價值，所以目前在以色列、加州、澳洲，甚至中國四川、蒙古都開始進行商業化的栽種。荷荷芭通常在種植五至六年後才會結出果實，主要成份是約50％的液態蠟，還有一些萜烯醇分子。在沙漠的貧

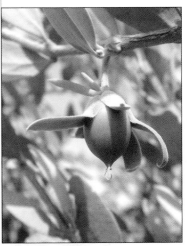

▲ 荷荷芭

瘠荒蕪歲月中，荷荷芭油被錘鍊出無比堅毅的力量，具有高度抗氧化、耐高溫的能力，是一種十分長壽的植物油，其保存期限甚至可達二十年之久。荷荷芭油會是調製複方精油的最佳首選；它可以將各種容易氧化的精油分子，溫柔地擁抱在黃金般的胸懷中，竭力為它們阻擋時光與青春的流逝。這對於嬌嫩的花香類精油來說，簡直是個天賜的福音佳訊。

荷荷芭的崛起與國際間禁止捕鯨有關，人類原本是由抹香鯨的體內取得鯨蠟醇（Cetyl alcohol）作為美容保養等用途。但是自從一九八六年國際捕鯨委員會頒布了《全球禁止捕鯨公約》後，人們便將注意力由海洋轉換到荒漠。荷荷芭油跟人體皮脂的結構十分近似，容易為皮膚滲透吸收。來自沙漠的背景使得它具有防曬的保護能力（防曬係數相當於SPF4），其防曬機轉來自於強化皮膚本身，不會帶給皮膚負擔。荷荷芭油也是護髮聖品，而且比一般護髮用品更能讓你的秀髮顯得輕盈動人（護髮後要記得把油沖洗乾淨，不然你的頭髮在次日起床後只會變成麻花捲）。如果你需要的是更深度的滋潤，也可以加入昆士蘭堅果油。務必要注意的是，在任何狀況下荷荷芭油都不適合口服。

荷荷芭油特別適用於那些沒有耐性的人，提昇使用者在心靈上的耐受度。而栽種多年後才能有所收穫的成長歷程，也富有相當的啓發性。有同學曾經表示，很羨慕我在芳療經營上有所成就；如果你所羨慕的是，我看似已經累積出了一些芳療心得，因此在這個領域中有著一些自信與快樂，那麼你就該參考荷荷芭的例子：不要只看到一瓶瓶金黃動人的荷荷芭油，要記得這些植物在沙漠中是如何努力存活，然後在奮鬥了五、六年後，才終於結出幾個可以榨油的小果子。

## CT9苯基酯類二

### 鷹爪豆 *Spartium junceum*：

又被稱為西班牙茉莉、西班牙金雀花，這種植物總是高舉著綻滿黃花的綠色枝條，在南歐的原野中爭相漫生；一蓬蓬醒目的金黃盛宴，就像是大地湧出的萌黃春光，為苦悶的你帶來了美好春景。鷹爪豆有著極為濃郁的香氣，我個人認為可算是群芳之翹楚，就連茉莉都會為之黯然失色，對於護膚也頗有效益。

### 銀合歡 *Acacia dealbata*：

又稱銀葉合歡，外表上樹型高大、枝幹堅挺，但花葉表情卻相當柔細，與另一種台灣常見的銀合歡（Leucaena glauca）是不同的植物。它在春夏之間總為天際憑添了濃黃的熱情，每當季節風吹起層層詩意的羽葉，簇生的花球們便興高采烈的大肆擺動喧鬧。銀合歡可促進癒合能力，是護膚聖品。她的羽葉可當作餐桌上的佳餚，酸甜的滋味就像是飽含愛情的青春；這種力量為世人喚來了春天，舒解了所有心靈冬季中深藏的壓力與抑鬱。對於那些極度害羞的人，或是外表成熟強壯，內心卻十分纖細敏感的朋友，銀合歡都能成為幫助他們突破罣礙的助力。

### 桔葉 *Citrus reticulata*：

抗痙攣第一名，可處理各種悶痛。它是法系芳療在處理神經系統問題時的重要處方，對於精神壓力所引生的身心問題上，可說有絕妙功效。鄰氨基苯甲酸甲酯（Methyl Anthranilate）讓桔葉掌握了使精神甦癒的力量之鑰。

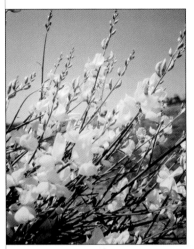

▲ 鷹爪豆

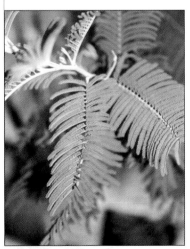

▲ 銀合歡

### 大高良薑 *Alpinia galanga*：

又稱紅豆蔻，美麗的蒴果因為杜牧的《送別詩》而沾染了一身詩意，用來萃取精油的根部則嫩紅可愛。大高良薑含有倍半萜烯，使人重新找到自我的定位，對於藉酒澆愁、心情鬱悶、慣於藉物發洩情緒者來說，大高良薑除了能夠溫暖腸胃，更能夠溫暖苦悶的心靈。二○○四年紅極一時的日本電視劇《白色巨塔》中有段劇情：男主角財前教授由於心情鬱悶，所以前往情婦的酒店中要藉酒澆愁，結果情婦攔下酒杯對他說：「這是二流男人會作的事」。財前接著要求情婦一宿春宵以排遣苦悶，情婦微笑回應：「這是三流男人會作的事。」那麼，一流的男人在鬱卒時要做些什麼呢？一流的男人會用大高良薑。

### 阿密茴 *Ammi visnaga*：

在摩洛哥，乾燥後的阿密茴會被當成牙籤使用。阿密茴適用於心肌梗塞、各種絞痛及劇烈疼痛，除非是特別嚴重的情況，一般都使用較低的劑量。這是獻給現代女性的最佳用油之一，尤其是身處婆媳、親子、家庭工作之間，有如一只被壓扁的三明治的現代女性，特別適合使用阿密茴來解除這種苦悶的壓力。

▼ 大高良薑

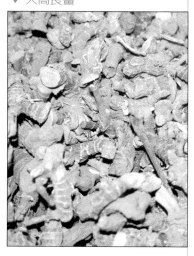

## 香氣空間 日本 Soft and Hairy House

設計：牛田英作、泛德雷夫婦

達利曾經預言，建築發展的趨勢應該是：「soft and hairy」。受到超現實主義大師感召的委託人，聘請設計師牛田英作（Eisaku Ushida）和凱瑟琳・泛德雷（Kathryn Findlay）聯手打造出這棟夢幻建築。這間1994年在日本茨城縣筑波市落成的住家，最醒目的莫過於庭園中那個藍色蛋型的浴室，這是整體設計的核心，象徵著被雙親重重呵護的幼兒或子宮；而覆蓋了與四周環境同類植被的外牆，則以不規則的曲線表現了父母正用自己的身軀，重重呵護著敏感害羞的幼小生命。在極簡主義當道的日本建築風格中，這棟饒富深意的居所空間，也許真的代替了達利，駁斥了「建築就是居住機器」的實用看法。

當人們躲進這樣一個瀰漫安全氛圍的空間時，覺得受到了保護及撫慰，因此能從容地面對問題，開始與自我進行私密的對話。設計師之一的凱瑟琳・泛德雷（Kathryn Findlay）曾經表示，她最喜歡的電影是《第三者》（The Third Man）。因為在這部一九四九年上映的黑白影片中，主角們在維也納的城市闇影中追逐，就像是一場心理分析。「苯基酯類二」也有這樣的功力，它用各種藥學機轉取代了藝術氛圍的運作，解開重重自我內在的交纏與拒絕，在安撫你的同時，也為你開啟一方中庭的天光；並藉著酚所帶來的勇氣，讓倍半萜烯為你重建與自我的聯結，所以使用「苯基酯類二」的人，不會再踱步於過去深邃的黑影中，他會在心中打開一方Soft and Hairy House中庭的光明，向自我實現之路從容邁進。

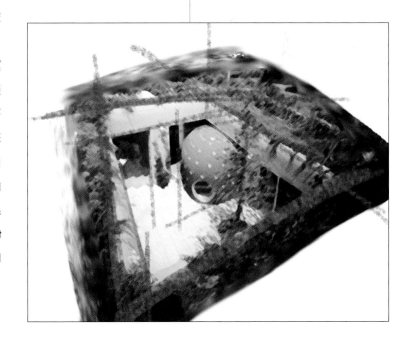

作 業

1. 請在本週每日使用「苯基酯類二」，然後觀察它在你身心各方面所帶來的影響，並盡量記錄你的夢境。（請標示使用方法）

2. 你對有機栽種有多少認識？有機栽種是精緻農業的必然趨勢，也是健康養生的必然選擇。請針對這個主題搜集資料，整理成四百字的心得報告。

3. 回憶你所經歷過最「悶」的一件事，然後分析「苯基酯類二」裡的五種精油，對身處那個情境的你會有什麼幫助？

4. 接下來將討論芳療的發展，請到書店做個小調查，看看現在市面上總共有多少芳療相關書籍，並大略翻閱其內容，做個分類（如翻譯書籍、國人自撰書籍、DIY書籍、專業書籍等等），也請記錄你手上有幾本芳療專書。除了精油圖鑑，你最常參考的是哪一本？

第10堂課

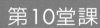

CT10

各文明的芳香文化
近代的芳香療法發展

CT10 苯基酯類三
香草、摩洛哥玫瑰
摩洛哥茉莉、阿拉伯茉莉

香氣空間
日本 葛西臨海公園展望廣場

阿拉伯茉莉

# 各文明的芳香文化

## ◆埃及與印度

　　如果有機會欣賞古埃及新王國時期的壁畫，你會發現眾多頭頂戴著獨特的香膏油「塔」的貴族仕女。她們手執蓮花，身著亞麻薄衫，帶著被香氛呵護的無比自信，優雅地漫步在宮廷之間；隨著肢體的移動，體溫催促著油膏漸漸融化，芬芳的香乳順著修長的頸部流下，讓肩臂的曲線更加高雅。對古埃及人來說，香氣不僅是現世歡樂的化身，更是信仰的寄託。為了保存肉體以候永生，埃及人使用了數以百計的芳香植物來阻止屍身的腐敗。如果你很羨慕他們可以如此享受，可以在此透露一個祕密：我們這三十堂課的課程用油，其成份與古埃及的香氛範圍有很大重疊，所以如果能夠認真使用，那麼絕對會「生時麗似夏花，死時美如秋月」。

　　看著這些埃及貴婦手持的睡蓮，我忍不住想談一下蓮花原精：睡蓮晝開夜合，富含了橫跨生死的意象，其原精所帶來的心靈意義，正是為世人擔當連接生死的橋樑。它會引發人們對於生命流逝的深刻體會，在死亡降臨的一刻給予撫慰及安寧。所以當我心愛的狗狗臨終時，我就是在牠的雙眉間點上一抹蓮花原精。就在細微清甜的蓮花香氣之中，狗狗闔上雙眼告別此世，但是我跟牠都身處在一種平靜的情懷之中，迎接了生命的必然歷程。

　　印度與埃及同樣都是盛開著蓮花。但是比埃及更幸運的是，印度無需仰賴進口芳香用品原料，它本身就盛產各種芳香植物。這種來自鄉土的密切關係，讓印度人不僅掌握了各種植物的天賦特性，更能進一步藉由植物來領會生命的意涵。集結這種治療藝術的便是古老悠久的阿輸吠陀（Ayurveda）。

▼ 蓮花

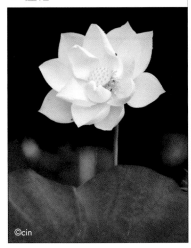

©cin

## ◆希臘

位在地中海型氣候區內的希臘，也同樣盛產了各類香氣植物。古希臘人由邁錫尼（Mycenae）時代開始，就歌頌這些芬芳的嬌客，他們配戴這些大地的恩物，並且用以醫治英雄們的傷口。我們必須了解的是，由於地中海型氣候區是近代芳香療法的重要發源地，希臘羅馬更是西方醫學的濫觴。因此古希臘應用這些藥草的方式，影響了芳香療法初期的發展方向。當時的一些「芳療概念」，至今看來仍然兼具了實用主義與浪漫情懷，例如希臘醫學之父希波克拉底斯（Hippocrates，約461-370BC）首先倡言：「每天芳香泡澡有助於身心健康。」根據我們長久以來的忠實奉行體驗，這句話絕對是真的。芳香泡澡不僅對於急性病症有莫大好處，也有助於恢復耗竭的體力。可是很多人一聽到我鼓吹泡澡，就會忽然之間變成惜水如金的環保人士；其實泡澡並不是一定要在水裡載浮載沉，你光是將雙腳浸入熱水中做足浴，就能夠促進全身血液循環，讓自己更靠近妖嬈美麗的夢想。

希波克拉底斯留下的《希波克拉底斯全集》中，四大體液說（Humorae theory）主宰了西方一多千年的歷史。希波克拉底斯醫學主張體內的四種體液（黃膽汁、黑膽汁、血液、黏液），決定了每個人不同的身心特質。只要四種體液取得平衡，那麼人們就掌握了健康之鑰。希波克拉底斯之後的重要醫者是蓋倫（Galen，129-216 AD），由於蓋倫時常運用藥草來治療羅馬競技場「神鬼戰士」們的傷口，提供了現代芳療發展初期用精油處理傷口的靈感。

## ◆阿拉伯世界

隨著西羅馬帝國的滅亡，回教哈里發王朝承接了希臘羅馬及基督宗教體系的醫學成就，並且在九世紀時就致力於外文學術著作的翻譯保存。經過百餘年的彙集之後，阿拉伯世界已儼然成為

當世第一的智慧寶庫；宮廷學者們更以辯論的形式去蕪存菁，所以獲得了非凡的學術成就。日後若有機會造訪回教國家，務必要記得去參觀他們的書院；雖然哲人已遠，但是書院內仍然四處洋溢著知識的耀目光朵。踱步其間，必定會有被智慧之光洗禮的感動情懷。

偉大的醫者阿比西那（Avicenna, 980-1037 AD）就是出身自回教的知識殿堂。阿比西那本身博學強記，在年輕時遍覽了薩曼王朝王室圖書館的所有藏書。他所著述的《醫典》（The Canon of Medicine），更是十二世紀到十七世紀歐洲至高醫學聖典。由於阿比西那的成就太過傑出，所以世人將蒸餾技術的發明榮銜也歸諸於他（但這麼複雜的技術其實不太可能是一人一時的創作）；不過阿拉伯人的確是發揚蒸餾技術的最大功臣，這對芳香療法來說是不可忽略的歷史進程。

## ◆派拉賽爾瑟斯的影響

接著我們要談一談派拉塞爾瑟斯（Paracelsus, 1493-1541 AD）。派拉塞爾瑟斯恐怕是這幾位先賢中最有趣的人，他是十六世紀醫學界的靈魂人物，從小就相當叛逆，對於傳統教育及僵化的醫學都深感不滿。他公開反對當時奉為金科玉律的四大體液說，並且當眾燒毀了蓋侖的著作，與同時期的宗教家馬丁‧路德一樣，被視為叛逆人物！派拉塞爾瑟斯主張「醫療關注的核心應該是病人而非只是病症，醫生必需具有體察個別病患身心狀態的能力及熱情」。這一則具有啟發性的觀念，為世人開啟了心理治療的門扉。派拉塞爾瑟斯也是當時有名的煉金術師，提出了劑量與療癒間的微妙關連，這個概念或許可算是現代花精或順勢療法的古老原點。

這些先賢「看似過時」的學說，除了是現代各種成就的基礎

之外，更蘊含了一些歷久彌新的真理。像是派拉塞爾瑟斯所提倡的身心關懷，至今仍是顛撲不破的真知灼見，更是芳香療法的基本精神。近年來，人們紛紛重新看待在工業革命後衰弱的舊時代信仰，並研究其精神價值，例如煉金術，表面上看起來有些荒誕不經，但卻能曉諭我們，每個人都被眾星所環繞保護，所以即使是在最深的黑夜中，我們在宇宙間仍然一點都不孤單。

在派拉塞爾瑟斯出生前一年（1492年），哥倫布（Christopher Columbus，1451-1506 AD）「發現」了新大陸，為歐洲揭開波瀾萬丈的大航海時代序幕；多種前所未見的異國藥草紛紛出現，再加上黑死病肆虐蔓延，使得歐洲進入了藥草應用的黃金時期。在這段堪稱是歐洲醫學文藝復興的年代中，除了派拉塞爾瑟斯之外，還有兩位重要的草藥先驅：約翰‧傑勒德（John Gerard, 1545-1612 AD）以及卡爾佩波（Nicholas Culpeper, 1616-1654 AD）。

## ◆英國

約翰‧傑勒德是英國最早的植物學家之一。他原本只是一個理髮師暨外科醫生的實習助手，後來成為伯利勳爵（Lord Burleigh）花園的監造人，並加入了王室的醫療團中。傑勒德對於植物的栽植有著濃厚的興趣，他的花園更以各種進口的奇花異草而聞名。傑勒德將這些對植物的栽植及觀察經驗集結，於一五九七年出版了《傑勒德藥草誌》（The Herbal），奠定了他在植物學及藥草學歷史上的地位。

「香蜂草大師」卡爾佩波比傑勒德更富有「在地精神」。他看重各地域之間土壤、水質等因子的不同差異，呼籲不必一味偏重舶來品，人們大可使用本土既有效又便宜的藥草來治療疾病。在卡爾佩波身上，星象學與草藥學首度合而為一；他著有《藥草總覽》（The Complete Herbal），其中闡述植物與星辰之間的關聯。

此時歐洲卻發生了大規模的瘟疫，這促使芳香植物站上了人類對抗疫情的第一線。當時的醫師為了避免感染，只好全身裹著長袍，雙手戴著浸過藥草的手套，頭上套著其中塞滿香氣植物的鳥嘴面具來看診。香氣在這段黑暗歲月中，不再只是奢侈的享受，而是在若有似無中繫緊生命的飄渺韁繩，這是芳香療法發展的重要時期。

## ◆中國

在中國，芳香植物既能代表品格高潔的君子，也能扮演增添生活情趣的愛人角色。「香」被用在消暑、除濕、避邪、除臭、驅蟲等一般應用領域，但也同時可以用在催情或敬奉神明，甚至拿來增添餐飲情趣；明代的「杏園宴集圖」中有蒸餾純露的畫面，在《閒情偶寄》中，更留下了一段「以花露一盞燒飯」的風雅敘述。在中國的詩詞中，也能找到大量香氛的蹤影：李清照在《醉花蔭》詞中用「瑞腦消金獸」描述香器的華美意象；周邦彥以「地卑山近，衣潤費爐煙」說明了薰香除濕的功能。中國歷史上也出現過一些來自異國的奇香，像是有著不俗香氣的「石葉香」，來自丹丹國的「避寒香」等。香氣也是貴族誇耀財富和品味的憑藉；《襄陽記》中記載：「劉季和性愛香，嘗上廁還，過香爐上。」而南唐的李璟還曾經蒐集了九十多種珍貴的名香大開「香宴」，讓應邀的賓客享盡香氣之樂。

# 近代的芳香療法發展

## ◆法語系國家的芳療專家

法國的芳療研究者大多具有醫療背景（而且多為男性），對於應用精油的藥學屬性來治療疾病或處理感染有獨到之處。這種

法系芳療特色是有其歷史背景的：被尊為近代芳香療法之父的法國化學家**蓋特福賽**（**Rene-Maurice Gattefosse**），就是因為親身體驗過薰衣草精油癒合傷口的奇效，而開始探究這種精油在消炎、療傷、止痛等各方面的可能性。蓋特福賽發現精油會以一定的速度，由皮膚細胞間隙進入血管等循環系統，進而到達體內特定器官發揮療效。由於這是前所未見的治療體系，所以蓋特福賽創造了芳香療法（Aromatherapy）一詞，為世人揭示了最優雅的療癒之路。

隨後第二次世界大戰爆發；正如芳香植物在中世紀的瘟疫中曾施恩於世人，精油在戰爭中再度出手拯救人類的苦難。法國醫生尚‧瓦涅（Jean Valnet）首度將精油臨床運用在傷兵身上，發現精油有殺菌及促進細胞再生的療效。尚‧瓦涅將這些臨床經驗集結，撰寫成一本正式的醫師處方書《芳香療法的應用》（The Practice of Aromatherapy）。而精油在戰亂中的貢獻，也讓法國醫界正式認可它的治療效能。

法國護理師**摩利夫人**（**Marguerite Maury**）首度嘗試將精油應用在美容、回春方面，並且創造出「個別配方」的概念，指出了尊重個案差異的重要性。在她的著作《摩利夫人的芳香療法》（世茂出版）中，我們可以看到摩利夫人融合了當時各種身心治療知識，建立起一種整體性的芳香療法藝術；她讓人們發現，芳療不僅可以是醫療力量的一環，也可以是居家生活的一員。這種態度及技術隨著她的著作及弟子們的傳播，讓芳香療法由法語體系開枝散葉，成功的跨入了全世界。

**馬勒畢優**（**Philippe Mailhebiau**）提出三角模型，試圖將精油分子與對應的身心問題化為一目瞭然的綱要圖，他著有《Portraits In Oils》一書，以浪漫的文學角度闡述精油的特質，並且建立精油與性格之間的有趣關連，他十分著重精油的品管，相當著力於推廣精油品質的檢測。

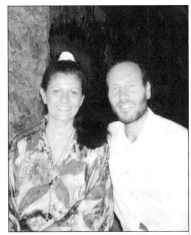

▲ 法國潘威爾醫生與太太

潘威爾醫生（**Daniel Penoel**）和化學家**法蘭貢（Pierre Franchomme**）所合著的《精確的芳香療法》（L'aromatherapie Exactement），是一本從嚴謹的化學及生物醫學角度出發，深入探討精油對於神經、免疫、內分泌等系統影響的專書。由於內容深獲信賴，本書已成為芳香療法中真正的「聖經」。潘威爾和法蘭貢的另一個著名的貢獻是：依據精油的極性及帶電屬性分類，共同創立了精油四象限圖。

## ◆英語系國家的芳療專家

與法語系芳療名家相較，英語系芳療專家多為女性，而且偏重美容或居家護理的使用面向，並強調與靈性的結合。有趣的是，這些英語系統的芳療大師多非醫療或化學科班出身，有些人還曾經當過諸如嬉皮的社會邊緣人。他們對社會工作有濃厚的興趣，所主張的芳療概念也多半反應了社會脈動，這些特色對於促進芳香療法的普及有著推波助瀾的貢獻。

羅伯特·滴莎蘭德（**Robert Tisserand**）應可算是摩利夫人的「徒孫」，他的母親是摩利夫人的學生，滴莎蘭德由母親處獲得芳香療法的啟蒙。除此之外，滴莎蘭德的父親是法國人，因此他能夠研讀法語系統的芳療知識。就在這樣的學習優勢下，滴莎蘭德融合了自己對東方醫學或另類療法等領域的研究成果，撰寫出第一本英語芳療專書《芳香療法的藝術》（Art of Aromatherapy，世茂出版），因此聞名芳療世界。

滴莎蘭德之後，**雪莉·布萊（Shirley Price**）是現今英國真正的「芳療女王」。她與護理界關係密切，所以主張芳療師除了對精油的理解之外，也必需具備對於人體解剖、生理機能及病理問題的知識。

**派翠西亞·戴維斯（Patricia Davis**）是一位富有人文素養及人道關懷精神的芳療名家，本身也曾至監獄擔任義工。她原

本是位芭蕾舞者，現在則是一位畫家。其著作《芳香療法大百科》（Aromatherapy An A-Z，世茂出版）享譽全球。

其它英語系統芳療名家還有：提供百科全書式芳療知識的**朱利亞‧勞利斯（Julia Lawless）**，經營精油事業有成的**丹尼爾‧雷曼（Daniele Ryman）**，以及擅長整理彙總芳療知識的**瓦麗安‧渥伍德（Valerie Ann Worwood）**。

## ◆德語系國家的芳療專家

德國的芳香療法特色正如他們的民族性，以務實嚴謹著稱於世。由於他們對精油化學分子有深刻的認知，並在這個基礎上融合英語、法語系統的長處，所以德國人可說開拓了一個嶄新的芳療新視野。德系芳療名家多半具有化學或護理的專業背景，並且兼具對於人性深層內在的關注與探索。

**均貝爾（Dietrich Gumbel）**是一位生態學家，對草藥也有濃厚的興趣，他提出「人是一個倒過來的植物」的理論，並且因此享有盛名。

治學十分嚴謹的**茹絲‧馮‧布朗史萬格（Ruth von Braunschweig）**是位生化學家，對於植物油、純露極有獨特見地。她創立了全新的精油解析途徑：「茹絲的蛋」，具現了精油化學與心靈效能的微妙關連，也是目前我所採用的芳療教學依據。

**費雪瑞奇（Susanne Fischer-Rizzi）**是學習哲學出身，著有十本以上自然療法領域的書籍。她對於各國藥草之學有十分濃厚的興趣，並且也自詡為德國植物療癒領域的先驅。她常常受邀在電視或廣播中分享對自然療法的看法，所以具有相當高的知名度。

**莫妮卡‧維那（Monika Werner）**是德國芳療協會（FORUM ESSENZIA）榮譽理事長。她原本是位小兒科護士，之

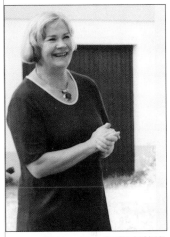

▲ 茹絲‧馮‧布朗史萬格

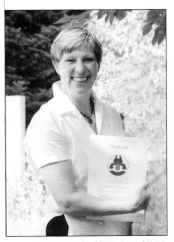

▲ 蒙妮卡‧維那

後取得德國自然療法師的執業資格，所以擁有豐富的正統醫學及芳香療法臨床經驗。莫妮卡擅長「調香」，所以她的芳香療法可能是最有資格被稱為「芳香」二字而當之無愧的。其它德國的芳療名家還有喜歡研究昂貴精油的化學教授**瓦布那（Dietrich Wabner）**，以及將精油化學與陰陽五行共冶一爐的化學家**史橈貝爾特（Kurt Schnaubelt）**。

在這邊要提醒各位的是，芳療名家未必就要與心靈大師畫上等號，證書和名氣也不能作為論斷芳療真實助益的指標。了解這一點就會發現，自己其實與大師們站在同一個起跑點：在使用芳香分子充實人生這件事情上，你並不落後，也可以永不遜色。

## ◆亞洲與台灣的芳療發展

亞洲在芳療方面起步較晚，一般來說日本是亞洲芳療的先進國家，但許多日本醫生或醫大教授，都對台灣用油的種類繁多、而且用法既深且廣感到驚訝。當然，日本比台灣更早建立芳香療法考試制度，也發行了若干芳療學術期刊，此外，日本已嘗試進行芳療在醫療上的臨床應用，較年輕的日本醫生們都對芳香療法抱持著開放且理性態度，這是我們目前仍待努力的方向。

台灣近年來關於芳療的書籍、資訊與教育課程十分昌盛，但我們需要反思：「什麼樣的芳香療法可以成為我們未來的發展方向？什麼樣的芳療樣貌可以不被這世界淘汰？」將精油「泛商品化」也許可以短暫提高芳療的知名度，但是若沒有堅厚的知識內襯，那麼任何東西都會像蛋塔潮流一般的來去無痕。芳香療法理想的發展方向，是在精油的協助之下，讓自身成為一個具有高度覺察力的個體，並且能夠深入了解所在地域的各種文化特色；其最終目標在於發展出一種全新而且永不褪色的生命哲學，這便是芳香療法的終極意義。

# 琉璃苣油 Borago officinalis

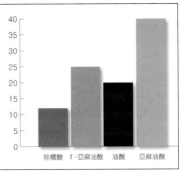

▲ 琉璃苣種籽油的成份比例

琉璃苣是紫草科的植物，原產地是地中海沿岸諸國，目前最大的栽種地區則是北美洲，佔了全世界四成左右的供應量。琉璃苣的英文名字「borage」源於阿拉伯語，意為「令人忘憂並得到勇氣」；它的俗名是「蜜蜂的麵包」，可見它是多麼甜美的蜜源植物，每逢秋天，琉璃苣就會在莖頂綻放星狀小花，將寒風染成一片紫藍。人們會採擷這些新鮮的藍色星辰，冰凍作成美麗的冰塊，以備冷飲或其它裝飾之用。

琉璃苣油富含亞麻油酸（GLA），只要四分之一茶匙就能供應成人一天所需（月見草為二分之一茶匙），對於激勵免疫系統、處理月經、高血壓、關節炎、更年期等問題都有幫助，甚至也有抗癌的效能。琉璃苣油外用可處理牛皮癬、溼疹等皮膚問題，也能促進皮膚細胞再生，讓肌膚重現青春的光采。同學是不是覺得這些功效都頗為眼熟，好像曾經在哪邊看過？沒錯，琉璃苣油能提供月見草油的所有功能；但是除了價格較為高昂的因素，琉璃苣油的Ω6含量比月見草高，味道也相對較重，因此它的光芒就完全被月見草油掩蓋了。

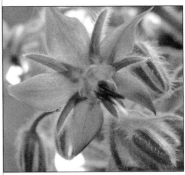

▲ 琉璃苣

琉璃苣油對於那種看似柔弱，但其實可以耐受不斷打擊的人特別有用。它特別能撫慰焦躁不安的靈魂，陪伴身處困擾的人們度過重重磨難。當然針對這種狀態的個案，你也可以在其中調入苯基酯類的精油，讓效果更加理想。看到這邊，你是否已經了解了琉璃苣油帶給我們的啟示——「不論這個世界再怎麼幽暗，其實你自己都能長出一片藍天！」

## CT10苯基酯類三

### 香草 *Vanilla planifolia*：

西元一五一九年，西班牙探險者柯爾特斯（Hernan Cortes）與阿茲特克文明相遇時，西方世界首次嘗到香草巧克力；從此之後，這種無與倫比的味覺體驗就成為人們追尋的目標。不過第一次看到大名鼎鼎的「香草」時，你可能會被眼前這一根根黑色的莢果弄的莫名其妙——香草其實是一種具有爬蔓習性的多年生蘭科植物，其莢果才是香料的取用部位。香草的嬌貴不只因為殊妙的香氣，更是因為栽種及收獲上的份外艱辛；由於香草花朵的子房外有一層「處女膜」，所以必需以人工持小細針——刺穿來幫助香草進行「人工受孕」；結出莢果後，還要等它末端慢慢轉黃後才能浸入攝氏63度的水中催熟。接著每天要在最強烈的日光下曝曬三小時，一週後再移到適當處所蔭乾；更重要的是，如此辛勤栽植的香草，在其十年的壽命中，僅有五次的收成。所以在前述種種背景的影響之下，香草自古以來就具有黃金般的身價，直到今日仍是僅次於番紅花的珍貴香料（在產地，一根二十公分長的香草莢就要價台幣二百元），因此市面上出現了成本低廉、提煉自紙漿的人造香草精（Imitation Vanilla Extract）。還記得以前吃小美冰淇淋，吃到後來是不是覺得那個被融化的冰淇淋漸漸沁入的紙盒，也甜美到可以一口氣吃掉？這是因為冰淇淋中的香料與外盒，本來就是一家。

### 摩洛哥玫瑰 *Rosa centifolia*：

摩洛哥玫瑰的原精中，含有比大馬士革玫瑰（Rosa Damascena）精油更多的酯類，所以聞起來更像大家所熟悉的「玫瑰」。它不適合口服，但是護膚功效素享盛名，迷人的多層次香氣更是愛情最佳代言人；所以摩洛哥玫瑰對於缺少

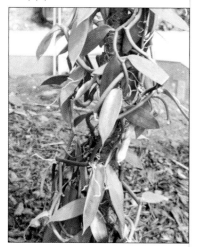
▼ 香草

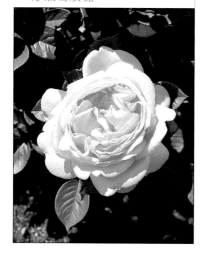
▼ 摩洛哥玫瑰

情感滋潤，或是受到感情創傷者都能給予撫慰，針對那些期待落空，以致陷溺在失落情境的人更能伸出援手。芳香療法中經典的「安慰處方」：摩洛哥玫瑰加安息香，成為雙重苯基酯絕妙組合。

## 摩洛哥茉莉 *Jasminum officinalis*：

它的花苞帶有紫紅色，四或五片花瓣，與阿拉伯茉莉相較，其氣味格外鮮明熱烈。摩洛哥茉莉中的吲哚（Indole）是十分有名的催情成份，若是嗅聞100％濃度的吲哚時，可能會聯想到糞便之類的味道，但是稀釋後的吲哚卻變得極具誘惑之能事，會讓你產生「主動」捕獲上門獵物的強大動能，所以摩洛哥茉莉是聞名的壯陽配方。它也是處理「緊縮問題」的專家：一方面強化子宮收縮，一方面舒緩像是喉嚨緊繃的糾結狀態。此外，在摩洛哥茉莉的香氣環繞下，你會深知他人愛你，並在愛中建立起卓然的自信。

## 阿拉伯茉莉 *Jasminum sambac*：

如果說摩洛哥茉莉是一面專門讓主人開心的魔鏡，那麼阿拉伯茉莉就是讓你眼界大開的望遠鏡。阿拉伯茉莉花朵十分飽滿，使人心胸也為之開闊，它的素馨酮（一種倍半萜酮）可化解人們胸中塊壘，不再耿耿於懷。這種內在的成長能讓你看到「劣境中的優勢」，得到內心的自由與快樂。你會變得生氣蓬勃，樂於與人產生聯結，並在其中得到力量。阿拉伯茉莉能讓你不再以結果論定成敗，無論終點為何，都能在它的芬芳中享有一段美好清朗的旅程。

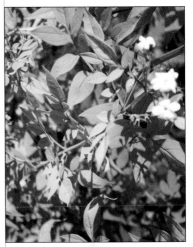

▲ 摩洛哥茉莉

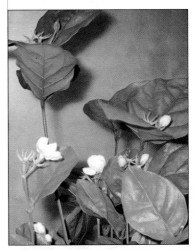

▲ 阿拉伯茉莉

## 香氣空間
# 日本 葛西臨海公園展望廣場

設計：谷口吉生

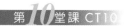

▼ 光線自由貫穿的建築，猶如「苯基酯類三」充滿愛與希望的氣味，幫助我們敞開自我。

「苯基酯類三」特別適合心頭小鹿亂撞，內心紛亂如麻的時候，這些正是「愛」的感覺。苯基酯類給予愛的美好，也撫慰愛的憂傷，其化學結構足以帶給眾生靈肉雙方的滋潤，並且為你描繪出愛的氣味。人在真正的「愛」中會變得願意了解他人，願意

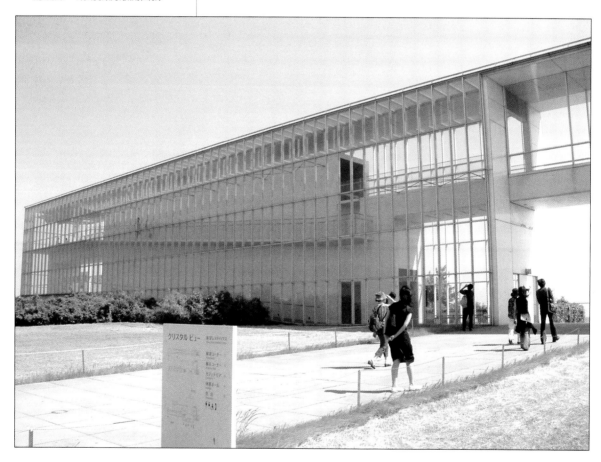

包容萬有。那麼，什麼樣的建築可以與之匹配？

　　谷口吉生（Yoshio Taniguchi, 1937-）所設計的葛西臨海公園展望廣場，落成於一九九五年，位於東京葛西臨海公園內的美麗瞭望台。正如谷口吉生的其它作品（如東京國立博物館裡的法隆寺寶物殿、新開幕的紐約MOMA博物館等）所展現的通透開放性，葛西臨海公園展望廣場同樣是一座猶如被光線自由貫穿、充滿剔透空間感的俐落內斂設計。谷口吉生擅長用空間誘導來訪的參觀者，在光影中逐步探索各個建築角落，並仍可與外在環境產生密切聯結，從而發露出全新的思維。就像他所設計的另一個著名建築：廣島市環境局中工廠，谷口吉生非但不隱藏這是一個垃圾處理場的事實，更將一個名為「Ecorium」的玻璃隧道作為連接主體的重要構成元件。居民和參觀者透過這個隧道，會像參觀博物館般地看到內部的垃圾處理過程；而內部員工則會透過玻璃屏障，看見廠外湛藍的海洋。谷口吉生說：當人們同時看到垃圾處理廠的內部作業和外面的美麗大海後，不就自然會認真看待垃圾問題了嗎？

　　所以當你進入葛西臨海公園展望廣場時，你會在此看到光明與希望──這正是愛的質地與特色；同時你也會發現這棟建築物的內部其實百轉千迴，這也揭示了愛的內在歷程。但無論如何，我們都是太陽的子民，人人都具有受光生長的本質；因此不管成長之路有多少曲折，只要你敞開自己，就可以不再有內外之隔，能接受這世界隨時滿溢的各種光采；不論是在人與人間還是人與天地之間。

作業

1. 請在本週每日使用「苯基酯類三」，然後觀察它在你身心各方面所帶來的影響，並盡量記錄你的夢境。（請標示使用方法）

2. 芳療在古代的沿革中，你對哪一個地區或名家最感興趣？而對於芳療在現代各國的發展，你又受到一些什麼啓發，或有什麼感想？

3. 你所看過的電影、電視、文學或任何藝術作品、以及你週遭人物或你自身的親身經歷中，哪一個故事最能夠呼應「苯基酯類三」的意境？請簡要說明之。

4. 下一堂課將講到小麥胚芽油，這種植物油以抗老防皺著稱，請到百貨專櫃或藥妝店做個小調查，看看現在市面上的抗老防皺護膚品中，都是以什麼樣的成分為訴求？（最少舉出三例，除主成分外，並請詳載品牌、品名與價格）

5. 阿拉伯茉莉又稱中國茉莉，是中國香花文化中的聖品。但除了盆栽、花茶以外，它在我們日常生活中還會出現在哪些用品與場景裡？（意即，還有哪些欣賞其香氣的做法？）

第11堂課

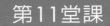

# CT11

植物油的祕密
脂肪酸的類別

CT11 苯基酯類四
黃玉蘭
白玉蘭、水仙
晚香玉、紅花緬梔

香氣空間
義大利 布理諾家族墓園

紅花緬梔

# 植物油的祕密

　　有次在一個芳療國際研討會上，一位日本醫生過來與我交換名片，我才發現身上名片一張都不剩，只好向他說抱歉；可是這位醫大教授卻微笑說：「沒關係，美女的臉就是名片！」所以，「美女」老師要鄭重告訴你們美麗的秘密：你可以不吃飯，可以不吃菜，可是一定要記得每天吃一湯匙天然冷壓植物油。如此一來你就會月經準點、身心健康、性感動人，而且還能降低膽固醇、避免身體動輒發炎……，好處說不完。就算要減肥塑身，也應該要食用冷壓植物油，因為人體若沒有足夠的脂肪酸，就會想吃些糖類及澱粉類食物，以便用「醣類」製造出膽固醇來作為替代性的脂肪酸。

　　在營養學界早已肯定冷壓植物油的益處時，如果還有人過著聞油色變，視油為寇讎的生活，毋寧是種與知識脫節的行為。其實只要善解油性，那麼將植物油描繪成生命甘泉也不會言過其實。因為脂肪是生命必需的營養素之一，人體的重要器官及機能都與脂肪息息相關：例如神經系統的髓鞘、大腦的磷灰質（所以不吃油會變笨）、內分泌系統中的各種性荷爾蒙（所以不吃油會看起來沒有魅力）、細胞的細胞膜等都是由脂肪構成。所以當人體必需的脂肪酸不足時，就會影響到器官的正常功能。以腸道為例，當脂肪酸攝取不足時會發生脹氣，並影響維生素B12的吸收，使整個人顯得水腫；且缺乏B12會讓人容易生氣、抗壓性變低、使身體更想吃甜食來安慰自己；但一旦醣類攝取過多，除了為體內帶來驚人的熱量之外，更會阻礙人體必需脂肪酸DHA的合成，思考能力下降，也容易變胖、變笨。此外，腸道的益菌與黏膜也十分需要脂肪酸，攝取不足時就會讓腸道無法有力的抵擋細菌攻擊，間接造成免疫能力的低落。所以選擇好的脂肪酸來建構及滋養身體，絕對是尋求健康的第一步，那麼什麼是好的脂肪酸

來源呢？就是我們接下來要討論的冷壓植物油。

# 什麼是冷壓植物油？

　　如果想要了解植物油的好處的話，那麼第一步就在於能夠區分「精煉植物油（Refined）」和「冷壓植物油（Cold Pressed）」的不同。冷壓植物油在製造過程中，會竭力避免溫度超過60℃，以求保存完整的營養成份並且避免產生反式脂肪酸（trans fatty acid）。而精煉油在製造過程中，會先對原料種籽進行蒸氣

▼ 冷壓植物油流程：壓榨出的植物油保留全部養分，並不含毒性物質。

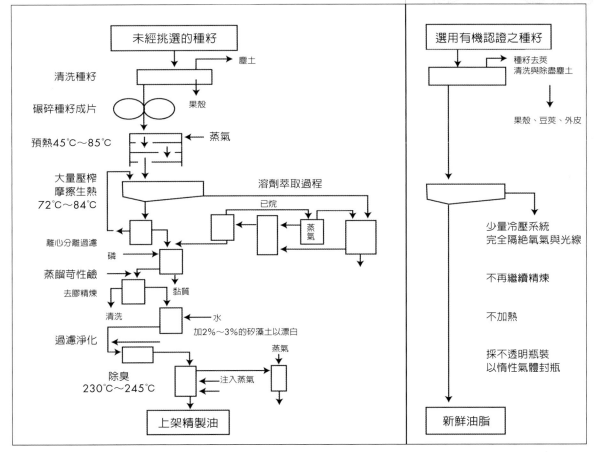

▲ 精煉植物油流程：使植物油僅存微少的營養價值，並產生有毒之反式脂肪酸、自由基與其他有害物質。

預熱（溫度達45℃～85℃），然後使用己烷進行溶劑萃取，提高萃油率。接著為了油品的清澈美觀和防腐耐久，還需經過脫色及氫化處理（溫度達230℃～245℃）。可想而知，這樣製造出來的植物油，除了含有對身體有害的反式脂肪酸及自由基（free radical）之外，還能期待有任何營養物質嗎？

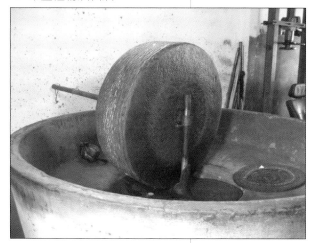
▼ 冷壓植物油石磨

氫化處理是精製油過程中，對營養成份最具殺傷力的一環，廠商使用這種處理方式的著眼點還是在於提昇商品銷售的生命期。因為脂肪酸若與活潑的氧原子結合，就會氧化變味，製造商只好先讓植物油與安定的氫分子先行結合。這種變呆的脂肪就被稱為「反式脂肪酸」，它甚至比天生就「呆」的飽和脂肪酸還差，因為飽和脂肪酸是天生不聰明的老實人，但是至少還對外界有基本的反應；但反式脂肪酸就像是個本來正常活潑的小孩，被環境逼迫變成一個重度憂鬱症患者，所以若我們的身體用反式脂肪酸來建構細胞膜，那麼細胞不但通透性變低，受體接受度也因此下降，久而久之細胞與細胞間就互不往來，人體自然會發生病變。

# 植物油的使用方法

平日如何善用植物油呢？除了加入精油用於按摩或護髮，口服也是一種最佳的使用方式。口服的首要注意事項當然是以之前耳提面命的「天然冷壓植物油」為重點，凡是精煉或溶劑萃取的油都不宜食用，就算是塗抹在體表，也還是使用冷壓植物油比較理想。不同的些脂肪酸在人體內都各司其職，不可偏好或偏廢。因此平時最好選擇同時含有多種脂肪酸的植物油來食用，像南瓜

籽油、大麻籽油、胡桃油等同時具有Ω3、Ω6、Ω9的油，最適合當作口服保健用油。不要只是固定飲用其中一種，以免身體適應後產生惰性；可以像使用精油一樣，每三週交替飲用不同的油，這樣會有最好的效果。身材較胖的人可以一天吃半湯匙（約4ml）；身材一般的人，每天可飲用一湯匙的量（8ml）。吃的時候不要一口氣整湯匙吞下去，這樣容易嚥下一堆空氣，一小口一小口的啜吸，可讓美麗的油分緩緩滋潤透入全身。

除了口服及塗抹外，用天然冷壓植物油來漱口很棒。由於植物油可以吸附毒素和重金屬，我們可以口含植物油十到十五分鐘後再吐出，能有效溶出口腔中大量的病菌病毒及重金屬物質。

# 脂肪酸的類別

在了解製程不同所引起的油品成份差異後，再讓我們深入探討脂肪酸的類別。脂肪酸家族包含了飽和脂肪酸（saturated）與不飽和脂肪酸（unsaturated）二大類。「飽和」或「不飽和」其實描述的是這個脂肪酸的「好動／活潑指數」。因為脂肪酸是由碳原子和氫原子鍵結構成，所以若某種脂肪酸分子的所有化學鍵都被佔據了，這種脂肪酸就叫做「飽和」脂肪酸。飽和脂肪酸的結構式看起來直挺挺的，比較「嚴肅無趣」。

而所謂的「不飽和」是指脂肪酸有多出來的化學鍵未與氫原子結合，因此形成所謂的「雙鍵」結構。帶有雙鍵的脂肪酸

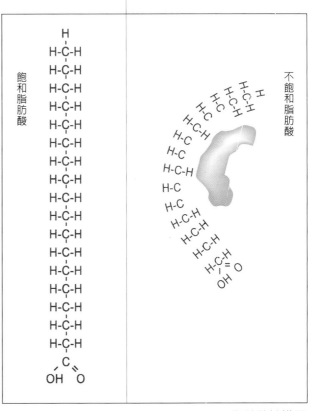

▲ 脂肪酸結構圖

181

十分活潑，喜歡用它小小的「觸手」探索世界，所以整個分子都被這隻好動的小觸手拉成彎彎曲曲的樣子。

如果只擁有一個雙鍵，那麼這種脂肪酸就被稱為單一不飽和脂肪酸（monounsaturated）；假使擁有二個以上的雙鍵結構，就被稱為多重不飽和脂肪酸（polyunsaturated）。由於雙鍵結構使得不飽和脂肪酸十分具有可塑性，可以在身體吸收後形塑為各種形狀。所以如果要建構細胞膜、視網膜、神經纖維……，各種體內元件，不飽和脂肪酸都是上選的好材料。

例如神經細胞有一半的構造都是由脂肪構成，細胞膜也是由脂肪酸構成的，每個細胞外膜都是人體免疫系統的第一戰線。若以飽和脂肪酸建構細胞膜，那麼「造型」就會像是一個平台，病毒很容易可以排闥直入，佔領細胞核。但是如果細胞膜由不飽和脂肪酸構成，那麼它的外形就會像是波浪起伏一般，讓意圖侵略的病菌繞來繞去，難以找到進攻的罩門。

不飽和脂肪酸也因為第一個雙鍵出現的位置不同，可再區分為Ω3、Ω6、Ω9等三種，這些都是對人體十分重要的脂肪酸：

1. **Ω3**：第一個雙鍵出現在第三個碳原子處。它的家族成員包括了ALA（α-亞麻油酸，有18個碳原子，3個雙鍵結構）、EPA（有20個碳原子，5個雙鍵結構）及DHA（有22個碳原子，6個雙鍵結構）。Ω3是腦部髓磷質、粒腺體及神經系統突觸小體的重要構成物，Ω3中的DHA對於促進腦部發育有關鍵性的影響，其重要來源是魚類或藻類。另一種DHA的獲得途徑是透過攝取DHA的前驅物ALA來合成DHA，如食用冷壓南瓜籽油、亞麻仁油、大麻籽油或胡桃油都可以獲得ALA。ALA也可以改善神經質、憂鬱症及具攻擊傾向的腦部相關症狀，在體內化為PGE3，達到平衡腦部發炎及調節免疫功能的功效。不過亞麻仁油因含有十分高比例的ALA，所以最好經營養師

評估後再食用，以免造成失眠等副作用。

2. Ω6：第一個雙鍵出現在第六個碳原子處，它的家族成員包含
了LA（亞麻油酸，有18個碳原子，2個雙鍵結構）、GLA
（γ-亞麻油酸，有18個碳原子，3個雙鍵結構）以及AA（花
生烯酸，有20個碳原子，4個雙鍵結構）。例如GLA對多發性
硬化症有相當的幫助，並且經由轉化為PGE1來降低花生烯酸
轉化的發炎物質。GLA也能協助人們面對身心「改變」所帶
來的不適應（如經前症候群的情緒波動）。人們可以透過食用
向日葵油、紅花籽油、琉璃苣油、黑種草油或月見草油，來
獲得Ω6的補充。

3. Ω9：雙鍵出現在第九個碳原子處，只有一個，所以也稱單一
不飽合脂肪酸。它的家族成員是油酸（Oleic acid）。Ω9最
為有益心血管暢通，並且可降低膽固醇。此外由於Ω9只有一
個雙鍵，是最安定的不飽和脂肪酸，一般常見的橄欖油、花
生油或紅花籽油中都含有這種脂肪酸。

## ○小麥胚芽油 Triticum aestivum

　　小麥胚芽油（Wheatgerm Oil）當然是以小麥的胚芽為原
料所產製。小麥原生於中亞細亞的草原，是人類首先選作農耕的
植物之一。它見證了人類文明曙光的昇起，也曾經是肥沃月彎的
豐稔象徵，所以使用小麥胚芽油，會讓人們觸及到「生命的原初
力量」，使人重返太初的淳美、超越時間的枷鎖。人們雖然不會
在塗了小麥胚芽油之後就忍不住擊壤而歌，變成一個長毛原始
人；但若使用者能保持一顆敏銳的心靈，那麼自能體驗到小麥胚

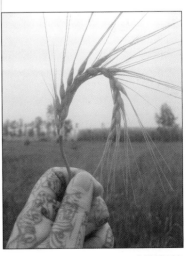

▲ 小麥胚芽

芽油豐沛如大地女神的恩澤之力。

小麥胚芽油富含維它命E，擁有高度抗氧化力。此外，它對皮膚過敏或是輕微發炎的問題都有幫助，也可以使用在早衰或老化皮膚。小麥胚芽油對於那些不論是身體還是心靈都是一片死氣沉沉的人們特別有用，因為胚芽是生命的源頭型式，所以榨取自這種來源的油品，特別適用於生命力已屆枯竭狀態的人。要注意，如果你購買的小麥胚芽油是橘紅色的，那麼有可能是溶劑萃取的產品；冷壓製造的小麥胚芽油呈現出清澄淡黃色，會讓人聯想到充滿光輝的太陽光冕。不過可不要因為小麥胚芽油飽含生命能量，就一個勁地把全身塗滿，因為那會讓你變成一個黏呼呼的活體麥芽糖。

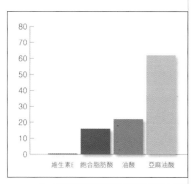

▲ 小麥胚芽油的脂肪酸比例

▼ 白玉蘭

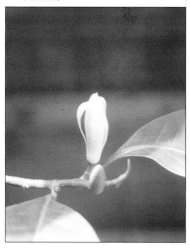

## CT11苯基酯類四

### 黃玉蘭 *Michelia champaca*：

在東南亞被稱為「champa」，既溫暖又美麗。這是一種很能驅除生殖系統「寒冷」的精油，與茉莉一樣是女性的最佳夥伴。黃玉蘭具有啟發自信的強大能量，不論是那些覺得自己老是不如他人，認為自己無足輕重的上班族，或是看起來學識、地位都令人稱羨，但是私底下卻顯得毫無自信的精英份子，黃玉蘭都能帶領他們發現生命中不容錯過的豐碩細節，並且在這些發現中發掘到自我的獨特價值。

### 白玉蘭 *Michelia alba*：

有一種喜悅又美好的鄉土情懷，是國人熟悉的香花。雖然花朵看起來楚楚可人，但是只要仔細觀察，你會發現它的橢圓厚葉展現出一種強勁的韌性。白玉蘭的調性比黃玉蘭清

涼多了，就像是一陣拂去迷霧的涼風，能感覺身心更加開闊，十分適用於呼吸道問題。白玉蘭精油在稀釋後味道會更加迷人，使用起來會有一種暢遊太虛幻境的感受，人們會有更敏銳的靈覺，來感受平日被忽略的美好可能。

### 水仙 *Narcissus poeticus*：

就跟大部份香花精油一樣，水仙精油的複雜結構仍然是一種美麗的秘密。水仙就像《一千零一夜》中的王后，以香氣說著看來永無終止的天方夜譚，親近這位香侶，會令你心眼大開，被層出不窮的創意引導飛翔，因此水仙也是一種引夢的精油。水仙十分適合用在頭部，紓解緊繃的腦袋，以及因壓力引起的頭痛或落髮。

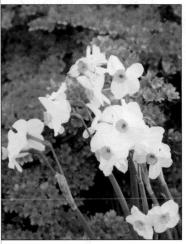

▼ 水仙

### 晚香玉 *Polianthus tuberosa*：

花形十分優美，白色的總狀花序帶著令人驚豔的濃郁奇香。晚香玉在充份日照下會有更嬌美的演出，在濕意濃厚的夏夜更加香氣逼人。它是一種十分溫暖的精油，帶有原產地熱帶氣候的熱情回憶。

### 紅花緬梔 *Plumeria rubra*：

擁有十分鮮明的藥學屬性，對於抗病毒、處理敏感皮膚及因病毒引起的皮膚問題都十分有用。紅花緬梔的花朵蓊張，顯示出有力的氣魄；挺立身形讓人有絕不倒下、永遠站著等待接收陽光的印象。與向日葵不同的是，紅花緬梔並非是一昧跟隨太陽的信徒，而是一位引導以及吸收日光能量的智者。將具有強大能量的紅花緬梔與小麥胚芽油、昆士蘭堅果油混合使用，就是一道能讓人精神為之一振的配方。

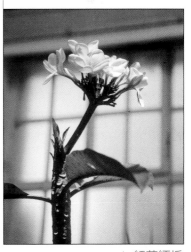

▲ 紅花緬梔

## 香氣空間
# 義大利 布里諾家族墓園
# Brion Vega Cemetery

設計：卡羅‧史卡帕（Carlo Scarpa, 1906-1978）

　　「苯基酯類四」的美在於「細節之美」，有著比玫瑰更細膩、比依蘭更深邃的纖美，因為這些精油多重而繁複的香氣層次，使得香味的輪廓因而更加飽滿厚實，這就是細節之美與豐沛的轉折對此世界的意義與力量。能與它相對照的就是布里諾家族墓園。

　　卡羅‧史卡帕曾說過：「我愛人類，我要帶給人類一個禮物。」這位具有紅花緬梔光采的建築大師，真的留給了世人一座堪稱不朽的獻禮；這座傳世之作，是卡羅‧史卡帕花了整整十年精心打造出的建築傑作。卡羅‧史卡帕生長在藝術之都威尼斯，及長進入威尼斯藝術學院就讀，之後在法國現代建築大師柯比意（Le Corbusier）論文集《走向新建築》的啟發下，選擇朝向建築藝術的發展之路。卡羅‧史卡帕素以考究的細節作業聞名於世，以義大利維若那的古堡美術館（Museo di Castelvecchio）修繕工作為例；卡羅‧史卡帕將工匠技藝精神融入了一磚一石的構思鋪陳之中，從每個轉角到每個塑像的展示底座，都可以窺見孕育於大師反覆思索中的詩意。所以在卡羅‧史卡帕的建築作品中，你會看到他對於各種材質的謹慎組合態度，這形成了一種「觸覺式的美感」。正如尼采所說：「透過身體認識世界才是真實的。」人們透過不斷追求細節之美，終能觸碰到這世界無處不在又纖細無比的「真實」。

　　漫步布里諾家族墓園需要絕對的沉靜。當你進入靜默之際，就會感受到大師的建築向你走來，不論是某處牆面的雙喜圖騰、象徵女男陰陽的雙環穿門、隱藏在壁中的開關、水底的裝置或環

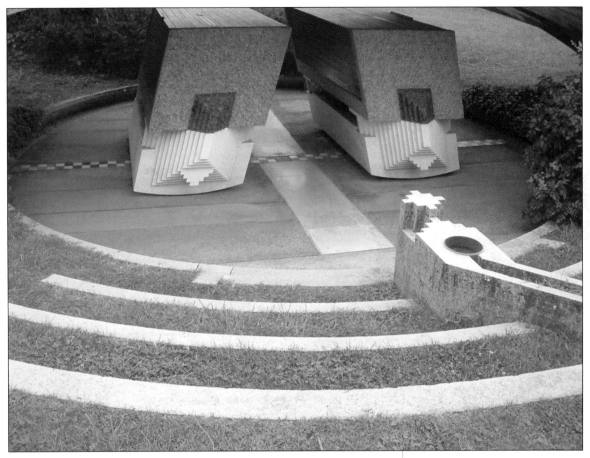

繞整個墓園的水文意象，都會讓你喜不自禁，因為豐美的細節不只訴說了這世界的可喜之處，更使人領悟到大師耽溺於細節的歲月並非是在虛擲生命，而是追尋一種在不斷重覆的歷程中，一次次完美的成就。所以能留心細節之美的人，就會看到人生中各種可能的轉折，就不會困頓於既定的模式中，充滿驚喜的悅樂。

　　在完成布里諾家族墓園後，卡羅・史卡帕似乎也完成了他對於人類贈禮的美好願望，在落成同年溘然長逝。他的遺體就葬於布里諾家族墓園不起眼的一角，成為細心參觀者在整個旅程中的動人逗號，而不是句點。

▲ 富含詩意的沉靜美感展現出「苯基酯類四」的細節之美。

作業

1. 請在本週每日使用「苯基酯類四」，然後觀察它在你身心各方面所帶來的影響，並盡量記錄你的夢境。（請標示劑量與用法）

2. 找三個不同的對象，跟他們分別聊聊你所學到有關植物油的真相，然後記錄他們的態度與反應。

4. 下一堂課將講到純露，請先閱讀《純露芳香療法》（世茂出版社）第三章與第五章，然後根據第三章的內容，自行製作一個簡表，把書中所介紹純露之pH值與主要用途羅列出來（只要挑出三項列出即可）。

5. 用六朵玉蘭花，加六十毫升的水，隔水燉二十分鐘，擺涼後再加四十五克蜂蜜，製成玉蘭花蜜。這是一天的份量，可加水稀釋飲用，會有些苦。玉蘭花蜜對咳嗽、多痰很有幫助，請連續五天製作並飲用，然後觀察自己或個案的身體有何反應。

# CT12

神奇的純露
純露與神話
單萜醇專論

CT12 單萜醇類一
花梨木、芳樟、芫荽
沈香醇百里香、側柏醇百里香
龍腦百里香

香氣空間
美國加州 多納米斯酒廠

芳樟

# 神奇的純露

　　水是能「轉印」事物特質的媒介，這個觀念一直被另類療法所看重，據此衍生出了相當多的治療型式，不過純露（Hydrolate、Hydrosol、Floral Water）卻有點命運乖舛；隨著蒸餾技術進步，純露很早以前就以各種名字出現在歷史舞台上，然而人們並沒有太重視它的價值。至於近代雖然精油風行，但是大部份的芳療書都把純露描繪成精油生產中無足輕重的「副產品」，因此純露的使用還有相當大的探索空間。

## 什麼是純露

　　純露與精油可說有著最佳的互補或拮抗關係；因為在蒸餾後，植物中所含比較親油的分子在分離槽中匯集成為精油；而可溶於水的分子就和少許精油被留在水蒸氣凝集的水體中成為純露。所以在使用精油時的同時，若一併使用該種植物的純露，就可以充份體驗到完整的植物生命力。由於系出同源，所以精油與純露所能處理的問題領域大多是重疊的，但是相較於使用精油的種種限制，純露則十分安全，用法也更為多元，可說是芳香療法的明日之星。

　　要如何選擇好的純露呢？首先我們要先釐清純露的定義。一些坊間所銷售的「純露」其實是經由重新建構（reconstruction）的方式製作：也就是先以酒精將微量精油稀釋後再加入水中製成。這種「純露」並非是經由蒸餾的程序獲得，所以化學結構與真正的純露完全不同，因此充其量只算是種「花香水」。另外有些芳療書籍會告訴你將少量精油加入水中「充份搖勻」就可做成「花水」，這也與我們現在要討論的純露是兩回事。

　　循環水蒸餾法（Cohobation）所生產的純露未必最理想。以前認為使用循環水蒸餾法製造的純露是最佳選擇，但現在這種

觀念已過時了。因為當純露被反覆用來蒸餾精油後，其中保留的芳香分子就會跑到精油中，因此第一道萃取的純露是最好的。

接下來是外觀，純露外觀不一定清澈如水。含有較多精油分子的純露看起來會比較混濁，有些純露的味道也不一定香美。所以在面對這些「天然農產品」時，一定要先將商業化的價值觀暫時忘記，因為這些植物都有著自己的個性，不會總是打扮成「晶瑩剔透」的可愛模樣來順你的意，它們只會順著天意來告訴你生命的意義，所以不要太挑剔它們的外表。此外，純露是一種pH值偏酸性的產品（不過pH值會經常變動），這是由於植物的酸性成份多屬水溶性所致。純露所含的是「有機酸」，在飲用經過代謝後會轉變為鹼性物質。而且純露所含的有機酸除了具有消炎、殺菌的功效之外，更可消除肌肉痠痛等症狀，所以在處理感冒問題上，純露甚至比精油還更有效。不過在殺菌上，pH值越低（表示酸度越高）的純露不一定代表殺菌力越強，這是另一個需要注意的地方。

## 純露的使用方法

要如何使用純露呢？「飲用」是最好的辦法。用於日常保養，可以5ml純露稀釋於一杯水中（約250ml）每日飲用，一天至少喝四次。但請記得同一種純露不要連續飲用三週以上，這是自然療法的共通原則。如果是使用於治療用途，可在一公升的水中加入30ml（兒童建議稀釋成1.5％的濃度即可），一個小時喝一杯，連續喝三天到一週後即可減低飲用次數或濃度。刻意加高濃度並不會讓效果等比提升，這個原則與花精療法相同。

除了飲用外，可以將20ml的純露倒入洗澡水中泡澡，可改善水質，且有藥草浴的效果；也可以取代純水調入保養品中；或是代替各種收斂、安撫、潔膚用的化粧水，直接噴灑或敷貼於臉部。很多純露相當美味，可應用在餐飲中，增添更多的樂趣，像

純露蒸飯，就是一個很富有情調的作法。

# 純露與神話

就像精油一樣，各種植物純露都有它天賦的特長領域，我想使用同樣意味雋永的古代神話、民間傳說，來一一說明這些純露的特性：

## ◆辛巴達

阿拉伯的辛巴達（Sinbad）傳奇早已是眾人耳熟能詳的故事。這則傳奇代表了人們對於未知情境的嚮往與追求。有一些純露能提供你清新、向前的力量。它們可協助你面對周遭環境及生命中出現的改變，讓人融入全新的生活，賦予人們力量去面對世界。這些純露包含沉香醇百里香、綠花白千層、高地杜松、西洋蓍草、摩洛哥玫瑰。

## ◆成年禮

翁茲（Wunzh）是一則美洲印地安人的古老神話，描述的是人們發現玉米的故事。傳說中翁茲在不斷的角力後終於打敗了玉米巨人，並遵照祂的指示將其身體埋入地中照料，最後逐長出了美洲第一株玉米。這個故事說明了在成人的過程中，人們所面臨的多重挑戰與身心不安。所以要用一些「轉大人」用純露，含有矢車菊、羅馬洋甘菊、金縷梅、岩玫瑰、檸檬馬鞭草，都是符合翁茲能量的純露。

## ◆精衛

精衛是一則出自中國《山海經》的神話，故事內容是炎帝的幼女遊於東海，卻「溺而不返」。這則故事談的是女性種種身心

變化歷程，因此舉凡成年及成熟、女性生殖泌尿系統問題都是它的照顧範疇。精衛純露包含鼠尾草、永久花、山金車、薰衣草棉、檸檬香茅。

## ◆鹿女

鹿女隱身在西伯利亞森林之中，牠姣好的外型魅力無窮，是獵人們心中永遠的目標。因此這瓶純露可以讓人成為美的化身。若有瘦身、美膚、健身之類的想望，都可以在這些純露中獲得助力。它們分別是大馬士革玫瑰、橙花、大西洋雪松、岩玫瑰、高地薰衣草，調和為複方純露效果更佳。

## ◆王者

吉爾伽美什（Gilgamesh）是兩河流域傳奇的無敵君王，也是一位完美的半神英雄。在同名的史詩中，吉爾伽美什克服了世間一切的挑戰，甚至意圖窺探永生之道。這瓶純露正是讓你堅強，具有屢敗屢戰、永不挫折的勇氣，慢性病患尤其適用。使人無畏的純露包括歐白芷根、歐洲赤松、黑雲杉、穗花薰衣草、岩玫瑰。

## ◆獨角獸

獨角獸（Unicorn）是一種高傲的奇幻生物，傳說中只有處女可令牠靠近、屈膝進而捕獲。獨角獸講的是人類逾越於現實之外的自我靈魂，呼應的則是第二及第三脈輪。當牠因為迷戀而陷入溫柔的陷阱時，也意寓了自我的喪失。可處理消化道系統問題，包含了龍艾、迷迭香、百里酚百里香、冬季香薄荷、萊姆。龍艾能抗痙攣、止嗝；百里酚百里香可以抗菌、處理脹氣；冬季香薄荷則有助於處理排氣的問題。

## ◆阿南西

蜘蛛巫師阿南西（Anansi）是西非的神話傳奇。牠為了將天神獨享的「故事」帶來地上，因此克服了神靈種種的考驗。「記憶」與「傳述」正是免疫系統的重要特色，所以針對免疫系統的純露處方，要使用野馬鬱蘭、羅文莎葉、側柏醇百里香、德國洋甘菊、茶樹。野馬鬱蘭具有強大的抗菌能力，羅文莎葉則是抗病毒的第一把交椅，側柏醇百里香可用於平日保養肝臟，茶樹則是平日口服保健整個免疫系統的首選之一。

## ◆編織

這是一則毛利人的古老傳說，據說編織技術就是女神贈送予人類的紀念禮物。我們都靠著呼吸與世界「交織」在一起，以此互相交換訊息。所以它有助於擴大人際關係網絡，呼應胸腔及呼吸道問題。所以富含桉油醇的純露，例如藍膠尤加利、香桃木、絲柏、牛膝草、亞碧拉醒目薰衣草等，能夠充實胸腔能量，為你重新串連起與世界的關係。

## ◆極光

生活在極圈的人們，對極光有特別的崇敬，有的故事裡會提到極光與星星是天界與靈界入口，但當我們真正進入或得到它時，才發現與自己的預期不同。這是一種從憧憬到失落的過程，伴隨著的則是神經系統問題。馬鬱蘭、香蜂草、快樂鼠尾草、芫荽、甜羅勒等純露，是安撫神經系統的良伴，無論是身心症問題、失眠、挫敗、遭受打擊都適用。

## ◆巨人

阿美族著名的巨人阿里該該（Alikakay）巨人神話，說的是一群遊手好閒的莫名生物，在美崙山上擢取嬰兒、色誘婦女的故

事。為了避免阿里該該巨人的捕食，阿美族將嬰孩保護在集會所內，但是其中一隻貪心的阿里該該仍想動手抓取嬰兒，以致於整隻手被扯斷落下。所以凡是處於耽於物慾、眷戀權勢的情況中，都可藉馬鞭草酮迷迭香、杜松、格陵蘭喇叭茶、胡椒薄荷、胡蘿蔔籽等純露，來淨化身心、養肝利膽。

## ◆酒神

希臘酒神戴奧尼索斯（Dionysus）代表了狂喜與豐足。女性在更年期時，器官機能雖然開始衰退，但是各種想望卻開始節節高昇。所以可以用一些平衡荷爾蒙、再造喜悅的純露，例如檀香、茴香、高地松紅梅、玫瑰天竺葵、檸檬馬鞭草。

## ◆蘇摩

印度宗教神話中的月神蘇摩，由盈至虧、由虧而盈，一切都在循環不已。帶給人們一種慰藉及理解，讓世人了解到生命消逝的必然與默然。所以當面臨親友的臨終，或是遭受巨大打擊時，飲用含有月桂、乳香、穗甘松、聖約翰草、岩蘭草的純露。可以使人得到大地般的能量，支持我們度過生命中最脆弱的一刻。

針對這些故事神話，市面上已經有以其為配方的複方純露，方便一般消費者或芳療愛好者選購。

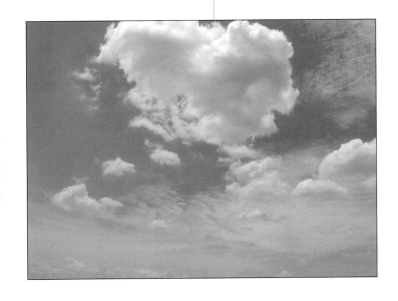

### 單萜醇專論

單萜醇是具有補身效能的陽性分子，帶了點開朗的性格，家族成員或多或少都具有養肝利膽的效果。雖然它和單萜烯一樣，可以陪伴你熬過一些艱難的時刻，並使人開心振奮，但它們並非愛搞悲情的苦情花角色，反而帶了點勇於承認失敗的天真。它有點像2005年破除了「貝比魯斯魔咒」的美國紅襪職棒隊，讓人體會到「奇蹟總在絕望後」的幽默感。

### 藥學屬性

（1）直接作用於病原性微生物
（2）有效改善身體的感染症狀
（3）補強或調節免疫球蛋白

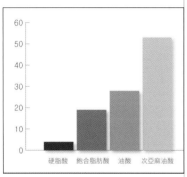

▲ 南瓜籽油的脂肪酸比例

## ◎南瓜籽油 Cucurbita spp.

南瓜籽油是綠色的植物油，含有十分良好的Ω3（15%）、Ω6（40%）、Ω9（27%）的脂肪酸黃金比例，一般都以口服方式使用。南瓜籽有一個聞名遐邇的神奇功效，那就是促進性欲的高漲。所以無怪乎當美國人票選最能引發男性情慾的食物時，南瓜派馬上擊敗巧克力等催情紅星一舉掄元。身為南瓜種籽的精華，南瓜籽油當然也有著讓人幸福美滿的功效。它可強化性荷爾蒙，能幫助受孕，求子殷切的夫婦可以「共同」耐心服用二至六個月。除了「助性」，南瓜籽油也有利腦的功效，所謂的利腦不是讓你變成一個每天腦袋空轉作白日夢的人，而是讓人產生實現夢想的行動力。

## 花梨木 *Aniba rosaeodora*：

　　木質十分堅實，原產地是南美熱帶雨林。雖然近年來業者宣稱供應作為精油的原料都是人工栽植的，不過此說相當令人存疑，所以我們還是省著點用，以珍惜地球資源。花梨木精油九成以上的成份是沉香醇，這是一種氣味美好、抗菌力也相當出色的成份，是處理黏膜問題的專家。所以上從鼻腔、下迄泌尿道，都有花梨木能貢獻一己之長的角落。此外花梨木對於第四脈輪可以提供支撐的力量，所以若有千言萬語說不出或受不住的人，不妨讓花梨木為你的心輪招來一陣熱帶雨林般的蓬勃生機。

## 芳樟 *Cinnamomum camphora*：

　　芳樟是台灣在地的歷史風物，它的外形與本樟十分類似，不過葉片邊緣皺折比較多，氣味也比本樟的樟腦味多了些許的變化層次。芳樟的陽光氣息是來自於成份中的氧化物等分子，所以聞起來像是一位很可靠的肩膀。

## 芫荽 *Coriandrum sativum*：

　　其花果外觀十分類似女性的卵巢，是繖形科中最具柔美特質的一員，用芫荽泡澡時可以感受到卵巢部位有一種支撐的力量。芫荽精油在單萜烯分子的協同作用下，能促使人們產生再三面對人生挑戰的氣魄。不過因為芫荽中所含的是右旋沉香醇（稱為芫荽油醇比較妥當），在抗菌能力上不若其它沉香醇類精油來的強大。此外，芫荽雖然含有香豆素，不過會引起光敏性的分子含量極微，可以放心用在臉上。

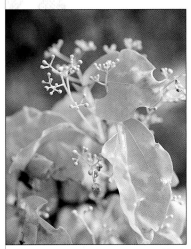

▲ 芳樟

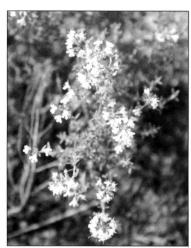

▲ 沉香醇百里香

### 沉香醇百里香 *Thymus vulgaris（CT linalol）*：

很像「母親」的精油，會在單純的愉悅中給你無盡的力量。它是眾多百里香精油中最安全、用途最廣的一種。在臨床上將沉香醇百里香加入金盞菊油中，連難纏的嬰兒尿布疹都能根除。

### 側柏醇百里香 *Thymus vulgaris（CT thujanol）*：

其實它與沉香醇百里香是同一品種，只是因為海拔高低的不同，植物便衍生出不同特質來適應環境，這是唇形科植物的一大特色。側柏醇百里香的氣味較為陽剛，其中所含的側柏醇是屬一屬二的養肝聖品。不過既然是利肝用油，就有可能在使用時引發「排毒反應」，使用前應該要先有充份心理建設。

### 龍腦百里香 *Thymus satureioides*：

摩洛哥特產，是養肝利膽用油。它能激勵免疫系統，所以在自身免疫能力不足或體力低落時，可將稀釋的龍腦百里香塗在脊柱兩側。龍腦百里香對於振奮性機能效果不錯，而其中所含的酚類成份，使它能有效的處理急症問題。

## 香氣空間
# 美國加州 多納米斯酒廠 Dominus Winery

設計：赫爾佐格、德穆隆（Herzog & de Meuron）

　　這是落成於1998年的著名建築，由2001年普立茲克建築獎（Pritzker Architecture Prize）得主組合赫爾佐格和德穆隆（Herzog & de Meuron）共同攜手設計與建造。這對自小學開始就分享彼此生命故事的最佳拍檔，擅長運用建料創造出戲劇般的迷人張力。在本案中，赫爾佐格和德穆隆採用了製作河邊擋土牆的建材石籠（gabion，一種框滿石頭的立方鐵絲籠）來建築酒廠的外牆，並且成功的營造出一個令人無法忽視的強大「素材快感」。但多納米斯酒廠並非只是一個充滿設計風格的建築物，透過巧妙運用石籠，使得廠內就算不使用空調，一樣能夠維持著適宜釀酒的溫度。在這座形體被質材侵入殆盡的建築中，空氣是自由流動在建築內外之間的，所以多納米斯酒廠雖然長相頗似史前的原始洞穴，但是卻彷如活化石，凝聚著歲月的力量以成佳釀。

　　「單萜醇類一」與這棟建築有何異曲同工之妙呢？「單萜醇類一」不是一群「鳥語花香」的精油，但它們卻充滿著強大的支持力量。就像多納米斯酒廠的石牆看似無機無趣，但親臨其間卻可真實感受到大氣在建築內外之間不斷交流。在夜晚時分，多納米斯酒廠會搖身成為一顆納帕谷（Napa Valley）野地上的鑽石，透過廠內燈光所營造的光采，就算是原本粗獷的巨石也會變成光影中的詩人，為我們的生命擋住高溫高熱，留下清涼與愉悅回憶。

## 作業

1. 請在本週每日使用「單萜醇類一」，然後觀察它在你身心各方面所帶來的影響，並盡量記錄你的夢境。（請標示劑量與用法）

2. 本課中介紹的純露與神話，哪一則神話讓你印象較深、啟發較多？

3. 請觀賞影片《駱駝駱駝不要哭》，然後思考「單萜醇類一」的香氣與能量，和這部片的主旨有什麼互相輝映之處？

4. 接下來將講到內分泌系統，請先閱讀《食物是最好的醫藥》（遠流出版）第七章與第八章，然後根據其分類，試著從你生活週遭找出這三型人來。請描述這三名個案之特徵，另外也請思考：自己比較接近哪一型？

5. 芫荽可治神經衰弱與低血壓，請依以下配方自製「香菜排毒湯」：芫荽一兩＋蘋果半個＋柳橙兩個＋蜂蜜三匙。將全部材料混入果汁機攪拌成汁，再加上蜂蜜即可飲用。此飲品可以淨化血液，適合時常抽煙、熬夜、外食者飲用。如果常感疲勞，還可再加入大蒜一小瓣。請在連續飲用三天以後記下你的心得。

第13堂課

# CT13

內分泌系統探祕

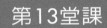

CT13 單萜醇類二
蜂香薄荷、玫瑰草
波旁天竺葵、玫瑰天竺葵
大馬士革玫瑰、橙花

香氣空間
倫敦 聖馬丁旅館

波旁天竺葵

# 內分泌系統探秘

芳療之所以有強大力量，就在於它是影響「內分泌系統」及「神經系統」的專家。內分泌與神經系統並稱為「兩大控制系統」，它們相互合作、相輔相成，一起控制著人體對環境的適應與反應，甚而影響個體人格特質。所以用油絕非只是貴婦閒人的娛樂休閒，當芳香分子沁入人體後，你永遠無法預料這些植物能量在體內能運轉出多少潛在的可能性，他們能直接觸動你的神經、滲透你的情緒，以一種最優雅的步調穿越你的靈魂與想像，將他們所參透的天地星辰之謎、群山雨露之恩，一一繪入你的夢境與渴望。

內分泌腺是一種「無管腺」，由下視丘與腦下腺共同協調來指揮作用。它所製造的各類生化使者——荷爾蒙可直接進入血液或透過細胞間隙進入循環系統，然後到達標的器官以產生各種效能。

## ◆腎上腺期

在物理特性上，腎上腺分成髓質與皮質：皮質分泌了三種酵素：礦物質皮質醇（Mineralocorticolds，如留鹽激素）、葡萄糖皮質酮（Glucocorticoids，如可體松）、腎上腺雄性素（如DHEA及androsternedione）。髓質則分泌二種酵素：腎上腺素（Adrenalin，佔80%）與正腎上腺素（noradrenalin，佔20%），這是讓人體產生能量、提高警覺、促進脂肪分解的荷爾蒙。以下是Dr. Goutiers的「人格成熟模型」概述：

剛出生到滿十八個月之間的嬰兒，受到腎上腺影響甚大。因為腎上腺是一個能具體化各種感受並令人產生穩固力量的腺體，幼兒的誕生正是生命由「無形化為有形」的成果。在這段期間

中，有兩種因素會影響腎上腺的發育，一是父親的陽性能量，另一個則是安全感；新生兒是剛跨過渾沌邊界降臨的生命，充足的安全感才能讓腎上腺有良好的發展，並發揮穩定生命的力量。

在成長中屬於腎上腺發育較為特出的人，我們會稱之為「腎上腺型」，他們通常下顎強壯、體毛茂盛。腎上腺型的人務實而重視傳統，且有濃厚的領域概念，這點頗有戰士及農夫的特質。他們較自我中心，給人一種只憑直覺就採取行動的印象；不過當此類型的人處在負面狀態時，卻可能因為喪失自信採取了十分極端行為。若腎上腺發展不完全，就會容易顯得疲勞萎靡，且不太能承受壓力。羅勒對於激勵腎上腺皮質有相當的效果，而歐白芷則能補強腎上腺髓質。

▼ 腎上腺用油

| 植物油 | 機能亢進 | 機能低下 |
|---|---|---|
| 胡桃油 | 倍半萜烯類（CT29） | 主要借重單萜烯類如：松油萜（CT2）檸檬烯（CT1） 酚類（CT23）醚類（CT27）根部類（如：薑） |

## ◆甲狀腺期

出生後第十八個月到三歲間是甲狀腺發展期。甲狀腺由一百萬個以上大小不等的球形濾泡構成，也是所有內分泌腺體中唯一會在細胞內隙（intracellular compartment）儲存荷爾蒙者。甲狀腺分泌的荷爾蒙有：甲狀腺素T4、三碘甲素T3、降鈣素（calcitonin）與副甲狀腺荷爾蒙（PTH），它們主要的功能是促進新陳代謝、提升神經系統的反應速度。例如甲狀腺製造的降鈣素具有降低血漿鈣濃度的效能；而副甲狀腺素則具有提升血漿鈣濃度的功效——人體血漿鈣的恆定是維持生命的必需，過高或過低甚至會造成個體的死亡，舉凡肌肉收縮、骨頭生成、血液凝固、細胞分裂都與血漿鈣密切相關。

處於甲狀腺發展時期的孩童也正在換牙，開始有意識的探索外在世界。他們就像一枚枚由天空落向大地的蒲公英種子，在落地生根後隨即開枝散葉來探索周遭的領域。孩童在本階段開始學習情緒與感受，所以換牙後的小朋友除了會開始模仿種種社會行

▼ 甲狀腺用油

| 植物油 | 機能亢進：燃燒過度、易腹瀉 | 機能低下燃燒不全、易便秘 |
|---|---|---|
| 椰子油 | 倍半萜烯類（CT28）醛類（CT19） | 酚類（CT22）桉油醇類（CT20） |

為，也會嘗試開始表達自己。個體在此時受到陰性能量（即母親或母親角色）的重大影響，若在此時期失去母親或遭受母親冷落，個體日後可能會有情緒不理性，容易小題大作的特質。

　　一般來說，「甲狀腺型」的人大多牙齒細小、身形瘦長且敏感好動。正如甲狀腺與「情感」之間的密切聯結，他們是一群善於模仿與表達的人。甲狀腺型的人看起來十分健談，可是當仔細聆聽他們滔滔不絕的演說後，卻可能發現其中未必有嚴謹的邏輯性，反而頗為直率與情緒化。當他們進入負面狀態時，極有可能變成一個容易小題大作、喋喋不休的人。另外，罹患甲狀腺疾病的人，普遍在發病前半年至前兩年發生重大挫折或受傷害，如果在這段期間能先使用羅馬洋甘菊，會有比較理想的預防效果。

## ◆腦下腺期

　　腦下腺的體部（pituitary body）直徑約1.3公分，位在下視丘下方、邊緣系統之旁，在構造上分為前葉及後葉。前葉分泌生長激素（GH）、泌乳素（PRL）、甲狀腺刺激素（TSH）、腎上腺皮質刺激素（ACTH）、黑色素細胞刺激素（MSH）、黃體激素（LH）、濾泡刺激素（FSH）等荷爾蒙；後葉則分泌抗利尿激素（ADH）和催產素（oxytocin）。這些荷爾蒙對肌肉骨骼的生長、卵巢睪丸的發育、甲狀腺與腎上腺的作用、腎臟對水份的使用都有重要影響。透過肝門靜脈作為傳輸路徑，下視丘分泌的多種荷爾蒙得以影響腦下腺的運作，控制全身的內分泌功能。若以生理解剖學的角度來看，腦下腺有一半的組織是由下視丘的神經組織「順便」兼差，這意味著內分泌系統與神經傳導系統雖然在體內作用方式不同，卻一直是密切配合、暗通款曲，並且同時以各種激勵的手法，讓每一個靈魂展現出多元的生動樣貌。

▼ 腦下腺用油

| 植物油 | 機能亢進 | 機能低下 |
|---|---|---|
| 琉璃苣油 | 酯類<br>苯基酯類 | 單萜酮類（CT24～26） |

腦下腺成長的年齡是七歲到十四歲，對於人格發展的意義在於增加個體的智力（尤指邏輯推理的能力），讓一個人在探索中變成他自己。現代的父母大都希望孩子跳過前兩個時期，快點成為一個對國家、對社會、尤其是對父母有用的人；其實這種想望的最大動機倒不是孩子難養，而是雙親對小孩老是「講不聽，沒辦法溝通」的無奈及焦慮。但是小孩子的腦下腺若真的太早發展，就會失去讓腎上腺及甲狀腺發展的契機。所以不要太早剝奪小朋友的童真之心，因為其中正孕育了十分珍貴的人性之美。

　　一般來說，腦下腺型的人具有豐富的靈魂特質，多少帶著一點睿智的哲人風采。處於負面的情況時，腦下腺型的人會疏離人群、鄙視一切，變成一個憤世嫉俗的人。通常過度自信，認為世事都在他的掌握之中，以致於從來就沒想到會在自己身上出現「意外」這類的事情。


　　其實每個人或多或少都同時具有上面三種類型的特性，所以我們無需強迫自己一定要當某個內分泌腺的忠誠「腺民」，而是將重點放在每個類型的不同面相和成長空間。透過芳香療法，我們可以藉由精油分子與內在的撞擊，讓自己體驗每一種人格類型的特長與特質，因為每一個分子都像是一位個性獨具的朋友，他們不只透過協同作用來殺菌排毒，更可以攜手合作讓我們體驗世間萬種風情。在人際關係疏離的現代，也許我們不會有機會每天都和家人、同事、朋友以外的人說到話，但是卻可以讓自己的內分泌系統與數以百計的芳香分子互相交流溝通。這些多采多姿的精油成份會在我們用油或吸聞時，透過能夠直指人心的氣息與撫觸，喚醒我們逐漸退化的嗅覺，安撫我們重重防衛的心靈。

# ◎椰子油 Cocos nucifera L.

椰子油（coconut oil）富含短鏈飽和脂肪酸，極易自皮膚滲透，在淨化毒素或去除重金屬的功能上，絕對是植物油中的第一把交椅。無色無味及親膚的特性，十分適合與精油調和使用。椰子油也具有對抗腫瘤的強大效能，根據實驗，就算只是在老鼠全身塗抹椰子油，也可以有效抑制腫瘤的擴散，因為椰子油可藉由作用在細胞膜上的特殊機轉，保護細胞不受腫瘤的侵犯。此外，椰子油也能激勵甲狀腺素的分泌，因此除了能夠增進免疫力外，也能有助於將低密度脂蛋白（LDL較不好的膽固醇）轉化為黃體素、DHEA、pregnenolone（一種神經性類固醇，可增強學習與記憶力）及抗老固醇等，這些體內物質對於心血管系統或人體延遲老化都有若干幫助。

由於椰子油的成份幾乎都是穩定的飽和脂肪酸，所以壽命十分耐久，但其中仍然含有少許的Ω6及Ω9等不飽和脂肪酸。更重要的是，椰子油含有月桂酸（Lauric acid）——這種中鏈脂肪酸能在體內被轉化為抗菌、抗原蟲及抗病毒的物質：月桂酸甘油酯（monolaurin）。在某些研究中證實月桂酸甘油酯能藉由破壞外膜使多種病毒或病菌失去活性，對於HIV病患來說是不可多得的支持用油。

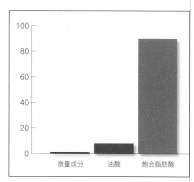

▲ 椰子油的脂肪酸比例

## CT13單萜醇類二

**蜂香薄荷** *Monarda didyma*：

華麗的花容，充份說明了牻牛兒醇的本色。當你在普羅旺斯的野地中，驟然與一大片正值花期的蜂香薄荷遭遇時，會好像聽到一群自信熱情的少女在對你呼喊：「我就是生來

愛這個世界的！」蜂香薄荷有抗病毒、細菌、黴菌的藥學屬性，跟酚類相較又不具肝毒性，是很理想的抗感染用油。但牻牛兒醇較為刺激皮膚，所以請以較低的濃度比例使用。

## 玫瑰草 *Cymbopogon martinii*：

狂野凌亂的姿容，卻有著清新爽朗的氣息。它的氣味熱度沒蜂香薄荷來得高，很多男性也十分喜歡。玫瑰草也是很多廚房、浴廁清潔殺菌劑的配方。

## 波旁天竺葵 *Pelargonium asperum*：

精油分子種類較多，所以氣味層次比玫瑰天竺葵更加豐富。波旁天竺葵對於內分泌系統有很好的作用，是熟齡女性的恩物，諸如陰道乾澀之類的婦女更年期問題，都可以使用波旁天竺葵來處理。波旁天竺葵的芳香分子，在「茹絲的蛋形圖」中呈現出「十字形」的分布，能幫助身心內外的溝通與平衡；它鼓勵人們以一種自信開放的態度，迎接一種熱烈又優雅的生命風情。

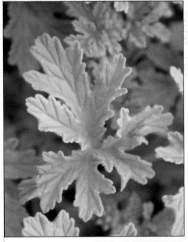

▲ 玫瑰天竺葵

## 玫瑰天竺葵 *Pelargonium roseum*：

對於正值青春或盛年，卻感覺空洞無聊的女性來說，是不可多得的聖品。這種空洞不是指空巢期或是更年期婦女的用盡之「空」，而是指「不知如何善用生命能量」的空洞。與空轉狀態有關的內分泌腺體是甲狀腺；當甲狀腺分泌不足時，人們很容易將腎上腺給予的動能虛擲。

## 大馬士革玫瑰 *Rosa damascena*：

是多分子精油，精油氣味比摩洛哥玫瑰原精多了些酸

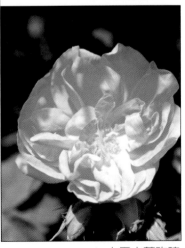

▲ 大馬士革玫瑰

味。它是口服養肝聖品，能夠促進膽汁流動、促進肝臟排毒，舉凡補身、催情都是它成名已久的看家本事。正如你所感受到的，大馬士革玫瑰具有十分女性的特質，是一種能讓女人更像女人的用油。它也是美的化身，能喚醒使用者的美感，因之察覺到原本被自己忽視的人事物。所以，如果遇到憤世嫉俗的個案，或是自己覺得此生此世已無所留戀，可以了此殘生時，就使用大馬士革玫瑰吧！

### 橙花 *Citrus aurantium bigarade*：

橙花是最令人不覺得冶艷的花香精油，這是因為它所含的牻牛兒醇含量較低，沉香醇比例較高。橙花可以讓人覺得身處在一個潔淨、無邪的環境，鼓動生命回溯到最初的樣貌與想望。所以對於那些容易被權勢或人情覆蓋自我的人來說，橙花是十分相應的用油。

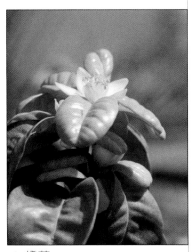

▲ 橙花

在「單萜醇類二」中，我們見識了沉香醇耽美又堅強的魅力；在「單萜醇類三」中，則將感受到牻牛兒醇奔放強大的威力。牻牛兒醇的抗菌力是沉香醇的四倍以上，幾乎跟酚類並駕齊驅，是一個有著「華麗搖滾」特色的精油分子，激情但不煽情、高亢卻不爆裂。它像是一個不解世事卻又自信迷人的好奇精靈，熱情的漫遊在這個自私冷漠的現代社會。凡人可以透過它無邪的眼瞳，看到截然不同的美麗新世界。

## 香氣空間
# 倫敦 聖馬丁旅館 St. Martins Lane Hotel

設計：菲利浦・史塔克（Philippe Starck）

　　這間落成於1999年的精品旅館，由知名的國際級設計大師菲利浦・史塔克操刀演出。他的作品橫跨各個領域，從滑鼠、酒瓶、手錶、電視到廁所，萬事萬物幾乎都可成為他揮灑巧思的媒介。這位兼具了創意與行銷頭腦的設計師，1948年出生於巴黎，他的父親是一位飛機工程師，所以菲利浦・史塔克可說是自幼就被設計藍圖包著尿布長大的。史塔克曾經當過龐克運動的領袖，也曾經放下一切去環遊世界，不過他最後仍然選擇投身設計工作，並且以1982年承接法國總統密特朗的新居設計，闖出了響亮的名聲。自此之後佳作不斷，成為當世一流的設計巨匠。

　　在這間滿是帥哥美女服務人員的精品旅館中，會感受四處滿是繽紛的色彩，不過不用擔心自己會被五顏六色搞

▼ 五顏六色與突兀的淘氣擺設，呼應「單萜醇類二」富含牻牛兒醇的繽紛氣味。

©Roland Dafis/Arcaid

209

得頭昏眼花，因為在史塔克的巧妙安排下，每個顏色都以一定的暖度相呼應，所以會覺得空間十分鮮活動人，但不會刺眼傷神。除了令人難忘的顏色之外，飯店內四處充滿了遊戲般的巧思，像是在我曾住過的房間內，就放了一尊尊戴著紅帽子的小矮人。你很難想像在如此高級的飯店中，會出現這種看來突兀的淘氣擺設。可是這實在是很虓牛兒醇的一件事，因為設計師就是勇於表達他的看法。

史塔克曾說過：「設計沒有規則與範本，因為『它的本質是不斷的超越與探索。』」虓牛兒醇可以讓你激發對世界的好奇之心，並且讓你坦率表達出發現新事物的欣喜。也許我們不能成為第二個菲利浦・史塔克，但是至少可以像蜂香薄荷一樣過得活色生香、明豔動人。

## 作業

1. 請在本週每日使用「單萜醇類二」，然後觀察它在你身心各方面所帶來的影響，並盡量記錄你的夢境。（請標示劑量與用法）

2. 回顧你生命中的一位「頭痛人物」，看看能不能找到他在發育期間的內分泌問題，或試著推論他可能曾遇到何種內分泌問題，以致表現出令人困擾的行為模式？同時思考，在CT1-CT13之間，哪一瓶油對他比較有益？

3. 藝人（entertainer）或多或少都具有「單萜醇類二」的能量，你覺得哪一位做它的代言人最合適？

4. 接下來我們將討論內分泌系統與氣卦七輪的關係，請先閱讀《慧眼視心靈》（遠流出版）一書，然後依七大脈輪的順序，分別抄錄下每一脈輪的屬性或故事中，令你印象最深的段落。

5. 到糕餅店及便利商店詢問或觀察，我們日常生活中可有機會吃到以椰子油調製的點心？

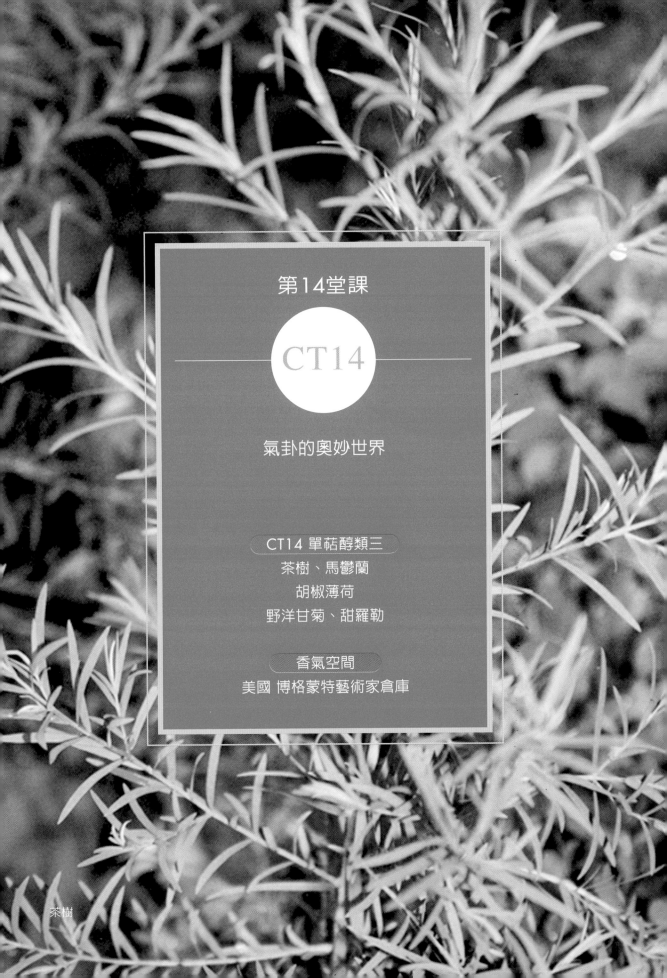

第14堂課

CT14

氣卦的奧妙世界

CT14 單萜醇類三
茶樹、馬鬱蘭
胡椒薄荷
野洋甘菊、甜羅勒

香氣空間
美國 博格蒙特藝術家倉庫

茶樹

# 氣卦的奧妙世界

全世界古老文化的智者們，都曾在體內發現過旋轉、輪盤式的能量場域，也就是我們現在所稱的氣卦（Chakra，又稱脈輪或氣輪），但印度於此研究特別深入，並且留下了深遠的影響。對於氣卦，我們要有一個概念，氣卦不是「掛」在你體內的一團靜止的「氣」，它不停地在運轉振動，這是因為人體不時在吸收周遭的能量訊息，就像肉體的呼吸吐納一般。

在《精油圖鑑》一書中為了方便說明，將七個脈輪配上七種顏色。但實際上，脈輪顏色並非固定的，隨著心念意志與所見所思的不同，氣卦的顏色會不斷變化。讓我們想像一種充滿活力變幻的人體世界──正因為生命並無一刻停滯不動，人體自然也瞬息萬變，以呼應這偉大的萬有之河。所以七個脈輪其實代表了七個不同的生命議題，也代表了七種宇宙的能量變化。簡而言之，氣卦象徵了微觀的宇宙之能，引導你碰觸存在的本質。

1939年，前蘇聯電氣技師賽揚‧基爾良（Semyon Kirlian）開發出基爾良能量攝影術（The Kirlian photographic process）。這套攝影技術是將物體放在高頻電場中，藉此將不可見光譜的部份顯相出來。在審視基爾良能量攝影術的照片時，要把重點放在這些光芒的厚薄、形狀變化，例如在一些案例中就可發現，病人在治療前後的氣場照片有明顯的強弱變化。生命能量（life energy）理論的支持者因而相信，人體並非只有肉身的型態，而是被七個氣卦投射出的能量場域層層包裹。它們分別是乙太體（Etheric Body）、情緒體（Emotional Body）、智力體（Mental Body）及星光體（Astral Body）。

氣卦、經絡、能量、氣場等理論，可被視為一種生命詮釋方式，讓我們不會覺得自己內臟只是一群工作至死的勞工、或感到細胞只是一堆用過即丟的免洗碗筷；其實，人體不僅充滿驚奇奧祕，與世界之間亦無時無刻不以各種方式相互交流。

　　假若「交流」即是生存的重點，那麼傳統中的氣卦概念與現代醫學間又有何交集？某些研究指出，人體的內分泌系統與氣卦有相當的關聯，而神經傳導路徑則與經絡路線相同，例如腦下腺之於第六輪，甲狀腺之於第五輪、腎上腺之於第一輪、性腺之於第二輪等；更直接的說法是，「經絡」是人體訊息的循行航線，而「氣卦」就是連接航線與航線的轉運站。這些氣卦與內分泌系統的交涉，未必代表我們已經揭開了人體能量之學的秘密，但是卻提供了另一種多元的管道，讓有心者得以探索身心合一的玄奧之堂。

　　但有時候，相信生命能量之說者很容易掉入一些陷阱──試圖把有關人體能量的信念「物化」（尤其是「視象化」），他們努力運用一些現代實驗及科學證據來把這些知識變成一個超然的「真理」，卻忽視了生命的整體意義才是討論生命能量的根由。請不要以「對號入座」的方式來理解你的生命，舉凡顏色、精油與脈輪的說法都只是一個切入角度與觀點。

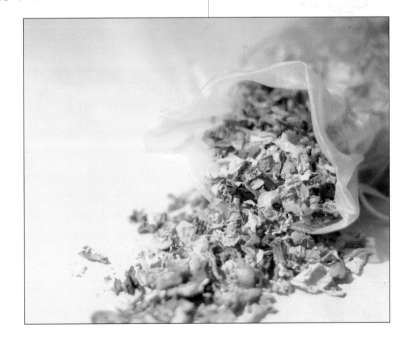

## ・CHAKRA氣掛七輪與其對應範圍・

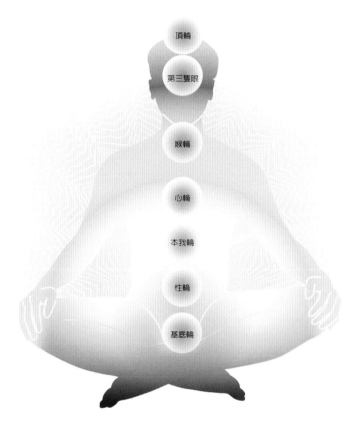

頂輪
第三隻眼
喉輪
心輪
本我輪
性輪
基底輪

氣掛Chakra又稱「脈輪」，是印度傳統養生學阿輸吠陀Ayurveda用以指涉人體能量場域的概念。
在不同的氣掛上使用合適的精油，將有助於調理該氣掛對應部位的身心狀況。

| 第一氣掛<br>基底輪 | 第二氣掛<br>性輪 | 第三氣掛<br>本我輪 | 第四氣掛<br>心輪 | 第五氣掛<br>喉輪 | 第六氣掛<br>第三隻眼 | 第七氣掛<br>頂輪 |
|---|---|---|---|---|---|---|
| 紅色，土 | 橙色，水 | 黃色，火 | 綠色，空氣 | 藍色，清氣 | 靛色 | 紫色 |
|  | 梵語：自我的居所 | 梵語：寶石之城 | 梵語：免災免厄 | 梵語：純淨 | 梵語：無限的力量 | 梵語：千瓣蓮花 |
| 會陰與肛門之間 | 陰毛地帶與<br>生殖器官 | 肋骨與肚臍之間<br>太陽神經叢 | 心臟以上的胸部 | 喉與頸 | 兩眉之間與之上 | 顱骨之頂 |
| 訊息傳導物質<br>飲食、睡眠<br>基本物質需求 | 生殖泌尿功能<br>生育、創造<br>情海、思潮 | 消化，含胃與肝<br>與外界相通之處<br>自我意志的中心<br>體觸神意之所 | 心肺功能<br>愛<br>連結身心的橋與<br>世界溝通的管道 | 呼吸系統、<br>甲狀腺、淋巴<br>表達真理與創意 | 腦下腺、腦神經<br>理解與智慧 | 神經傳導物質<br>靈性、慧根<br>基督教中的光環 |

# 基底輪（第一脈輪）

對應腎上腺，和「生存」議題有關，掌管生殖、泌尿、排泄等器官。在神祕信仰中，認為其中藏伏著「拙火」能量，舊約聖經所說的「我們的神乃是烈火」（Our god is an all consuming fire），就是形容這團火燄的力量。令人訝異的是，現代人的基底輪並沒有因為物慾熾盛而比古人更發達，反而因為文明進步而受到限制，所以多做骨盆腔運動再搭配適當的精油，可讓拙火能量通暢。這裡所說的拙火涵意較廣，例如當你遇到一個吸引你的人，你會感覺有道電流由基底輪「滋」的一聲上通腦門，這就是一種廣義的拙火體驗。對基底輪有益的精油包括大馬士革玫瑰、歐白芷根、小茴香、茶樹、檸檬薄荷，這是一個有花、有果、有葉、有莖的配方，可讓人體會合一、滿足的快感。我將此配方命名為「王者」，可參考第12堂課中提到的王者神話。此配方適合薰香、按摩，或稀釋後塗抹陰道或肛門黏膜。

# 性輪（第二脈輪）

對應性腺，與「創造力」的主題相關。第二輪代表了未經世事之前的天真自我，含藏人類的潛在能力，現代的社會除了有基底輪凝滯的問題，性輪普遍也有僵化的現象，這個狀況的成因很多，其中之一就是教育方式，父母往往以自己的主觀來指導小朋友，卻束縛了孩子的創意。對性輪有良好幫助的精油包括蛇麻草、洋茴香、岩蘭草、香草、萬壽菊，我將這些油調和成「精衛」配方，它可以讓人解開四肢百骸的束縛，自綁手綁腳的狀態中解放，然後我們就敢畫出黑色的花、凹下去的房子……當然對於處理子宮問題、腰部酸痛、開發潛力、增加創造力及自由無邪的童趣都相當有用。

# 本我輪（第三脈輪）

　　對應消化系統、肝臟、腎臟、與橫膈膜。本我輪的「自我」是一種歷經世事後的「形象自我」，這種自我很容易感到「孤單」，所以時時刻刻都想展現自己的存在價值。一個人有沒有當芳療師的天賦也與這個脈輪有關，所以如果你想要成為一個具有療癒力的芳療師，最重要的條件是我們的本我生命力是否豐沛？這樣你才能持續付出而不受影響；換句話說，一個做好自己的人就會有療癒力。能活化本我輪的精油組合是芫荽、肉豆蔻、熏陸香、德國洋甘菊、豆蔻，我稱之為「獨角獸」配方，各位可參考獨角獸的故事。

# 心輪（第四脈輪）

　　心輪的顏色常被描繪成綠色，不過在某些說法中，心輪也可能因為折射松果體的光芒而成為粉紅色或金色。心輪的主題當然是「愛」──是頂輪與基底輪合一的關鍵。很多人在經歷了無數的自我努力後，仍然無法達成身心合一的境地，其原因就在於合一的管道被心輪「切斷」了。可幫助心輪能量的精油含土木香、甜茴香、阿密茴、桉油醇迷迭香與西伯利亞冷杉。這個被叫作「編織」的配方，對心肺區疾病或是冠狀動脈疾病都有效用。當我們覺得自己不受重視時，也特別會讓我們得到寬慰。另一個有效的方法則是「擁抱」，藉著擁抱，也可以提昇自己心輪的能量。

# 喉輪（第五脈輪）

　　此脈輪重點在於「表達」，對應甲狀腺。對有些人來說，他們的喉輪問題在於「不能表達」，但有些人則是「表達不當」。表

達對於個體來說十分重要，用什麼方式表達，就是用什麼方式吸收資訊。表達的方式也說明了甲狀腺新陳代謝的狀況，所以具有適當表達能力的人很容易適應環境。適用喉輪的精油配方是鬱金、南木蒿、紅花緬梔、紅沒藥及綠薄荷，可以與西非的蜘蛛巫師神話相對應，所以就讓我們稱它「阿南西」配方。

# 眉心輪（第六脈輪）

是所謂「第三隻眼」的所在之處，意義在於「超越」，對應松果體。第六輪是一個強調直覺的氣卦，與邏輯歸納或理性判斷較無涉。本輪發達的人容易獲得「感知」的能力，第六輪發達的人，腦海中常常出現各種「畫面」，特別喜歡看圖說故事。以下配方對第六輪很有助益：桔葉、熱帶羅勒、甜橙、穗甘松及黑雲杉。在這個「極光」配方中，穗甘松尤其重要，可以活化腦下腺，讓我們增添對於所處世界的感知能力。

# 頂輪（第七脈輪）

它的主題是超越後的「合一」，這裡的「合一」，不是要與山川鳥獸、名山古剎合一，而是要與自己合一。在追尋「合一」的過程中，人們會一再超越自己，見他人所不見，做他人所不做。這不是說要成為一個了不起的人，而是要體驗一個不重覆又有趣的人生。檀香、墨西哥沉香、蓮花、芳樟、蘇合香等，可以調配為「蘇摩」配方，幫我們打開頂輪，接收萬有間豐碩的訊息。

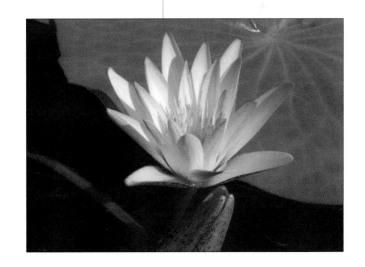

既然我們已瞭解了生命的整體性，就知道若氣卦發生問題，不會只是單一部位出狀況。此時我們可以為自己做氣卦按摩：首先使用對應第一脈輪的用油，由尾椎沿著脊椎一路往上塗到頸椎；然後再依次換第二輪用油、第三輪用油……，路徑都是從尾椎到頸椎。如果沒辦法擦到全部的脊椎，那至少要好好的塗過腰椎，因為這裏是地、水、火、風、空五種能量的匯集處。如果腰椎還是塗不到，也可以使用一些人體反射區來處理，例如腳底近內緣處的脊椎反射區。

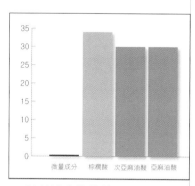

▲ 沙棘油的脂肪酸比例

## ◐沙棘油 Hippophae rhamnoides L.

沙棘是胡頹子科沙棘屬的植物，原產地在中國大陸的蒙古地區。它是一種十分具有耐受力的植物，無論是高原還是漠地都能生長甘之如飴。沙棘油（Seabuckthorn oil）萃取自沙棘的果實，具有強大療效，也是近年來新興的美容聖品。它除了富含多種營養成份外，更同時擁有Ω3、Ω6、Ω9脂肪酸，是十分高級的植物油。沙棘油的應用範圍很廣，除了可以抵抗自由基，具有提振免疫能力的效果外，也能夠抑制皮膚癌，治療各類皮膚問題。沙棘油經過人體吸收後，可在細胞膜上形成最密集的封網；這道防禦措施簡直可以抵抗一切外物對於細胞的攻擊，甚至連十分難纏的蜂窩性組織炎都有治癒的個案。

沙棘油富含$\beta$胡蘿蔔素，呈現鮮艷的橘黃色。因此若要外用沙棘油，最好將它調入較清淡的植物油中稀釋，或加入面膜使用。

## CT14單萜醇類三

### 茶樹 *Melaleuca alternifolia*：

茶樹可以長得十分高大，但為採收方便通常控制在一百五十公分的高度。茶樹其實不是一種用來抵抗病毒的精油，它的最大價值在於平日作為提昇免疫機能之用。藉由每天口服一滴茶樹精油，就可以有效激勵唾液中的免疫球蛋白，強化免疫力。很多人會用茶樹來處理的症狀，其實都有更好的用油選擇；例如處理香港腳，百里香或檸檬香茅都比茶樹效果更好。

### 馬鬱蘭 *Origanum majorana*：

這是富有「赤名莉香」（日劇《東京愛情故事》女主角）精神的精油，它傳達的是一種自信的力量——不因沒被他人選擇就失去自我。我們都希望自己是個萬眾仰慕的人，但是馬鬱蘭卻幽幽地訴說一種達觀的思惟：不論自己是否被喜愛、被欣賞，都要勇於面對自己、做自己。

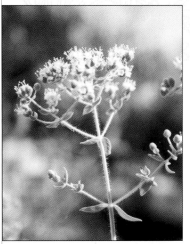

▲ 馬鬱蘭

### 胡椒薄荷 *Mentha piperita*：

這是水薄荷和綠薄荷的混種。它是養肝利膽的雙分子精油，具有冷熱交替的能量特性（先冷後熱），所以若是有感冒病症的人，可能就不適用胡椒薄荷。它是一股帶有火花般特質的能量，能讓你的身體細胞整體活化，對於那些十分疲憊的人，胡椒薄荷也能讓他們整個人頓時「亮了起來」。在人體七輪中，胡椒薄荷對第六輪也有作用，所以當你被各種原因閉塞了身心，已經看不到世界的有趣之處時，不妨讓胡椒薄荷為你打開超越之眼。

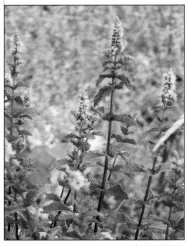

▲ 胡椒薄荷

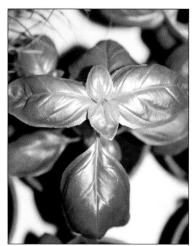

▲ 甜羅勒

### 野洋甘菊 *Ormenis mixta*：

像是把大家拉在一起的力量，能予人「被支持」的感覺，讓人有種被親人關心問候般的溫暖感受。所以對於新換環境，因為事事陌生而徬徨的人來說，野洋甘菊可以提供安撫的力量。

### 甜羅勒 *Ocimum basilicum*：

正統義大利菜餚中必備的美食，也曾出現在雪萊（Percy Bysshe Shelley）、濟慈（John Keats）等詩人的筆下。甜羅勒的「甜」指的是沉香醇所帶來的甜美感覺，能讓人感受到詩歌般的優美情懷。

「單萜醇類三」能讓人看到靜夜裡每扇發著光的窗戶內的故事，使人在日常生活及尋常韻律中，不斷地發現美感與生命的節奏，越活越有勁。其實，就算是重覆每日的生活也是一種勇氣，這種勇氣不在於「又活了一天」，而是在於在重覆的日子中又活出「有趣的一天」。當我們能發現隱藏在平淡生活中的美好韻律，就擁有在平凡中恢復活力的祕訣，這就是「單萜醇類三」的真正魅力。

## 香氣空間 美國 博格蒙特藝術家倉庫
## Bergamot Artist Lofts

設計：普＋斯卡帕建築公司（PUGH＋SCARPA Architecture）

這是知名博格蒙特藝術中心（Bergamot Station）的附屬建築。由普＋斯卡帕建築公司設計，1999年完工。這座建築物的一樓是三間可作為畫廊的工作室，二樓則是三個藝術家的工作室及起居空間。第一眼看到這棟建築物，馬上會聯想到「鐵皮屋」，這是因為普＋斯卡帕建築公司為了與博格蒙特藝術中心（原本即由工廠建築翻修而成）的原有調性統合，所以採取了工業時代的洗鍊風格。

進入博格蒙特藝術家倉庫的參觀者，大都不會有正在參觀美術館的嚴肅感，因為觸目所及處處洋溢居家般的輕鬆氣氛。使人能夠徹底融入其中，但是又可在平易近人的氛圍裏發現到各種藝術之美，毫無距離感。這正可說明了「單萜醇類三」的特色：在表面無奇的平淡中，讓人體會其中深意。

（參見網站：www.bergamotstation.com）

作業

1. 請在本週每日使用「單萜醇類三」，然後觀察它在你身心各方面所帶來的影響，並盡量記錄你的夢境。（請標示劑量與用法）

2. 你在哪一個脈輪的對應部位比較容易感覺疼痛或不適？請根據本週所學，試著分析自己這種身體不適背後的精神因素。

3. 請挑選一件最能呼應「單萜醇類三」香氣能量的建築作品，並請說明如此判斷的理由。

4. 接下來我們將更深入地討論神經傳導。請復習之前讀過的《大腦的秘密檔案》第50、102～105、126～167頁，也可自行閱讀其他段落，增加你對大腦機制的了解。

5. 請調查市面上有多少用品加入茶樹精油？請列出一覽表說明產品類型與訴求重點。

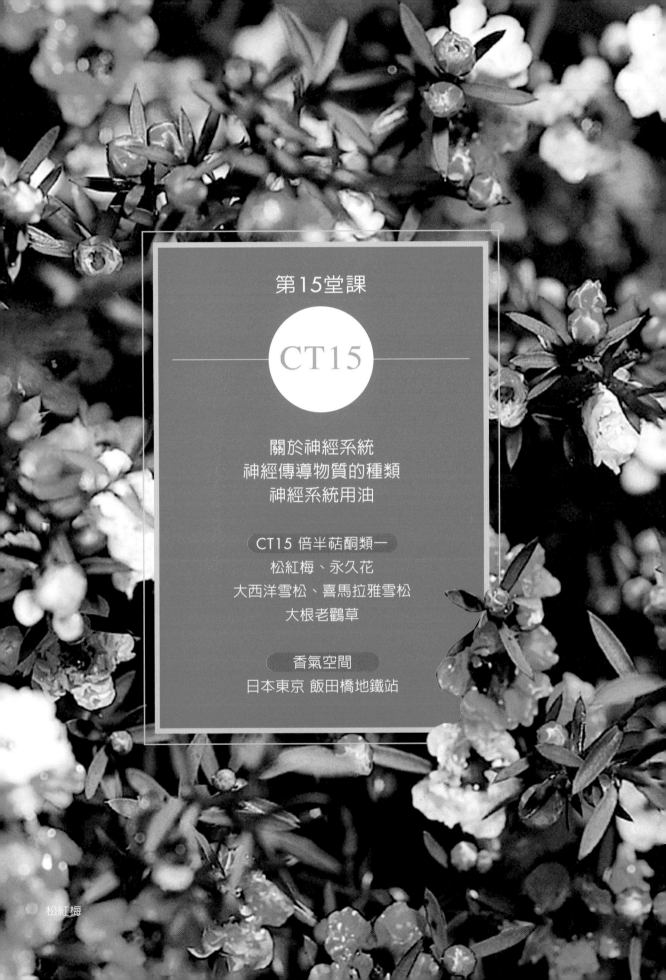

第15堂課

# CT15

關於神經系統
神經傳導物質的種類
神經系統用油

CT15 倍半萜酮類一
松紅梅、永久花
大西洋雪松、喜馬拉雅雪松
大根老鸛草

香氣空間
日本東京 飯田橋地鐵站

松紅梅

# 關於神經系統

　　神經系統與內分泌系統一樣，是芳香療法的療癒重點，尤其是自主神經系統。自主神經系統與維持生命的功能息息相關，控制人體器官機能的運作，所以精油分子除了經由循環系統到達目的器官發揮作用外，也可以透過影響自主神經系統，間接發揮調節人體狀態的功效。

　　依照功能的不同，自主神經系統可分為「交感」與「副交感」神經系統，前者屬於「白晝」的神經系統，會讓人亢奮、有力；後者則是「夜晚」的神經系統，與人體的淨化再生、休養生息相關。當然這種分法只是便利理解和記憶，並不是說一到白天，副交感神經就下班不做事；一到晚上，交感神經就躺平放假，事實上這兩種神經系統隨時互動、緊密交流。如果想要激勵交感神經系統，四大象限中的陽性分子（如單萜烯、酚類、單萜醇）可助你一臂之力；若想增進副交感神經的效能，那麼陰性分子（如酯類）會是恰當的選擇。

　　神經系統的最小單位是神經細胞。神經細胞又稱神經元（neuron），它包含了神經細胞主體、傳入訊息的樹突（dendrite）及傳出訊息的軸突（axon）三個部份。神經細胞與神經細胞之間並非直接聯結以傳遞訊息，它們存在著突觸間隙（synaptic cleft），當一個神經細胞想和另一個細胞溝通時，軸突末端的突觸小泡就會釋出「神經傳導物質」（neurotransmitter），這些物質會帶著要傳遞的訊息奔向下一個神經細胞上的對應受體。

　　所以大家在芳香療法中常聽到的「對話」二字是有其實際意義的，當一個人神經傳導活動進行順暢，不論在身體還是心靈上，他都會有著豐富的感受。植物油對於神經系統十分重要，只要補充適當的脂肪酸，神經元自然更能「探索」世界；如此一

來，你就不會有個苦悶無趣的體內世界，當然也不會有個苦悶無趣的人生。除了植物油之外，精油也能增加神經系統的溝通功能，單萜烯可促進神經傳導物質的分泌，單萜酮能激勵神經細胞本身，倍半萜烯則能讓神經傳導物質的受體強化。一個芳療師可以用研究個案的精神，來討論精油對於神經傳導物質的反應，但是切莫論斷某某精油就對某某神經傳導物質有一定效果，因為這是另一種領域的專業。

# 神經傳導物質的種類

## ◆乙醯膽鹼（acetylcholine）

　　乙醯膽鹼的主要功能是安撫，使人感覺安定平靜。適度刺激迷走神經可增加乙醯膽鹼的分泌，所以遇到十分緊張的狀況時，可以按摩耳後及耳垂。有些文化中會在小女孩年紀還很小的時候就穿耳洞，這是為了讓她們自小就有穩定的性格，並且培養出優雅的氣質。

## ◆腦內啡（endorophin）

　　能讓人們忘記痛苦、感覺開心。它是一種「快樂荷爾蒙」，是人體犒賞自己的私房蜜糖。做很多事情都能夠促進腦內啡的分泌，例如微笑或接吻、靜坐或做愛，只要是以「正面積極」的態度來做事，都可提昇腦內啡。近來盛行的音樂治療或冥想靜坐，其原理就是在於提振腦內啡的分泌。

## ◆腎上腺素（epinephrine）與正腎上腺素（norepinephrine）

　　他們都來自於腎上腺髓質，對於人體的作用也十分類似；只

是正腎上腺素的作用對象是交感神經系統，而腎上腺素則是透過內分泌的路徑運作。正腎上腺素鼓動你的神經元快速伸出突觸來掌握訊息，也是讓個體做好生存準備的荷爾蒙，無論你要打或是要逃（fight or flight），它都能促進肝醣轉換為血糖，為你的下一步行動做好準備。因此正腎上腺素能使人變得果斷。除此之外，正腎上腺也是強力燃燒脂肪的荷爾蒙，所以心中懷有減肥大夢的瘦身男女們，可以多使用單萜烯來激勵正腎上腺素的分泌。

## ◆血清素（serotonin）

可穩定情緒，協助對抗焦慮，讓人從容面對挑戰。它與正腎上腺素處理問題的手法大不相同；正腎上腺素讓你有膽有識、一飛衝天，血清素則讓你滿懷感恩，不致讓自己跌落谷底。快樂丸（MDMA）就是藉由加強血清素分泌，並阻止人體回收血清素的方式來讓身心感到鬆弛。有些人由於第十七號染色體的「血清素搬運者」基因較強，所以體內血清素濃度較高，因此有著一種八風吹不動的「上人氣質」。因此，若是你常常看不開世間凡情萬種，心頭總是憂鬱苦悶，那麼請多攝取多醣類（五穀根莖、蔬果）或富含亞麻油酸的食物（如月見草油、琉璃苣油）。使用沒藥及倍半萜烯類精油對於增進血清素的分泌也有若干幫助。

## ◆多帕胺（dopamine）

它是一種賜予豐富創造力的荷爾蒙，美麗芬芳的花香類精油可激勵多帕胺的分泌。此外，英國劍橋大學研究發現：若給猴子比平日更多的果汁作為獎勵時，猴子體內的多帕胺濃度會上升。普林斯頓大學的研究則指出，當「獎賞反應」發生時，多帕胺就會前往大腦皮質層，使人們興奮。所以你若希望小朋友變成頭腦靈活的「點子王」，不妨多多給予獎勵。很多女性在月經結束後會變得創意十足，這也是因為雌激素透過杏仁體讓體內的多帕胺

增加的緣故。根據加拿大英屬哥倫比亞大學的研究，當一個人相信自己所服用的是對症藥物時，其多帕胺分泌就會增加，這也解釋了所謂的「安慰劑效應」——多帕胺可以提振人體免疫力，所以激勵它的分泌對於增進抵抗力有相當的效果。所以，有時只要我們心懷信任，就有可能藉著增加多帕胺的分泌來擊退各種疾疫。

　　人類第十一號染色體上的D4DR基因含有敏銳的多帕胺受體。所以用科學眼光來看，那些容易「濫愛」的人都可能擁有比一般人更長的D4DR基因，只好藉由連綿的愛情體驗來滿足自己對於多帕胺的需求。所以談戀愛要以「科學的態度」來談，我們都知道社會價值觀與生物本能未必相合，所以當一個人愛上別人而不愛你了，不必以道德來譴責他，可以用D4DR的概念來原諒他們的「無奈」，也讓自己更放得下。

# 神經系統用油

　　既然人類的神經系統與精油之間特別能彼此呼應，使用精油來處理神經系統的疑難雜症可謂一拍即合，因此接下來我們將探討一些相關狀況的用油。

• 頭痛：頭痛只是一種「症狀」，並非疾病本身，切勿一遇到頭痛就一股腦兒端出醚類和苯基酯類在額頭上狂塗猛擦，這樣只是治標不治本。頭痛大多是因為肩頸肌肉緊繃造成，此類的問題只要在斜方肌下的扳機點用油，大多可以緩解症狀。不過由於頭痛的原因相當多，所以不可一概而論，例如若是因為腦下腺問題所導致的頭痛，建議使用穗甘松來處理。

- 偏頭痛：其成因之一是大腦內痛覺中樞（pain centers）的不正常電流（electrical pulses）釋放，造成疼痛的神經傳導物質釋出所致。全美二千八百萬位偏頭痛患者中有二千一百萬位是女性，可見雌激素過多可能是造成腦部產生不正常電波的始作俑者，因此我們可以使用貞節樹的精油或錠劑來降低體內雌激素的濃度，以收改善之功；在處理個案的經驗上，通常使用三個月到半年後可見成效。另外，補充適當的脂肪酸也有效，如南瓜籽油、月見草油或琉璃苣油。另一個偏頭痛的原因是因為血管過度擴張造成血管發炎，這時使用可消炎止痛的倍半萜烯，如：含有丁香油烴的精油則十分恰當。

- 癲癇：癲癇患者在發作前通常會發生皮膚問題，因為神經系統與皮膚系統在胚胎時期是由同一個外胚層所分化而出，成長後仍會互相影響。癲癇的病因是由於海馬迴新神經元的不正常迅速增生，以及腦部神經細胞不正常放電所致，所以會激勵神經系統的單萜酮類精油就不適用於癲癇患者，至於酯類、苯基酯類、倍半萜烯類及較無神經毒性的倍半萜酮類則無妨。

- 失眠：失眠原因十分多元，有時是因為吃了影響下視丘的減肥藥、有時則是正腎上腺素過多所造成，吸毒或其它原因導致的神經傳導混亂，也會引起失眠。為了便於處理，法國芳療界將失眠分為三種類型：薰衣草型失眠、苦橙葉型失眠及羅勒型失眠，一個人的失眠類型通常是單一的，不過也會有三種混合的情況發生。

  薰衣草型失眠又可稱為「孩子型失眠」，其背後的心理因素是個體感到無助、缺乏安全感，因此容易恐懼。這時酯類可以給他支持和撫慰，讓他在感到安全的氛圍下酣然入眠。

  苦橙葉型失眠又被稱為「媽媽型失眠」。這類人通常十分緊

繃，他們認為事事要有邏輯，不願意隨波逐流、放鬆釋懷，對人對事都相當的執著嚴厲，就像一位教育媽媽一樣，用桔葉和苦橙葉都有助這一型失眠的人放鬆。

羅勒型失眠是「爸爸型失眠」，這種人很容易焦慮、緊張，他們的腦子一直在轉，希望能成就大事，適合使用穗甘松、格陵蘭喇叭茶。

• 焦慮：反應在生理上會有頻尿、胃痛、心悸等多種現象，在心理上則容易發怒、感到害怕，覺得自己被周遭隔離。龍艾、月桂、檸檬薄荷、熱帶羅勒、格陵蘭喇叭茶、真正薰衣草、小茴香等都很有幫助。

• 帶狀疱疹：適用的精油是丁香、羅文莎葉、檸檬尤加利，這些精油既可抗病毒又能夠止痛，用起來再適合也不過。發作時你可以用聖約翰草油將上述精油稀釋至10％的濃度後，每半小時塗抹患部一次。

• 各種疼痛：疼痛症狀是因為細胞會在特定狀況下發出帶有疼痛訊息的P物質（Substance P），經過脊髓傳至大腦後便出現了疼痛反應。傳統止痛的藥物如普拿疼可能會產生肝毒性，因此使用上應該特別謹慎。很多精油都可處理疼痛，如牛膝草、胡椒薄荷、馬鬱蘭、熏陸香、迷迭香、鼠尾草等，或口服大麻籽油、南瓜籽油。如果不確認疼痛的原因為何，不妨使用馬鬱蘭，因為它可以直接影響中樞神經系統，對任何種類的疼痛幾乎都具有抑止的效果。

# ○ 蘋果醋

蘋果醋是很棒的養生美容聖品，舉凡調理皮膚、改善循環、止咳化痰、抗菌排毒等生理問題都可襄助一臂之力。例如每日早晚飲用一杯稀釋的蘋果醋，便可降低食慾、幫助排毒利尿，協助完成瘦身的夢想。在裝滿水的臉盆中加一至二瓶蓋蘋果醋用來洗臉，可產生果酸換膚般的嬌嫩效果。不過請不要一試上癮，欲罷不能，因為若連續使用蘋果醋洗臉超過二周，那麼可能會造成臉部角質過度剝落，反而導致臉部肌膚變得粗糙。將蘋果醋與薰衣草純露一比一混合後按摩頭皮，可改善頭皮屑及落髮問題，這個配方也可塗抹局部，治療溼疹、促進傷口癒合以及消腫止癢。如果腿部有靜脈曲張或是腫脹，也可嘗試將蘋果醋稀釋在水中泡腳，增進患部的新陳代謝。甚至遇上難纏的牛皮癬時，將蘋果醋稀釋後用以清洗病灶（佐以沙棘油效果更佳），或可收療癒之功。

飲用蘋果醋的益處相當多。例如失眠、咳嗽、喉嚨痛、流鼻血、風濕、痛風、健忘、關節炎、消化不良、眼睛疲勞、聲音沙啞等，都可獲得改善。此外，每天早上將兩瓶蓋蘋果醋加入開水中稀釋飲用，可強化免疫系統，加強抵抗力。

要如何買到好的蘋果醋呢？這就跟選擇植物油或純露的標準一樣，看起來越混濁的通常越理想（當然，過期或品管問題除外）。此外，不建議使用人工合成或調味的蘋果醋，因為其中並不含有天然釀造蘋果醋的營養成份。

### 松紅梅 *Leptospermum scoparium*：

台灣花市常見矮小的松紅梅盆栽，在原產地紐西蘭可以長得十分高大、蔚然成林。站在一座松紅梅老林前，你會覺得魅影般的白色樹幹正輕輕搖晃，透過林間的微風，呼喚著你的魂魄。松紅梅有類似女性陰道的氣味，像是一條秘密小徑，導引人們走向心靈的幽暗深處，它讓你親眼目睹內在深藏的創痛與陰影，在植物能量的反覆吟哦中逐漸消散。松紅梅可以抑制由於腎上腺過度活躍所造成的免疫能力低落問題，特別是發生在呼吸及皮膚系統的感染。更重要的是，它可以喚起「女性自覺」，讓女人感受身為女人的光榮與驕傲。

### 永久花 *Helichrysum italicum*：

帶著灰綠色調的葉片顯示它富含酮類，而它的花朵正如其名般永不隕落，有著「老兵不死，只是凋零」的驕傲與哀愁。開刀或車禍之後應優先使用永久花，讓外表看不出的血脈瘀傷都儘速浮現。除此之外，永久花也能疏通經絡，打通身體與心靈有形無形的罣礙，並給予人們勇氣，面對已失去所愛、將失去所愛、正失去所愛的沉痛苦難。

### 大西洋雪松 *Cedrus atlantica*：

原產於摩洛哥亞特拉斯山區，蓊鬱的樹幹上常滿佈雪松苔蘚。毬果尖端朝上是其醒目的特色，也暗示了大西洋雪松精油充滿令人昂揚向上的力量。它是很典型的「丸子三兄弟」用油——所謂的「丸子三兄弟」是指同時具有倍半萜酮、倍半萜烯、倍半萜醇三種芳香分子，在「茹絲的蛋」中像是串燒丸子一般。具有這種結構的精油，就擁有協助使用者強化自我存在、加強與自我聯結的功效。此外，「丸子三兄弟」

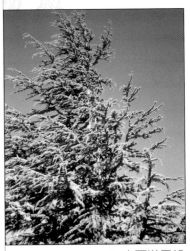

▲ 大西洋雪松

除了可以消除自我失落的感受外，更能導正體內神經傳導的紊亂，給予人對抗癌症的能力。如果你有埋藏心中多年的怨恨，可藉此類精油化解，根據一些個案描述，在這種消解宿怨的過程中，常會伴隨著與「水」有關的夢境。

### 喜馬拉雅雪松 *Cedrus deodara*：

它的姿態巍峨，枝葉下垂如傘蓋般包容萬物，在山嶺雲間顯得特別灰綠蒼茫。大部份喜馬拉雅雪松精油取用樹幹來蒸餾，不過有些是以老根來作為蒸餾材料，這種精油會兼具根、莖幹類精油的特色——既能支撐茁壯、也能穩定滋養。喜馬拉雅雪松與大西洋雪松一樣，都擅長溶解身心的鬱結，讓阻塞在某些關卡或惡性循環中的生命，重新回歸到流動的靈魂之河。

## 香氣空間 日本東京 飯田橋地鐵站

設計：渡邊誠

這座由日本設計師渡邊誠設計，2000年落成的奇特建築，外觀看來就像是一片片羽翼，也像一朵張牙舞爪的金屬花朵。一進入其中，會看到由綠色燈管模擬出的奇異網絡，像地下莖及鬍根般四處蔓延。參觀者多半會像一隻被這些充滿神祕能量的根莖所導引的好奇螞蟻，忍不住想要往下繼續深入探索這棵巨大植物的幽邃深處。這種意趣就像你正旅行在一座松紅梅森林中，周遭的微妙氣息與景色漸漸催化著你的意識，讓你不自覺順著白色莖幹之間的小徑，走入被自己所封藏的記憶之門。

這個地鐵站地下空間的照明設計十分高超，訪客一點都不覺得自己正身處地面下，這個景像與日本動畫《風之谷》中那些「腐海」之下充滿潔淨沙土與光線的地底空間十分相似。設計師使用了與前述截然不同的顏色規劃，讓整個候車月台充滿了色彩繽紛的佈置，讓乘客在經過一連串的「地底探索」後，產生出彩色的未來即將到來、全新的里程即將開始的欣喜感受。

　　正如飯田橋地鐵站所揭示的寓意：「生命的探索正如一次地鐵之旅，人生的候車站從來就不建築在遠離人世的雲端。」你不需要具備通天的本事才能啟動旅程，只要深入內心的通道，那麼手扶梯的盡頭就是色彩斑斕的月台。如果發現自己陷溺在同一種情境中太久，手腳與四肢早已僵硬成塊，無力跨步搭乘通往下一站的列車，那麼倍半萜酮類精油就會像那忽然出現在面前的夢中情人，倚著車門向我們招手，並以無比熾烈的眼神看透我們的內外所有，直到我們被深深吸引，不知不覺地挪動起雙腳，緩緩地邁向他的所在，被他擁抱進自己的未來。

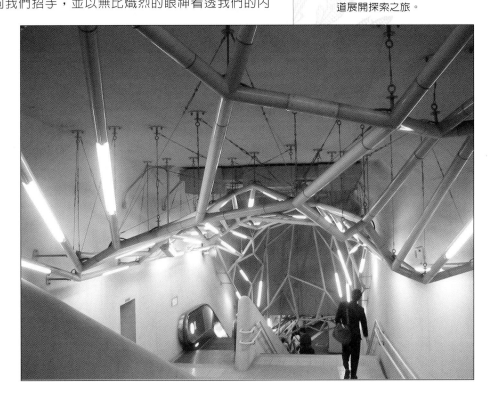

作業

1. 就各種神經傳導物質所影響的行為模式來看，判斷自己可能在哪一種神經傳導物質上有不平衡的傾向？請舉實例說明。

2. 請檢視過往，看看是否仍有一些生命經驗有待「倍半萜酮類一」化解？（無需交待隱私細節，只是藉此整理記憶與感受）

3. 請觀賞光環舞集演出的《水域 70%》，然後挑選出一個最能呼應「倍半萜酮類一」香氣特質的段落，並請說明如此判斷的理由。

4. 接下來我們將討論神經傳導的重要路線：經絡。請翻閱《人體圖形──黃帝內經的啓示》（世茂出版社）一書第57～117頁，第57～103頁的部分，只要看圖形（循行路線位置）即可。而就第104～117頁所述，請回想並寫下自己較常出現哪一條經脈所主掌的問題，同時每天用五滴「倍半萜酮類一」加植物油塗抹該經脈，然後觀察並記錄自己的身心反應（包括夢境）。

5. 請試著找尋松紅梅蜂蜜與蘋果醋，每日飲用800ml的水＋松紅梅蜂蜜一湯匙＋蘋果醋半湯匙，記錄飲用心得。這兩者還可用來敷臉，請試試以下配方：松紅梅蜂蜜15g＋蘋果醋0.5g＋黏土面膜粉15g＋「倍半萜酮類一」1滴＋任一種有機冷壓植物油10滴。（若感覺過稠，可再加純露調勻）於本週敷用兩次後，寫下使用心得。

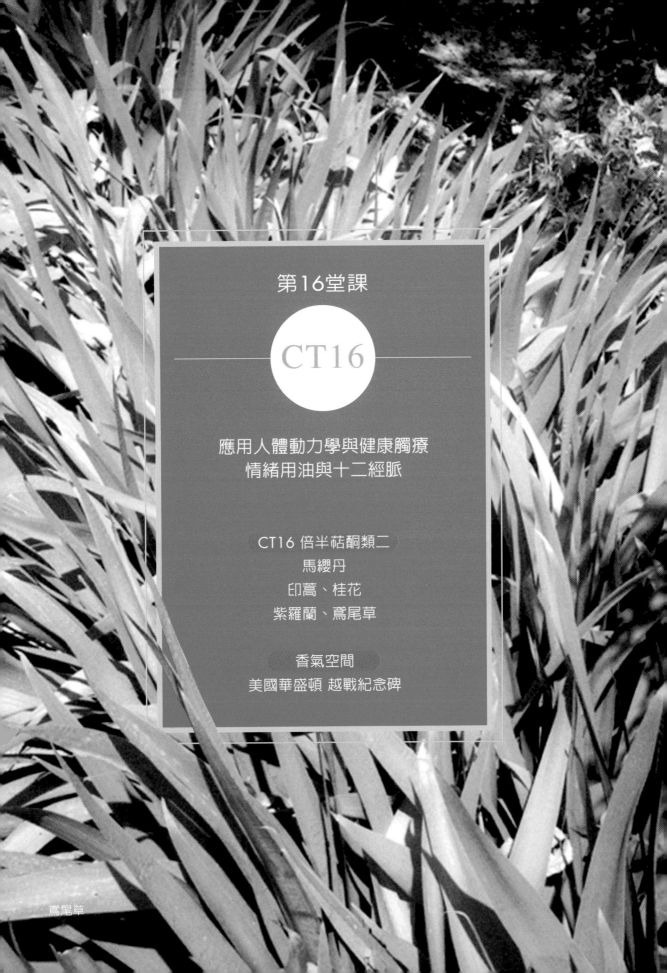

第16堂課

# CT16

應用人體動力學與健康觸療
情緒用油與十二經脈

CT16 倍半萜酮類二

馬纓丹
印蒿、桂花
紫羅蘭、鳶尾草

香氣空間
美國華盛頓 越戰紀念碑

鳶尾草

# 應用人體動力學與健康觸療

　　喬治·戈德哈特醫師（Dr. George Goodheart）是一位整脊治療師，他發現人類的心理模式會影響生理構造，例如脊椎的排列方式，因此他致力於研究測量脊椎狀態，以診斷人體健康情形，奠定「應用人體動力學」（Applied Kinesiology）的基礎。

　　中醫所謂的經絡，即為「神經傳導物質循行的路線與管道」。但在尼克森總統至中國造訪、眼見針灸應用在手術麻醉的奇效之前，中醫的經絡理論一直被西方視為古老且無科學根據之術。繼喬治·戈德哈特醫師之後，一位脊骨神經醫師施約翰（Dr. John Thie）研究出新的神經傳導測試路線，其著作《觸康健》（Touch for Health）可以說是中醫經絡的西醫版本（http://www.touch4health.com）。

　　現今更發展出簡易的肌肉測試法，藉由肌肉狀態的變化來測試身心狀態，因神經控制肌肉活動是以神經傳導物質作為傳遞訊息的方式，因此神經傳導物質的循行路線，可從肌肉的收縮與擴張測知。除了測試，還可以藉由敲擊測試點的方式（如：鎖骨下方之淋巴腺、腎經、胸腺）來啟動身體的防禦系統。當我們工作或學習一整天下來，感到精神渙散時，可以用這種方法激勵身體免疫功能。

　　由於神經系統、淋巴系統與內分泌荷爾蒙均為身體訊息傳遞的路線，彼此會互相對話，脊椎又是神經系統主要分布的地方，所以將精油塗抹在脊椎上活化神經傳導物質可在短時間迅速提升免疫力與代謝循環。

# 情緒用油與十二經脈

1. **任脈與督脈**：任脈與督脈是主控身體的經脈，和驚嚇的情緒相關。除了將精油塗抹在任督二脈循行路線，也可以從恥骨至左下巴做「拉上拉鍊」的動作，以保護自我氣場，讓我們以健全的狀態面對世界，並非排拒外來的一切。

   用油：岩蘭草（或CT31）、歐白芷根（或CT4）壯大自我能量、保護氣場。

2. **脾經**：脾臟與意志、思想相關。當我們處於思慮徘徊、進退維谷，需要理出頭緒時，可塗油於脾經。例如：考慮工作生涯、轉換跑道時。

   用油：岩玫瑰（或CT5）可「撥亂反正」、鼠尾草（或CT24）使人思慮清晰。

3. **心經**：「心藏脈、脈舍神」。所謂神，是指「神采」──真實的喜樂情緒。缺乏煥發自我精神樣貌者，可將油塗抹於心經行走路徑，例如不食人間煙火，心中只有世界和平，沒有明確自我表現者。當人突然暈厥或失去神志時，捏人中或掐小指，也都是刺激心經的方法。

   用油：紅桔（或CT1）、佛手柑（或CT7）、香草（或CT10）使人愉悅、開心。

4. **小腸經**：小腸負責吸收與分解，象徵著我們經驗學習與吸收的能力，無法負擔處理或無法滿足時會出現問題。

   用油：綠薄荷（或CT25）、樟腦迷迭香（或CT26）強化理解與學習能力。

5. **膀胱經**：膀胱負責多餘液體的吸收與儲存 ，象徵著我們情緒的儲存與釋放。它同時也是全身最長的經脈，肩頸痠痛、腰痠、膀胱炎都有可能是情緒過度緊繃與焦慮的表現。

   用油：快樂鼠尾草（或CT6）、真正薰衣草（或CT7）可助你放鬆。

6. **腎經**：腎與生存最基本的恐懼有關，我們可從人在危機關頭時，藉由腎上腺素大量分泌，產生打或逃（fight or flight）的生存反應得知。與膀胱對應的焦慮相比，恐懼是屬於陰性的情緒，焦慮則為陽性的情緒，例如人在面臨大海嘯威脅的瞬間，會被恐懼的力量攫住而失去理性，甚至產生癱瘓現象，此時當下需要酯類的精油，幫助人承受被抓住的感覺，再藉由單萜烯類精油的力量，慢慢走出陰影。

   用油：先用羅馬洋甘菊（或CT7），再用檸檬（或CT1）

7. **心包經，三焦經**：心包經是保護心臟的經絡，能否漸進、理性的處理表面情緒相關。

   用油：芳樟（或CT12）歐洲赤松（或CT2）讓你擁有持續之毅力，讓生命之火維持恆定。

8. **膽經**：我們常聽到「膽識」一詞，代表膽與決策能力的相關性。某部電影裡有一句話：「如果不怕，就表示這一步跨得不夠大。」直接說明了膽識的力量。有膽識的人並非什麼都不怕，而是擁有接受自己、面對自己，與接受失敗的能力，這才是真正的勇氣。

   用油：馬鬱蘭（或CT14）

9. **肝經**：中醫常說人生氣的時候，肝火就會旺，因此與肝臟對

應的情緒當然是憤怒。我們仔細思索，就會發現大部分的怒火都來自於覺得自己不受尊重，因而惱羞成怒。但一個了解自身定位與價值的人，並不會因外人的看法影響自己的情緒。肝臟的解毒功能，似乎也象徵人自我反省的能力。

用油：沒藥（或CT28）賦予平靜、檸檬香茅（或CT18）除去憤怒。

10. 肺經：「肺藏氣、氣舍魄」。肺是掌管呼吸與交換的器官，主憂慮的情緒。憂鬱通常是由付出和接受不平衡所產生，即心輪遭遇的問題。當我們感情得不到回應，或無力挽回心愛事物時，肺經便會產生鬱滯。

用油：大馬士革玫瑰（或CT13）讓人自愛、穗花薰衣草（或CT21）建立自信、大西洋雪松（或CT15）可紓解凝結的狀態。

11. 大腸經：大腸在生理上主要是處理我們消化過後剩餘的殘渣廢物，在心理上則與沮喪挫敗的情緒關聯。沮喪和憤怒的情緒其實互為表裡──沮喪就是壓抑無法表達的憤怒，由此不難想見總是很拘謹的人為什麼會容易便祕。

用油：肉豆蔻（或CT27）愉悅迷醉、藏茴香（或CT25）消解情緒、錫蘭肉桂（或CT22）大破大立。

12. 胃經：「VIP」（vasoactive intestinal polypeptide）是消化道裡的神經傳導物質，可影響全身免疫力，它同時也是受自尊自信影響的物質，所以缺乏自尊自重能力的人，免疫力也會減弱。愛滋病的患者，大部分是長期處於無法受到社會認同的同性戀，對自我的看法與尊重不免受到貶抑。

用油：神聖羅勒（或CT22）使人開敞，以另一角度看世界。

## ○金盞菊油 Calendula officinalis

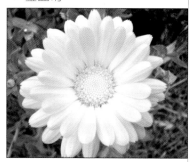
▼ 金盞菊

　　金盞菊具有趨光生長的特性，是跟著陽光走的花，因此能驅散迷霧陰鬱的狀態，適合敏感性肌膚或是過敏體質的人使用，是能幫助我們對抗黑暗的浸泡油，可處理壓抑在身體黑暗角落裡無法處理的情緒。我們在前面已討論過腫瘤通常代表著無法處理的情緒不斷在身體裡堆積脹大，因此金盞菊油也適用於腫瘤患者。但金盞菊油的作用較為隱性，對於提振情緒與抗憂鬱的幫助不如聖約翰草油。將金盞菊油與倍半萜酮類精油合併使用，可對抗心中隱藏的陰影。

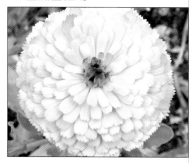
▼ 重瓣金盞菊

## CT16倍半萜酮類二

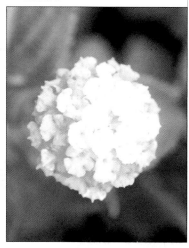
▼ 馬纓丹

### 馬纓丹 *Lantana camara*：

　　巴西栽種的馬纓丹，其萃取出精油之大根老鸛草烯（倍半萜烯）成分最多。其餘地方所栽種的馬纓丹，萃取出精油以倍半萜酮居多。馬纓丹是屬一屬二的解毒精油，能驅散心中陰影。

### 印蒿 *Artemisia pallens*：

　　印蒿含有50%倍半萜酮加上醚與香豆素，能帶來春天般的感覺。有助心境與皮膚自然回春，讓八十二歲的人也能與二十八歲的人談一場忘年之戀，不用刻意扮年輕。

## 桂花 *Osmanthus fragrans*：

吳剛伐桂的「桂」，指的即是桂花樹，可見桂樹的樹形可以長得高大。山海經中「招搖之山，其上多桂」的「桂」指的亦是桂花。劉長卿之「寄龍山道士法稜」詩：「林下晝焚香，桂花同寂寂」，意指人和桂花一樣是單獨的存在，道出桂花給予人尊嚴感的特質。桂花讓人有驀然回首、重新意識到自身存在之感，不需刻意鞏固或確認自我，適合對外在環境變化反應強烈，皮膚容易過敏的人。

## 紫羅蘭 *Viola odorata*：

紫羅蘭植株的生存條件要求很嚴格，需要潔淨的空氣、土地，不能受到汙染。因此紫羅蘭精油適用於覺得自己受污蒙塵者。我們有許多失眠的個案，單用紫羅蘭效果就很強大。

## 鳶尾草 *Iris pallida*：

種植六年和三年的鳶尾草，其萃取的精油品質不相同，種植越久的鳶尾草，萃取精油品質越好。鳶尾草的紫羅蘭酮含量最高，抗腫瘤的幫助更大，適用肝經、肺經，化解鬱結，助人自甘平淡。

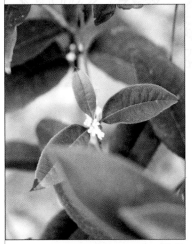

▲ 桂花

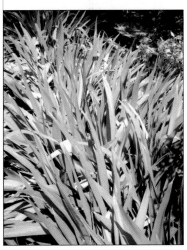

▲ 鳶尾草

# 香氣空間 美國華盛頓 越戰紀念碑

設計：林瓔

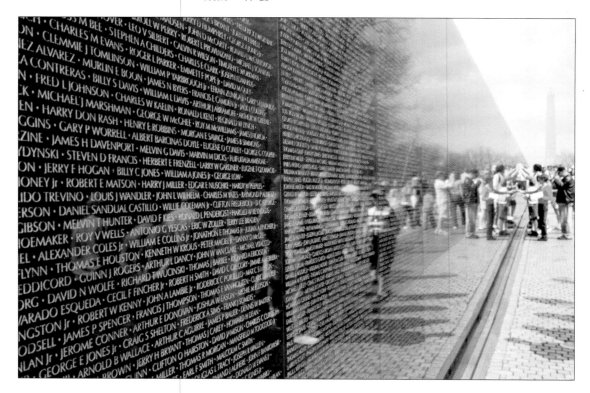

　　「倍半萜酮類二」有一種處理傷口、療癒創痛的能力，可與越戰紀念碑相呼應。其建築師為華裔青年建築師林瓔。越戰是美國人很大的創傷，極簡大V型的牆就像一把大刀劃出傷口。不同於一般的紀念碑，它沒有富麗堂皇的質感來展現美國壯盛的國力或尊榮，但它就如同一道沿著地面起伏的傷疤，沒有刻意去誇大傷痛，訴說著生命必須繼續，而傷痛是生命中的一部份，並非戰利品，具有東方思想與意象，正與雲淡風輕又能療傷止痛的「倍半萜酮類二」香氣相互呼應。

1. 吳小姐在網路上購得一些頗受好評的精油,想用來處理自己的月經問題,連續按摩一個月以後,她的腹部與腰部都冒出小紅疹,搔癢不已,而且來經的疼痛也沒有改善。她非常憂心,向你求助,你會如何協助她?

2. 花香類的原精對我們的情緒有非常強大的作用,請審視自己親友的生命經驗,思考CT10和CT11能協助他們承受哪些困難的處境?

3. 趙先生在香氣抓周的遊戲中,抓到CT2、CT9、CT15這三種精油,你能否就此組合,推斷他的性格傾向、目前的身心狀態、以及可能經歷過的重要生命情境?(就這些精油的效用,反推其需求)

4. 請從自己的用油經驗中分析比較,酯類與苯基酯類精油對身心的影響有何異同?

5. 李小姐在日本自助旅行遇到強震,回台後當晚又發生強震。之後她一直睡不好,有哪些CT油能幫她改善這個睡眠問題?而這幾種油又該塗抹在哪幾個脈輪(氣卦)上?請說明如此建議的原因。(選油以三種為限)

6. 到目前為止所學得的精油中,有哪些是特別適合拿來處理沮喪的?而同樣是處理沮喪,這些精油的作用又有哪些差異?(請從自身的心得與觀察來討論)

7. 請針對下列報導,寫出一篇答辯的短文。

精油芳香療法 療效尚無實證 【記者黃靜宜/報導】

「尤加利精油可消炎止痛、緩和感冒症狀;茶樹精油有殺菌、收斂功能,可對抗念珠菌、葡萄球菌等,提高身體免疫能力……」在精油產品介紹上,經常可見此類宣傳療效文字,但這些均已觸犯藥事法,但過去鮮少有產品遭罰;衛生署決定一個月內輔導業者改善,全面掃蕩

不法精油產品。

芳香精油燃燒時發生氣爆，傷人事件頻傳，消保會指定衛生署為主管機關，積極介入管理。值得注意的是，坊間精油幾乎都以宣稱可改善某些症狀為號召，「芳香療法」一詞本身就有療效暗示，甚至已成為學校護理系教授的課程，衛生署若積極取締，對芳香療法相關產業將是一大衝擊。

衛生署藥政處副處長余萬能表示，根據藥事法第六十九條，非藥物不能為醫療效能之標示或宣傳，因此，精油不能宣稱療效，包括消炎止痛、預防感冒、助眠等字眼，均在禁止之列。若宣稱可抗菌、殺菌，則必須提出具公信力科學證據證實其效果。

衛生單位曾處罰六件網路及一件報紙違規精油廣告，但藥事法罰則太低，因此，衛生署引用消費者保護法第三十六條：「主管機關可要求業者限期改善產品，必要時得命企業經營者停止該商品設計、生產、製造、輸入等」，未來一個月內積極輔導業者改善。

此外，由於精油會發生氣爆等傷人事件是使用上出問題，因此，余萬能指出，將要求業者標示危險警告標語，經濟部也會訂出精油安全規格及安全使用守則。

【2003/08/20 民生報】

**8.** 為了防治禽流感，你會運用哪幾種CT油與純露來為自己和親友做好防備工作？請註明用法。

**9.** 請選出三個讓你感受最多的建築空間（例如：鄉下的四合院或台北101大樓），再從目前所學的精油中找出三種與之搭配，以「空間與香氣」為主軸闡述這三種CT油。（從精油的氣味與空間給人的感受這兩者之間找關連性）

**10.** 請比較 $\Omega 3$、$\Omega 6$、$\Omega 9$ 的脂肪酸，在分子結構與功能上的分野。

第17堂課

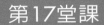

# CT17

淋巴的生理解剖概論
認識免疫細胞
常見淋巴系統問題與適用精油
香豆素與內酯類專論

CT17 香豆素與內酯類
零陵香豆、土木香
圓葉當歸、芹菜

香氣空間
英國 羅塞蘭的巨大中心

圓葉當歸

# 淋巴的生理解剖概論

淋巴管約略和心血管呈現平行地位關係，好比省道和產業道路的關係。心血管屬於主循環，除了有心臟為幫浦外，是封閉性管道，有特定的終點站和韻律，就跟垃圾車一樣有特定的時間節奏來回收垃圾。淋巴管則屬於副循環，常附於結締組織上面，並非封閉性管道，假如長時間坐著不動，雙腿就易因淋巴液的循環不良而腫大。淋巴管的目的是隨時收集血管來不及回收的垃圾，甚至是大型廢棄物，因為沒有強力幫浦，每隔一段距離就要有個回收中繼站（即淋巴結），同時兼做垃圾分類，一旦發現危險物質（病毒等入侵物）可即時處理。重要的淋巴結位於扁桃腺、耳後、頸部、鎖骨、腋下、鼠蹊、膝後等；重要的淋巴器官則包括胸腺、脾等。

一旦發現外物入侵，免疫細胞即聚集攻擊，所以會看到淋巴結有腫塊，這時候精油的主要功效就是協助其作戰抵抗！因此淋巴系統同時兼具廢物代謝以及毒物處理兩大功能，循環只是佔一部分而已，它常被視為免疫系統。

### 脾臟的功能

1. 產生B細胞（T細胞主要在胸腺）。
2. 吞噬細菌與衰老的紅血球、血小板。
3. 靜脈竇可儲血，緊急時由交感刺激而放血。
4. 胚胎時為重要造血器官。

## 淋巴系統之功能

1. 引流體細胞與組織間過多的體液。
2. 提供免疫系統之防禦力。
3. 吸收與重新配置脂溶性養分。

## 淋巴結的功能

1. 過濾淋巴液。
2. 製造免疫球。如：T細胞、B細胞。
3. 合成抗體。

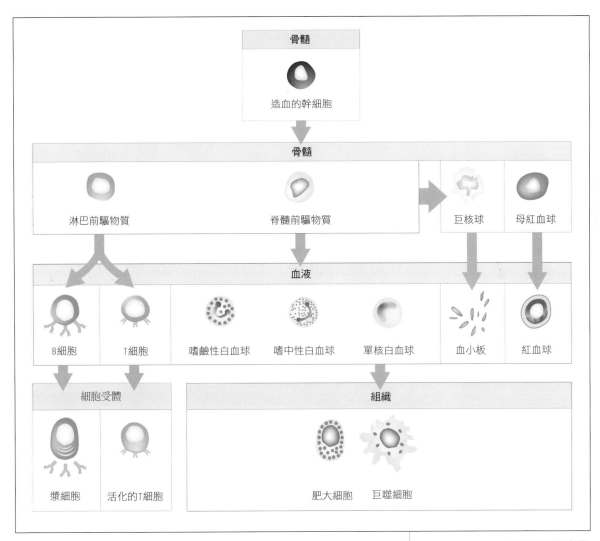

# 淋巴流動方向

順著瓣膜,以向心方臟向流動,最後流向鎖骨下靜脈,大部分流入左鎖骨,少部分流入右鎖骨,所以左邊較易阻塞,為強化的重點。接著循環到腎,由尿液排出廢棄物。

　　淋巴的流動主要靠的是肌肉收縮，不管是運動、行走、按摩都可。做任何運動都不會使淋巴逆流，只有不當的人工施作才會，例如按摩引流方向錯誤。要預防乳癌就要多按摩胸部四周，盡量不要穿調整型胸罩。若因乳癌切除胸部所有淋巴結，手臂容易腫脹，這時候就要多靠按摩，把淋巴液改引流到別的淋巴結出口，雖然淋巴結被拿掉，淋巴管是還留著的。

# 認識免疫細胞

## 免疫細胞的分工

　　以「校園安全」為例子，假設我們發現「不良份子」出現時，會依序做出以下反應：

1. 先派出體格最魁梧的校隊來制伏不良份子（巨噬細胞）。
2. 同時把此訊息傳遞給在附近打掃的工友（T細胞），一併來幫忙。
3. 若還是無法處理，趕快要工友打電話找校警（B細胞）來處理，以武器（抗體）對付壞人。

　　在上述的過程中，愈後面才上場的角色當然實力愈強，從徒手抗敵漸換成握有武器工具。但先上場的免疫細胞時效快速，若能馬上先制伏敵人，當然也不必動員到後面的細胞而延誤處理時間。

　　整個過程最重要的是「訊息的互通有無」。假如訊息傳導系統有問題，可以想見校警無法及時趕到，也許就發生了危急事件。訊息傳導不只神經系統才有，免疫系統也有，精油此時最大

的作用就是在協助此一傳遞過程。所以在感染階段，可多用單萜烯類或倍半萜烯類，以活化神經傳導，讓「電話線」暢通無阻，不必太依賴單萜醇類或酚類直接殺敵，例如若以岩玫瑰（或「單萜烯類五」），有時會比單用肉桂或百里香的效果還要好。

# 免疫細胞與訊息傳導

B細胞在由骨髓幹細胞開始的分化過程中，皆靠神經傳導物質的指示才會開始進行下階段的變化，因此促進神經傳導最有利的單萜烯和倍半萜烯精油，對身體的影響絕對不能小看。假如因病毒感染或環境荷爾蒙等影響而接收到不正常訊息，B細胞也可能會「抓狂」，變得難以控制。

即使B細胞抓狂了，還是有機會幫它們「洗腦」，使他們恢復成正常的B細胞，用什麼呢？當然就是大批的神經傳導物質囉！我們可以用單萜烯類和醛類精油來「邀請」神經傳導物質，倍半萜烯類精油則是用來為B細胞「洗腦」，這樣他們才能接收到正確的訊息。

# 精油用於淋巴系統的主要作用

1. 利尿：繖形科、單萜烯類。
2. 激勵循環：香料類精油。
3. 增加白血球數量：酚類、單萜醇類。
4. 淨化血液：繖形科、倍半萜酮類。
5. 抗病毒、病菌及其他類似威脅：醛類、氧化物類。
6. 直接激勵淋巴及體組織液的循環流動：單萜醇類、倍半萜醇類。

# 常見淋巴系統問題與適用精油

**胸腺**

免疫細胞在骨髓製造，「教育訓練」地點則是在胸腺。剛出生時的胸腺體積是最大的，過了青春期後逐漸萎縮，到成人時約只有黃豆般大，所以我們應該常常輕敲以激勵，或者使用精油以強化其功能的速度。

**1.** 浮肉（一般誤稱為蜂窩組織炎）：

浮肉在女性身上比較常見，因為男女皮下組織構造稍不同，所以肥胖時，女性皮膚外觀容易凹凸不平，男性則是均勻地胖。皮下脂肪的充塞，會讓微血管的血液不易通過，毒素也無法順利代謝，有傷口就不易癒合且易感染。橘皮組織若持續惡化，可能變成真正的蜂窩性組織炎。

用油：絲柏（或CT3）、大西洋雪松（或CT15）、鼠尾草（或CT24）

**2.** 淋巴水腫：

PMS經前症候群的症狀，包括手、胸等部位的水腫，這時只使用消腫利尿的精油是不夠的，還需要調節雌激素。要對抗一般性淋巴水腫，則要常檢視自己身心是否處在「能動」的活潑狀態，如此才能減少淋巴滯留，同時多多淨化體液、組織液，例如使用蘋果醋或純露。

用油：杜松（或CT3）、熏陸香（或CT5）、白珠樹（或CT8）、芹菜（或CT17）

## 香豆素與內酯類專論

微帶正電，其中以倍半萜內酯在治療上最為重要。具有非常優秀的黏液溶解力，也是強勁的去痰劑。倍半萜內酯家族中的土木香內酯（alantolactone = helenine）在土木香、歐白芷根、月桂精油中都可找到。

內酯類對革蘭氏陽性菌與陰性菌皆有效，抗感染力極佳，也有顯著的抗黴菌性。其他藥學屬性包括：

- 驅蟲
- 促進肝臟機能
- 調節免疫功能
- 抗痙攣

## 香豆素概述

香豆素（coumarin）是一種特別的內酯。因分子較大，通常在蒸餾的後面階段才出現，精油中占微量，有結晶性。香豆素於1820年在零陵香豆中發現，本植物原產於蓋亞那，當地名為coumarouna，香豆素因而得名，種類約有850～1000種之多。藥學屬性包括：

- 減少中樞神經之反射興奮性、鎮靜、抗痙攣
- 抗痙攣
- 抗凝血
- 降血壓
- 退燒
- 抗感染

## 呋喃內酯概述

- 可刺激肝臟之解毒、腎臟之排泄
- 調整自律神經
- 美白

# ○山金車油 Arnica montana

山金車油為菊科植物山金車花朵之浸泡油，主要成分為：精油（百里酚）、倍半萜內酯（山金車素、堆心菊素）、類黃酮、多

醣類、土木香素、胡蘿蔔素、鞣酸等。可防治狹心症、動脈硬化，並促進循環、消炎止痛，以及治療瘀血、扭傷、脫臼、雙腳腫脹等，但是不可內服，也不可用於傷口處。

## CT17香豆素與內酯類

### 零陵香豆 *Dipteryx odorata*：

南美洲高大樹種，種子表面有白色粉狀結晶。零陵香豆＋桔葉＋龍艾（香豆素＋苯基酯＋醚類）是肯園講師Gina的經典抗經痛配方（2：3：1，劑量6%。經前：適用於經期遲來或PMS引起的情緒不適。經期：經痛時使用，按摩腰腹尾椎。經後：如有大血塊或量少而期間長者適用）。另外，零陵香豆對於氣喘、痙攣性疼痛都有極舒緩的功效。

### 土木香 *Inula graveolens*：

精油含有30%土木香內酯，極具鎮定、安撫效果，對呼吸道尤其有效。我曾經因喉嚨嚴重發炎無法發聲，使用土木香兩小時之後就可以講課。另有聲帶長繭原本計畫開刀的個案，連續使用土木香一個月之後，狀況轉好不必開刀（用震盪式的擴香器噴喉嚨，早晚各一次，一次十到十五分鐘。）

### 圓葉當歸 *Levisticum officinale*：

長相高大，花葉昂揚，由植物相貌看來，無怪乎用圓葉當歸進行排毒時，不僅具鎮定安撫效果，還能讓人強壯沉穩，不會焦急恐慌。精油成分在「茹絲的蛋」中呈現十字型結構，功能強大，適合用於排毒、皮膚問題、慢性病患、長期服藥者。只是一般人不太喜歡呋喃內酯的氣味，何況圓葉

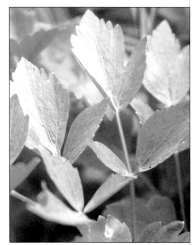

▲ 圓葉當歸

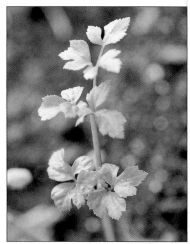

▲ 芹菜

當歸氣味又特別濃烈，大概只有加入酚類（丁香、肉桂），才可與之抗衡，不過反向思考一下，這正是培養「精油品味」的好時機，我們最討厭的事物常是我們真正需要的，唯有試著與之共存共容，才能從漸進浸潤，轉向超脫。

### 芹菜 *Apium graveolens*：

芹菜根葉具有光敏性，但由種子萃取的精油則無，它不含呋喃香豆素，只含15％的呋喃內酯。呋喃內酯的分子量大、黏稠，但其特性反而像波濤海浪般，可沖刷掉人生裡的種種遲滯，去除褐脂質，具有清血、美白、淡斑的效果。

## 香氣空間 英國 羅塞蘭的巨大中心
## Magna Centre Rotherham

設計：威爾金森·艾爾建築事務所（Wilkinson Eyre Architects）

羅塞蘭位於英國南約克夏，原為歐洲最大鋼鐵廠（Magna是碩大的意思），鋼鐵工業沒落之後被廢棄多年，才由威爾金森·艾爾建築事務所改成新潮的科學探險主題遊樂場，分有地、水、火、風四場景，結合了自然與科學元素，充滿科技未來感。

有評論家讚揚該建築是：「把沈痾般的垃圾廢棄物重新創作（re-create）成活潑有趣的娛樂（recreation）。」這種「由垃圾到創意」的變身過程，正如同「香豆素與內酯類」對生理或生命歷程的排毒。把「被踐踏的東西」轉化成「太空探險主題樂園」，讓人重拾生命價值，才可在自己的無限可能性裡探險，激發想像力、創造力、與非凡品味。

▼ 將已無用處的鋼鐵廠轉變成趣味十足的遊樂中心，如同「香豆素與內酯類」讓人重拾生命價值。

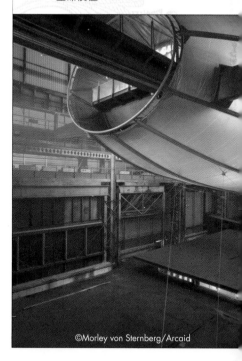

©Morley von Sternberg/Arcaid

**作業**

1. 本週洗澡與洗臉時，認真觸摸耳垂後連結至頸部地帶、鎖骨上方內側、腋下、乳房四周、鼠蹊部、膝蓋後彎等六個部位，看看是否有小顆粒或結球現象。並請捏起大腿與臀部檢查，看看是否有橘皮組織現象，然後每天用「香豆素與內酯類」五滴＋植物油塗抹淋巴滯鬱之處、或是肝腎對應區塊，再觀察並記錄自己的身心反應（包括夢境）。

2. 請觀賞影片《旅行者與魔術師》，然後思索自己或身邊友人是否也曾處於類似片中主角的身心狀態？而「香豆素與內酯類」對此類狀態又能產生何種影響？

3. 請到台北師大路或各地植物園內觀察並觸摸一種臺灣原生樹種：瓊崖海棠，然後寫下這種植物給你的感受。第十八堂課將介紹瓊崖海棠果實榨取的植物油。可參考《臺灣行道樹圖鑑》（貓頭鷹出版），第76～77頁。

4. 接下來將討論免疫系統，請閱讀《免疫兵團》（天下文化）第七至九章，然後抄下一個對你最具啟發性的段落。

5. 請用芹菜2兩＋蕃茄一個＋鳳梨3兩＋檸檬半個，用果汁機攪拌成汁飲用。這個處方可以防止皮膚乾燥、頭皮屑、消除疲勞、調節血壓（高轉低，低調高）。試著每隔一天飲用一次，然後記錄心得。

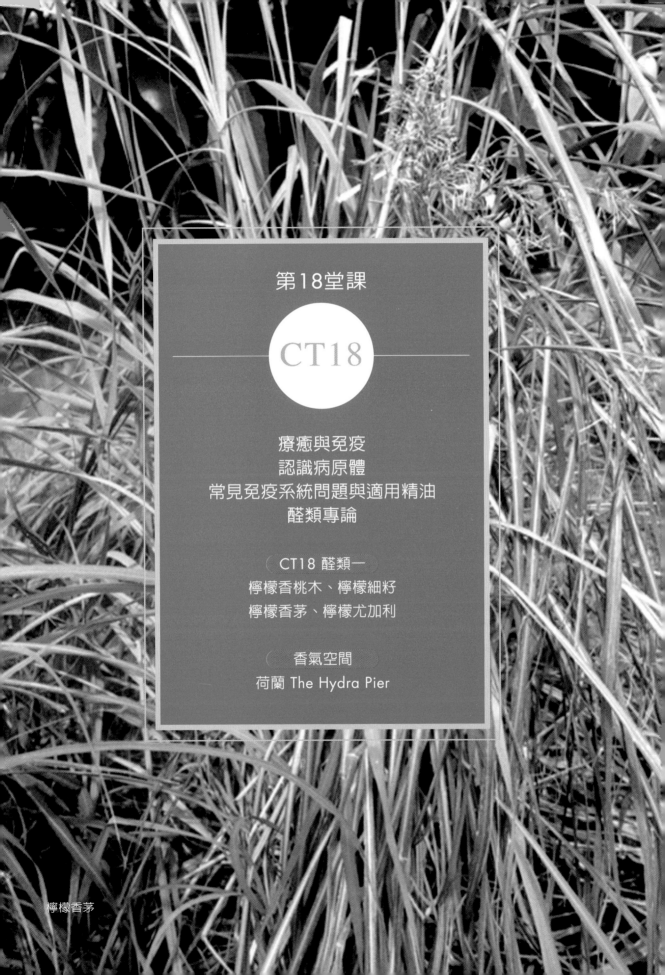

第18堂課

CT18

療癒與免疫
認識病原體
常見免疫系統問題與適用精油
醛類專論

CT18 醛類一
檸檬香桃木、檸檬細籽
檸檬香茅、檸檬尤加利

香氣空間
荷蘭 The Hydra Pier

檸檬香茅

# 療癒與免疫

免疫細胞主要分佈於血液與淋巴，因此細胞的活力會影響免疫力。而細胞活力則與情緒和肢體的狀態有關，我們用油增進免疫的方式，可依序從三個方向著手：

**1.** 促進細胞活動。

**2.** 活化免疫器官：激勵淋巴結、胸腺等。

**3.** 協同免疫系統作戰：是最後逼不得已的手段。

無論採用任何療法，希望大家是以自身的意志為主導來理解「療癒」的本質，自然療法只是輔助。細胞與身體狀態並沒有標準版本，重點是找到平衡自己的方式，不是每一個人都像名模一樣完美無瑕，或是強壯得只穿一件衣服也不怕冷。學習芳香療法的目的是尊重個體差異，而不是把每個人都變成一個樣子，所以各人需要的配方、劑量、方式等都不盡相同，一昧迷信處方並非自我療癒的真正方法。正確的用油態度，應該是在用油的過程中觀察自己的身體狀態、面對自己的情緒處境，並與內在對話，而不只是一心只想消滅病原體。

# 免疫系統重要器官與成員

我們體內主要的作戰成員有：

**1.** 胸腺：負責教育殺手T細胞，由於T細胞的活動範圍大，夭折機率也高。胸腺必須不斷訓育「新手」，接受大量細胞群的進出，因此強大的免疫力，也象徵著我們必須接受生命的進出，尋求自我調適的方式。

**2.** 結締組織：免疫細胞會在結締組織中活動，所以當結締組織有沾黏、崩塌、斷裂的情況發生時，細胞活動空間不足便難以自由流動。如果一個人老是不運動，或長期陷溺在某種情緒狀態中，結締組織就會失去活力，讓細胞感到「窒」礙難行。為了維持結締組織的彈性與細胞的生命力，除了按摩與運動，我們也必平衡情緒的流動。

**3.** 免疫球蛋白：主要包含IgA、IgD、IgE、IgG、IgM，其中IgA、IgM與芳香療法的生理作用較有關聯。IgA主要存在於體液中，例如：唾液、淚水、汗水、呼吸道黏液，與生殖黏膜分泌物，這些分泌物是清洗與排除病原進入身體的第一道防線。茶樹精油可處理口腔與黏膜相關疾病的原因，即來自於能有效激勵免疫球蛋白IgA。因此身體常有黏膜組織反覆感染者，可以口服茶樹精油來增加體液的免疫力，或是使用其他單萜醇類精油，塗抹患部。當身體內部受到感染時，IgM數量會首先明顯增加，它主要存在血液之中，因此IgM常成為醫學上判定感染症狀的指標。使用酚類精油，最有助於IgM的生成，也能普遍激勵免疫細胞，補強身體的抗感染力。

　　醇類與酚類雖然能提升免疫力，但免疫、神經、內分泌系統會互相對話，因此還需要單萜烯類、倍半萜烯類來激勵訊息傳導的速度。就像一支軍隊除了強大的戰鬥力，也需要迅速確實的軍事情報。

# 認識病原體

　　大敵當前，常常是我們挑戰自我的機會，因此當敵人來襲，我們無須害怕或急欲除之而後快。病原體的進出與感染，讓我們感受到存在與生命的質地，希望完全不生病，等於希望生命靜止；如同若我們沒有任何快樂、憂傷，就等同於死亡。在芳香療法的課堂上講述病原體的目的，並不是要大家學習如何趕盡殺絕，而是學習與病原體並存。

## ◆病毒

　　病毒的外表看起來像是細小的蛋白質，因此很難被免疫機制辨認出來，免疫細胞在不確定是不是自體本身的細胞組織前，無法下令攻擊。病毒會與神經傳導物質競爭受體，因此當我們感染病毒時，使用岩玫瑰（或CT5）、格陵蘭喇叭茶（或CT3）等單萜烯類精油，既能活化神經傳導物質，促進免疫細胞大量生成，本身也能有效抵禦病毒。

　　病毒種類繁多，接下來我們再針對幾種病毒型態，說明芳香療法處理病毒感染的用油方向：

• 圓球型病毒：包含流行性感冒病毒、HIV、HTLV1、副黏液病毒，包含痲疹、德國痲疹、腮腺炎。對抗這類病毒適合用單分子精油，在短時間內減緩急性的病徵。例如蜂香薄荷或其他牻牛兒醇含量高的精油。

• 二十面對稱體病毒：包含腸病毒、人類乳突病毒、疱疹病毒、輪狀病毒（呼吸道與腸道病毒）、小RAN病毒（小兒麻痹病毒）。使用多分子精油，可處理其複雜的症狀；使用單萜烯類的精油，激勵神經傳導，能促進免疫細胞生成，間接提升免疫力。

## ◆細菌

體積大加上型態明顯，因此很容易就被察覺。一但被細菌侵入，免疫系統很快就會啟動安全機制，我們馬上可以觀察到身體發燒與流膿的現象。大家耳熟能詳的抗生素，主要功效就是殺細菌，但對於病毒無效。抗生素也不長眼睛，長期使用不僅殺死壞菌，也殺死自己體內的益菌，於是外來的黴菌沒有敵人，反而容易造成黏膜組織的感染。

以下是對抗生素已經產生抵抗力的菌種，與適合使用的精油：

| 致病病原體 | 引發感染性疾病 | 無效抗生素 | 適用精油 |
|---|---|---|---|
| 腸球菌 | 毒化血液<br>手術感染 | 氨基苷類、頭孢子菌素<br>四環素 | 印度藏茴香<br>檸檬馬鞭草 |
| 流感嗜血桿菌 | 腦膜炎、耳炎<br>肺炎、鼻竇炎 | 氯氨苯醇、盤尼西林、四環素<br>三甲氧卞氨密定、環氨甲異惡坐 | 頭狀薰衣草、鼠尾草<br>膠冷杉、苦橙葉 |
| 結核桿菌 | 肺結核 | 氨基苷類、乙氨丁醇、異菸丼<br>比丼醯氨、利福黴素 | 肉桂皮<br>野馬鬱蘭 |
| 淋病雙球菌 | 淋病 | 盤尼西林、壯觀黴素、四環素 | 冬季香薄荷、月桂 |
| 惡性瘧原蟲 | 瘧疾 | 氯奎 | 肉豆蔻<br>多苞葉尤加利 |
| 痢疾志賀氏菌 | 嚴重腹瀉 | 氨卞青黴素、氯氨苯醇、四環素<br>三甲氧卞氨密定、環氨甲異惡坐 | 沒藥<br>肉桂皮 |
| 金黃葡萄球菌 | 毒化血液<br>肺炎<br>手術感染 | 萬古黴素除外者 | 神聖羅勒<br>綠花白千層<br>穗花薰衣草<br>桉油醇迷迭香 |
| 肺炎鏈球菌 | 腦膜炎、肺炎 | 氨基苷類、頭孢子菌素、紅黴素<br>氯氨苯醇、盤尼西林<br>三甲氧卞氨密定、環氨甲異惡坐 | 熱帶羅勒<br>檸檬<br>高地牛膝草 |

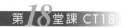

## ◆真菌

比細菌難治療，因為真菌十分類似人體的細胞，屬於多細胞生物。由黴菌引起的疾病有：隱球菌病（腦膜炎、肺炎）、念珠菌病、皮癬菌病、與單細胞生物造成的酵母菌病。

## ◆寄生蟲

包含原蟲（阿米巴原蟲、瘧疾原蟲）、陰道滴蟲、蛔蟲、條蟲、弓蟲等。除了注重飲食衛生，也可以使用單萜酮類或氧化物類的精油，驅除體內寄生蟲。

下表是常見的傳染疾病，與適用的精油：

| 感染性疾病 | 致病病原體 | 1990年致命人數 | 適用精油 |
|---|---|---|---|
| 急性呼吸道感染 | 細菌或病毒 | 430萬人 | 格陵蘭喇叭茶、羅文莎葉高地牛膝草、百里香 |
| 腹瀉型疾病 | 細菌或病毒 | 320萬人 | 丁香、沒藥、肉桂皮 |
| 肺結核 | 細菌 | 300萬人 | 紅花緬梔、野地百里香 |
| 肝炎 | 病毒 | 200萬人 | 丁香、側柏醇百里香 |
| 瘧疾 | 寄生蟲 | 100萬人 | 冬季香薄荷野馬鬱蘭、肉豆蔻 |
| 痲疹 | 病毒 | 88萬人 | 岩玫瑰 |
| 新生兒破傷風 | 細菌 | 60萬人 | 綠花白千層 |
| 愛滋病 | 病毒 | 55萬人 | 乳香、檸檬香桃木 |
| 百日咳 | 細菌 | 36萬人 | 岩玫瑰 |

傳染病並非無法治療，但是用油的時機很重要，感染前就開始使用比感染後才使用好。精油進入體內約兩個小時就會被代謝掉，因此維持塗抹的頻率，才能確保免疫機制沒有漏洞。

# 常見免疫系統問題與適用精油

1. **組織發炎、發燒**：發炎的機轉與趨化作用，在於讓血管變得通透，幫助組織液流通與免疫細胞活動，是身體產生感染的警示燈號，而非疾病本身。若一昧以藥物退燒與消炎，就像打爛紅綠燈號，交通不會因此一路順暢，反而會造成阻塞或出現事故。
   `用油：` 倍半萜烯類（幫助消炎）、單萜烯類（加速神經傳導）。

2. **過敏**：過敏原通常來自植物或真菌製造之蛋白質，例如：花粉、塵蟎、貓毛等。體內過敏趨化的機制，則由B細胞啟動免疫球蛋白IgE，增加肥大細胞，最後引發氣管收縮與微血管滲漏的現象。過度活躍的免疫系統會製造太多反應訊息，於是產生各種敏感的現象。
   `用油：` 倍半萜醇類（平衡免疫系統）。

3. **慢性疲勞症候群**：長期感到虛弱無力往往起因自無力的免疫細胞，免疫系統低下。
   `用油：` 酚類、單萜烯類、單萜醇類（激勵補身）。

4. **自體免疫系統疾病**：自體免疫系統疾病，就像體內的免疫細胞（T細胞、B細胞）得了近視眼，失去學習與辨識病原的能

力，一旦辨識不清就攻擊自己的細胞。治療自體免疫疾病的方式，便是矯正免疫細胞的視力，重新教育並給予正確的訊息。

**用油：** 單萜烯類。

5. 癌症：許多癌症的患者都有長期壓抑與無法表達的情緒，我們通常建議在調油時加入具有倍半萜酮的植物精油，幫助患者溶解心中的塊壘，例如：紫羅蘭、桂花、鳶尾草等。任何一種癌症的發生，都並非短時間形成的問題。尤其是當發現已經是末期時，這時使用芳香療法的目的便不在於治癒疾病，而是減輕症狀以維持生活品質，幫助患者安然的度過這段時期。

## 醛類專論

醛類（Aldehyde）在藥學屬性上，具有鎮靜消炎的特性。使用醛類精油薰香時，能使空氣陰離子化，經由空氣吸入鼻腔，影響我們的中樞神經系統，達到鎮靜效果。日本曾在研究中發現，醛類分子有助於戒菸，因為它能影響神經傳導物質。醛類陰陽兼具的「變色龍」特質，亦有助於平衡激烈情緒，但消炎作用較倍半萜烯類精油弱，它有以下著名的藥學屬性：

1. 調節免疫：低劑量時適用於自體免疫疾病，香茅可降低 $\alpha 1$、$\alpha 2$ 免疫球蛋白，香蜂草則可降低 $\alpha$、$\beta$、$\gamma$ 免疫球蛋白。
2. 溶解結石。
3. 健胃整腸：促進外分泌腺體運作。
4. 抗菌：具淨化環境的作用，例如：檸檬尤加利。

---

## 芳香分子抗癌研究摘要

1. 檸檬香茅：右旋檸檬烯與牻牛兒醇可增加體內之GST（1992）
2. 右旋檸檬烯：使已形成之腫瘤退化
3. 牻牛兒醇：抑制移轉之腫瘤繼續發展
4. 紫羅蘭酮：抑制致癌酵素HMGA縮退脢，對乳癌與子宮頸癌具溫和抗癌力（美國、日本）
5. 椰子油：抗癌（菲律賓）

5. 抗黴菌：例如檸檬馬鞭草。

6. 抗病毒；尤其適合治療單純疱疹。

7. 養肝；活化酵素，幫助肝臟解毒。

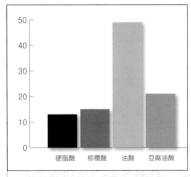

▲ 瓊崖海棠油的脂肪酸比例

## 瓊崖海棠油 Calophyllum innophyllum

藤黃科胡桐屬的台灣本土植物，和聖約翰草同科，長相則與福木相似。七月開白色的小花，香味很甜，果實飽滿得像梅子，散發穩定與欣欣向榮的能量。墨綠色的瓊崖海棠油略帶黏稠，使用時通常會加入其他植物油增加流動性。油酸的比例近似橄欖油，除了硬脂酸還有香豆素、萜烯、與類黃酮。有助於皮膚保濕，對

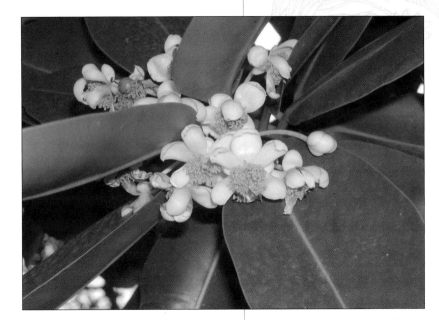

▲ 瓊崖海棠

生髮的幫助比荷荷芭油還要好，其他生理方面的作用如下：

1. 強化靜脈和毛細血管。

2. 抗風濕。

3. 抗菌，抗病毒，促進免疫。

4. 消炎，促進傷口癒合與細胞再生。

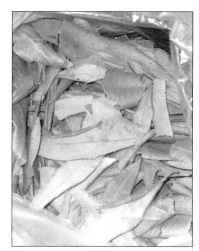

▲ 檸檬香桃木

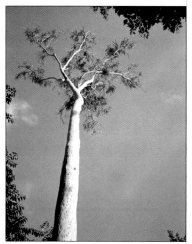

▲ 檸檬尤加利

## CT18醛類一

### 檸檬香桃木 *Backhousia citriodora*：

醛類比例相當高，抗病毒與抗感染效果強大，因此與羅文莎葉並列前往疫區的必用精油。稀釋後即可直接用於皮膚，但還是會刺激黏膜。

### 檸檬細籽 *Leptospermum citratum*：

花形明朗、直接，有不囉唆、不做作的特質。氣味上比較內斂一點，比起檸檬香桃木，檸檬細籽比較純樸內向。在藥學屬性上，檸檬細籽的抗菌力大於茶樹，適合因使用抗生素而失去真菌生態平衡者。心理屬性則適合習於隱藏情緒的使用者，與苯基酯類精油並用，便是幫助壓抑性格者的不二法門。

### 檸檬香茅 *Cymbopogon citratus*：

比香茅細緻，可食用的部份是莖幹而非葉片。用油最主要的作用部位是下肢，例如：瘦腿或紓緩小腿肌肉酸痛，可使局部肌肉緊實，強化四肢追趕跑跳的力量。即使孕婦也可以使用，但若要使用在臉上，劑量必須調整為0.01%。

### 檸檬尤加利 *Eucalyptus citriodora*：

樹皮光滑、葉片細長，氣味強烈。精油的驅蚊蟲、驅蜜蜂效果很好，若加上天竺葵與廣藿香，可收斂檸檬尤加利本身強烈與刺激的氣味。用油主要的作用部位在軀幹，尤其是上半身、肩膀。

「醛類一」整體調性活潑明快，單純而直接。在生理作用上有助於抗感染，還可以增強肌肉張力強度與幫助瘦腿。

# 香氣空間 荷蘭 The Hydra Pier

設計：漸近線建築事務所（Asymptote）

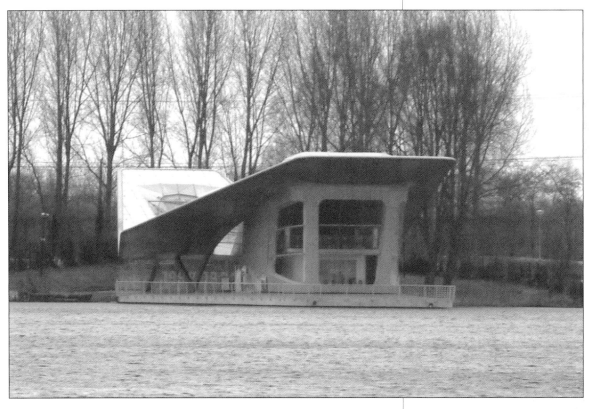

這棟建築位於荷蘭哈勒默梅爾市（Haarlemmermeer），建築物緊鄰著一汪水，厚實牆壁讓人感受到安全與保護，通透玻璃則表現出寬廣的無限可能。就像醛類可陰可陽，或可通透又可遮蔽的兩面性，幫助我們面對情緒的對反性，以成就完整的自我。低窪的地勢延伸至水裡，彷彿整棟建築是從水中浮出的潛水艇。就如同醛類引動欲望、恐懼、與愛恨，讓情緒浮上檯面，使我們不再深陷其中。這棟建築充分展現「醛類一」那氣味簡單，但作用廣泛的多元本質，以及它自然不做作的調調。

▲ 從水中浮出的展場，同時具通透又遮蔽的兩面性，對應「醛類一」幫助我們面對心底正反情緒的特質。

作業

**1.** 請在本週每日使用「醛類一」,然後觀察它在你身心各方面所帶來的影響,並盡量記錄你的夢境。(請標示劑量與用法)

**2.** 你周圍是否有癌症患者,或有癌症病史的家族成員?請分析其疾病人格,並就本週所學提供他們一些抗癌防癌的芳香處方。

**3.** 參考《臺灣行道樹圖鑑》,選擇離你較近的路段去造訪檸檬尤加利。如書中所述貼著樹皮聽樹音、撫樹皮、聞樹葉,然後記下你對檸檬尤加利的看法。(這種樹的性格如何?有什麼表情?)

**4.** 下一堂課我們將討論「壓力」。請預先閱讀《食療與保健》(世潮出版社)第2、11、15章,然後檢討自己的飲食,看是比較缺乏哪一類營養(以利對抗壓力)。

**5.** 下一堂課我們將介紹「橄欖油」。除了齊豫的「橄欖樹」、諾亞方舟裡的橄欖枝、奧運優勝選手戴的橄欖葉冠以外,試著從詩歌、音樂、戲劇、文學或神話等領域裡,搜尋與橄欖有關的作品並簡述之。

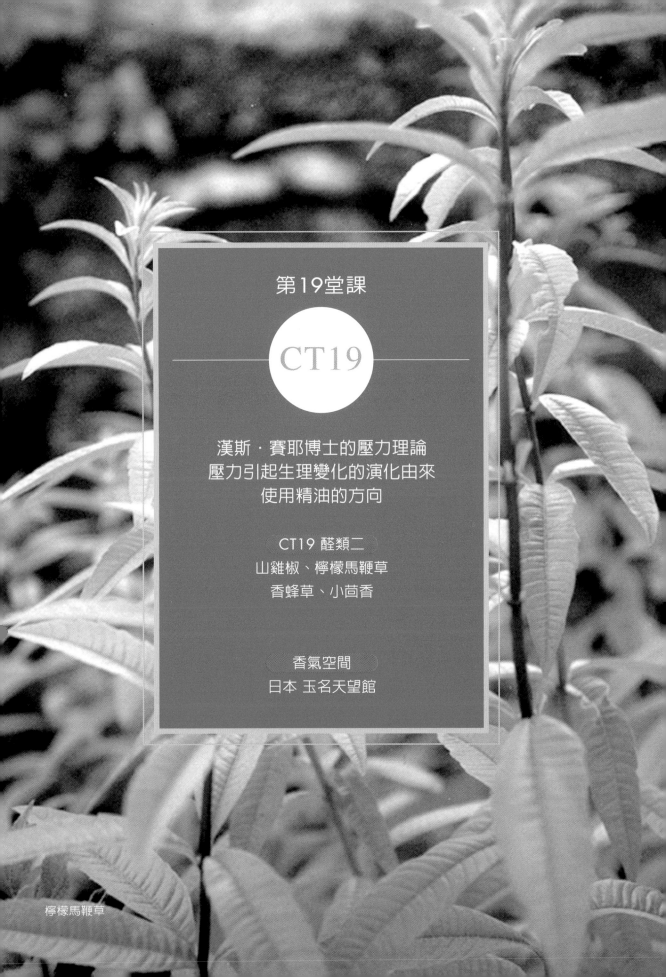

第19堂課

## CT19

漢斯・賽耶博士的壓力理論
壓力引起生理變化的演化由來
使用精油的方向

CT19 醛類二
山雞椒、檸檬馬鞭草
香蜂草、小茴香

香氣空間
日本 玉名天望館

檸檬馬鞭草

# 漢斯‧賽耶博士的壓力理論

　　何謂「壓力」？很多人常常問如何「處理」、「對抗」壓力？在此之前我們必須先弄清楚壓力的本質。

　　第一個完整提出壓力理論的是漢斯‧賽耶（Dr. Hans Selye, 1907-1982），蒙特婁大學的內分泌學家、神經學家。賽耶博士主張醫療前要先對身體做整體觀察、並全盤了解其身心背景，極力反對「主流醫學」把個體零件化，把疾病當獨立問題來處理，而沒考慮其背後原因，治標不治本、或者挖東牆補西牆。例如更年期婦女常被醫生要求補充荷爾蒙，說可以防範骨質疏鬆以及年輕回春等，可是卻常常沒提到其壞處──致癌以及身心後遺症等，遺憾的是，現代社會幾乎只剩下「主流醫學」這唯一一道防線。

　　在長期觀察之後，賽耶博士提出疾病的病徵乃「適應機轉不良」的結果。例如對環境的冷、熱變化，或者生理的渴、餓需求等等，若身體的適應不當，就容易變成致病的原因。賽耶博士認為「壓力」是一種適應過程。一般人總習慣把壓力區分為正壓力（使人成長）和負壓力（使人消亡），但較客觀的方式是把壓力視為一個中性名詞，因為壓力就是因應內外變化所做的適應調整而已。

　　而「變化」並不等於傷害。「變化」是自然常態，我們沒辦法要求「不變」，而是要想辦法去適應變化；適應變化的方法並非只有「妥協」或「革命」兩種極端選擇，應全方位考量。例如天氣冷、毛細孔不正常收縮時，我們可以加衣服、擦精油、喝薑湯、開電暖器等等，千萬不要只執著於某一方法。又如我們常可看到一些特別重視外表形象的人，寒流來時一邊流著鼻涕卻還堅持非要穿得單薄又飄逸，美其名是讓身體能夠習慣適應寒冷，卻

完全沒考慮其身體當下的狀況到底適合與否。

　　又例如斷食的確可以加強免疫力，但前提是「營養充足且身心準備好」，絕不是隨時都可以貿然進行。看待感情也是同樣道理，結婚前多失戀幾次，知道心碎之痛後自然會加強情感方面的免疫力；當然，若一直沒有和自己對話，那恐怕心碎了一百次還是一樣無法成長。

# 壓力引起生理變化的演化由來

　　壓力的運作機轉與腦下腺和腎上腺息息相關，因為在原始時代，人類的壓力來源主要是洪水猛獸，為了求生存，自然演化成「非戰即逃」（fight or flight）的壓力與肌肉之間的連鎖反應。當壓力發生時，下視丘釋放CRF「促腎上腺皮質激素釋放因子」（又叫沮喪荷爾蒙，會讓人有突然被壓下去的感覺），促使腦下腺釋放ACTH「促腎上腺皮質激素」，接著腎上腺釋放氫化可體松（Hydrocortisone）到血液裡循環至全身，它可以協調各組織器官，讓在「非戰即逃」過程中比較不重要的組織器官，血流量變少，而把最大的血量和能量集中到肌肉及相關組織，以因應「非戰即逃」的求生壓力。

　　「適應」即「調度」：這些較不重要的組織器官首推「皮膚」與「消化」兩大系統。皮膚是人體面積最大的器官，平時需要血流量很大，但其功能在「非戰即逃」的過程中並不是最重要的。同樣的道理，消化系統的運作也需要極大的血流量來消化食物、供給能量，但消化也不是逃命時最重要的功能。所以皮膚和消化是在重新分配血流量過程中率先被「犧牲」的，當然也會是我們長期面對壓力時最先出現問題的兩個系統。

　　整個壓力過程中，因為釋放肝糖，再加上運作肌肉會持續消

耗體內的醣類和胺基酸，所以我們常常在面臨壓力時會忍不住想吃甜食。假如壓力持續加大，又沒適時從飲食補充到蛋白質的話，身體會去促使身體組織消耗以維持生存所需能量，蛋白質消耗太多又來不及補充，會令免疫系統崩潰。實驗顯示，在重大壓力過後，應補充相當約四夸特牛奶量的蛋白質。

## 現代壓力與古代壓力的異同

遠古時代，人類面對生存的壓力就是「非戰即逃」。但近代生活中的壓力，常常是既不能戰、也不能逃。例如面對考試壓力時，雖然身體提供很多能量給肌肉，可是這些能量既不能用來打老師，也不能用來逃離考場。在電影《黃昏清兵衛》中，真田廣之所飾演的下級武士有很重的家庭負擔，每到黃昏就必須要回家照顧小孩，朝九晚五的生活可一點也不像個武士。某天突然被上司命令去和某超級高手對決，他既無法抗命逃走，但又幾乎沒有存活的把握，一想到小孩可能因此失去依靠，這種壓力可是錯綜複雜地難解啊！從電影中我們可以看到真田廣之在面對此巨大壓力時的臉上細微的表情變化。

所以古代的壓力機制不再適用於現代，或者說這種機制的演化跟不上人類的進化。那如何才能打破這種壓力與肌肉之間的連鎖反應機制呢？很多人常選擇錯誤的途徑，例如抽煙，抽煙的確可促進乙醯膽鹼的分泌以減輕壓力，但同時也會造成細胞損壞。所以面對壓力的兩種正確途徑如下：

• 消耗能量。能量若沒被使用，肌肉就會一直處在備戰狀態，腺體也會持續地被製造釋放，那是因為身體沒被告知要停止此機制的緣故，所以要先消耗熱量，多運動效果最好。

• 降低**CRF**：以打破壓力與肌肉之間的連鎖反應機制。可從兩方面著手：

（1）「嗅覺」，可用精油來影響。

（2）「觸覺」，常與人肢體接觸，擁抱、按摩等，「非重力道」的按摩，才具有降低CRF的功效。

# 使用精油的方向

壓力引起的症候群有：肌肉的血流量增高、血管中膽固醇易凝結、血壓高、局部發炎、釋放大量血糖、蛋白質合成少（故過敏）、心跳和呼吸加快、易血栓、胃酸多。

使用精油的方向如下：

**1.** 降低膽固醇：口服植物油。

**2.** 降低血壓：醛類。

**3.** 抑制局部發炎：倍半萜烯類、醛類。

**4.** 調節胰島素：檸檬馬鞭草。

**5.** 調節代謝速度：穗甘松、依蘭、蛇麻草、馬鬱蘭、沒藥。

**6.** 防血栓：白珠樹、黃樺。

**7.** 胃酸過多：藏茴香、迷迭香。

**8.** 降低CRF與壓力反應：酯類、苯基酯類、醛類。

**9.** 調節氫化可體松：玫瑰草、羅勒

## ◯ 橄欖油 Olea europaea

畫家梵谷非常喜歡畫絲柏及橄欖樹，一個是靈韻流動，一個是堅忍卓絕。橄欖樹很能適應地中海型乾燥氣候，樹形崎嶇，一副飽受風霜的模樣。花形美，香氣淡，彷彿爆米花或爆竹，會一直給生命帶來不斷的驚喜，無怪乎巴赫醫師（Dr. Edward Bach）

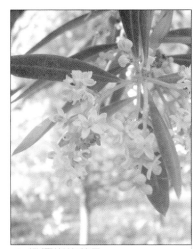

▲ 橄欖樹的花朵

的橄欖花精可以處理「心力交瘁」狀態。

在「諾亞方舟」神話裡，白鴿啣來橄欖枝，帶來大水退去的好消息。橄欖枝自古便是和平的象徵，在地中海沿岸、北非、南非、中亞等地皆容易見到以橄欖圖樣為設計的工藝品。橄欖果實雖小，但結實纍纍時非常壯觀，自然也有富饒的象徵。

傳統萃取橄欖油是以冷壓法，用石磨磨得的橄欖油，下舖草墊濾掉果肉，油色呈黃綠色。假如果實是用摘取的（輔以小梯子登爬，樹下罩網子承接），所萃取的油濃稠飽滿、令人回味無窮。若是敲打下來的果實，所萃取的油風味扁薄中空、表情較少，彷彿飽受過驚嚇。當然我們也可能根本分不出兩者的區別，因為我們大部分人小時候也受過打罵教育，感受力自然也比歐洲國家的人民來得貧乏。

不同產地的橄欖油，表情也很不一樣。摩洛哥的橄欖油生猛有力、有動物味；法國的橄欖油口感最細緻、充滿浪漫綺想、纏綿似舌吻；義大利和西班牙的橄欖油則介於摩、法之間；以色列和土耳其的橄欖油雖甜美但表情較嚴肅、緊繃、壓縮。最高品質的橄欖油產量很稀少，常常當地人就先消費掉了，超市販售的橄欖油通常品質普通，且容易有混摻情形。

## 橄欖油的脂肪酸比例

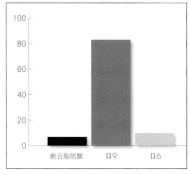

▲ 橄欖油的脂肪酸比例

$\Omega 9$含量多，油質飽滿、厚度夠，適合口服，可有效促進生命機能的綿延。地中海地區人民習慣以橄欖油沾麵包吃，配上紅葡萄酒，此區的心血管疾病相對少很多。橄欖油不僅滋潤，也是重要清潔用油，為自製手工肥皂時的最佳基礎油。同時也是最佳的卸妝油之一。處理壓力問題以橄欖油加胡桃油口服，效果很好。橄欖油和芝麻油、椰子油並稱三大排毒用油，我把這三者調

合成複方植物油，將此配方命名為「巨人」，使用上免除了單用芝麻油的燥熱、或固態椰子油的不便。

## CT19醛類二

### 山雞椒 *Litsea cubeba*：

一般樟科的葉片肥圓，山雞椒的葉片則偏瘦長。為泰雅族聖物，稱做「馬告」，是生命泉源的象徵，果實曬乾可當香料，有濃濃檸檬味，又稱「山胡椒」。它有助調整神經傳導，對消化系統很棒，有抗菌效果。

### 檸檬馬鞭草 *Lippia citriodora*：

氣味是醛類中最細緻的，價格昂貴。檸檬馬鞭草葉片優雅、楚楚可人，看似弱不禁風，但一觸摸就可感受它的強韌有力，這種外柔內剛的形象，有如法國女人般外表細緻但精神能量強壯。特別適合控制慾強、極重視形象也容易自慚形穢的人，例如糖尿病、牛皮癬等問題患者。具有安撫力，可讓高傲、狂暴者回復到自然根本，所以對青少年、飆車族、戒煙者也都很適合。檸檬馬鞭草精油的光敏性不低、輕微刺激皮膚，最好稀釋再使用。

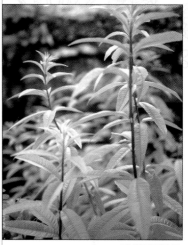

▲ 檸檬馬鞭草

### 香蜂草 *Melissa officinalis*：

極容易生長，常出現在野地裏，一大片長得理直氣壯模樣。看似強壯，香氣也濃，可是只要人輕輕走過去就隨便踩死了一堆，本質非常嬌弱。剛好和檸檬馬鞭草相反，外剛內柔。適合外表看似不在乎，但內心容易緊張、失眠，極需要

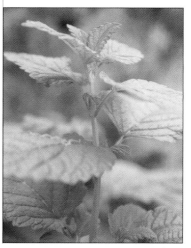

▲ 香蜂草

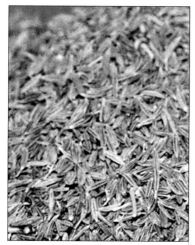

▲ 小茴香

紓解的人。同樣是處理皮膚問題，檸檬馬鞭草可處理較頑強、潛沉的皮膚問題，例如牛皮癬等等。而香蜂草的能量較跳耀，比較適合處理輕微的皮膚問題。

### 小茴香 *Cuminum cyminum*：

小茴香種子細長，磨粉後很像中藥，常使用於舒緩和抗痙攣。其精油主要成分是小茴香醛、香豆素。小茴香醛的特殊氣味很不同於一般的醛類，比較有提昇感。假如把小茴香醛和一般醛類加在一起使用，對於壓力及消化問題的處理都很不錯。

## 香氣空間 日本 玉名天望館

設計：高崎正治

位於日本九州雄本縣玉名市，由高崎正治設計，完成於1992年。玉名市向來以豐富的溫泉、人文資產和墳塚古蹟所著稱，而設計師高崎正治主張要跳脫一般建築物不夠貼近自然的設計格局，例如一般建築物大都有九十度的直角，但在大自然的世界裏是很少見到直角的，所以高崎的建築設計總是以充滿夢幻和科幻聞名。

玉名天望館的空間可分三層：地、雲、星。基礎層「地」：象徵大地能量和遍地的溫泉。中間層「雲」：框架內有一巨大蛋型橢圓球，輔以層層螺旋梯，具有不斷循環、渾圓又中庸的意象。最高層「星」：類似天線的結構，彷彿可接收宇宙訊息的模樣。

整個建築空間沒有明顯裡外區分，自由且流動，甚至給人可以翱翔宇宙的感覺，因此這裡能量狀態有點詭異，有時使人感覺與世隔絕，有時又突然與自我相遇、碰撞，看見自己的狀態。因此「醛類二」可作為壓力適應不良時的第一選擇，對於神經傳導、皮膚系統、消化系統的功效不錯。

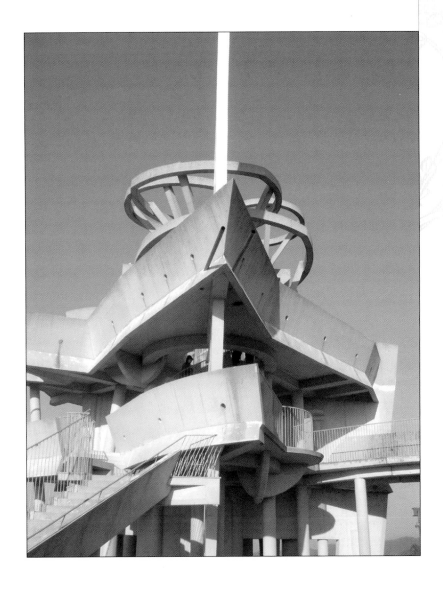

◀ 自由流動至天際的建築空間，就像使用「醛類二」讓人自在與世界或自我相遇的感覺。

作業

1. 請在本週每日使用「醛類二」（稀釋至5%），然後觀察它在你身心各方面所帶來的影響，並盡量記錄你的夢境。（請標示用法）

2. 你讀過的小說人物、看過的電影角色、或是所認識的朋友裡面，誰的故事最具有「醛類二」的特質？

3. 下一堂課我們將討論「皮膚系統」。請記下你日常的護膚程序與用品（包括品牌名），然後思考在這每一個步驟中，有哪些精油適合加入其中「共襄盛舉」？例如清潔時加入某精油以幫助皮膚淨化等等。（請以你學習至今的十九種CT油作答）

4. 參考《臺灣行道樹圖鑑》，選擇離你較近的路段去造訪下週將學到的白千層。揉捏它的葉片，聞聞其氣味如何？撕下一小塊它的樹皮，體驗它的觸感如何？觀察一下它在周圍的樹種間，看起來「個性」如何？

第20堂課

CT20

皮膚系統
精油用於皮膚系統的主要作用
皮膚系統的用油

CT20 氧化物類一
藍膠尤加利、澳洲尤加利
史密斯尤加利、綠花白千層
白千層、香桃木

香氣空間
美國威斯康辛州 密爾瓦基美術館

澳洲尤加利

# 皮膚的意義

　　瞭解皮膚系統的功能性資料，有助我們理解其生理運作的方式，大家可以在坊間書籍找到許多專業資訊，但我們在這裡要強調的是皮膚對於生命個體真正的意義。

　　皮膚扮演著保護、防衛生命的角色，因此皮膚系統的問題，大多和自我防衛與受到侵犯的心理情緒有關係。為了維護系統的完整性，當內裡受到挑戰，或是產生無法保有自我的感受時，皆有可能引起皮膚系統的疾病。

　　有學者認為，皮膚就像是「體外的神經系統」，反映出我們的心理與情緒狀態，如此我們在看待皮膚狀態時，有了更豐富的詮釋。若我們無法解讀皮膚徵狀要傳遞的訊息，只是希望皮膚美美的、沒有痘子，就等於希望肌膚不要呈現任何警示的訊號，一味嚮往石膏一般美麗的肌膚，那我們勢必失望，並淪為昂貴保養品的奴隸。因為當皮膚無法展現出它的表情時，例如：紋路、顆粒等，便是死亡的肌膚。

# 皮膚的生理構造

　　皮膚主要由表皮、皮下脂肪與真皮組成，其主要功能如下：

• 表皮：老化的死細胞

薄薄的一層卻扮演著重要的防護角色，越是白皙薄嫩的皮膚，保護力越低。通常內在強大者不需要很厚的表皮層；而內在較脆弱者，則會有較厚的表皮層，膚色較暗，甚至易出油。表皮之基底層和黑色素細胞、蘭革罕式（langerhans）細胞，是唯一沒有死透，仍具活性的組織；其中蘭革罕式細胞可攔截病毒與細菌，帶進淋巴系統解剖示眾，教免疫細胞認識這些入侵

者,而藉由輕柔的撫觸與按摩,可刺激蘭革罕式細胞的活絡,也能提升免疫能力。

• 皮下脂肪:凹凸有致的型態,能保暖並作為緩衝的護墊。

• 真皮:真正的皮膚組織
真皮層中的血液供養是否充足,會影響皮膚的毛髮生長是否豐茂。精油能幫助皮脂腺生長的原理是來自於幫助血液循環的順暢。對於生髮,植物油的選用比精油要重要。

# 精油用於皮膚系統的主要作用

1. 抗菌:單萜烯類、單萜醇類、酚類、氧化物類。
2. 消炎:倍半萜烯類、醛類。
3. 癒合傷口:單萜酮類、倍半萜酮類。
4. 殺黴菌:單萜醇類、醛類。

精油除了能幫助生理組織修復,也能幫助與自己的內在對話並平衡神經系統,間接對皮膚系統產生正面影響。因此,精油應用於皮膚的影響是廣大的,並非只是表面維護。「Make you feel good, not only look good!」

雖然精油對於皮膚保養很有幫助,但無法滿足追求絕對美感的使用者,也無法超越昂貴保養品的保濕效果。因為精油的分子很小,不會停留在表皮,而是進入血液循環運行全身,其真正的作用在於真皮與皮下組織,能強化細胞的作用與自我療癒機轉,並讓皮脂分泌平衡,天冷就分泌多一些,天熱就少一點,等於是皮膚系統的後備支援。

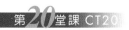

在此希望大家有一個正確的觀念：「皮膚的健康」不等於「世俗標準的美麗」。剛開始用油者都會有這樣的迷思，認為精油能解決所有的皮膚問題，並將皮膚健康與電視上亮麗的名模臉龐畫上等號，這並非正確的觀念。

# 皮膚系統的用油

雖然處理各式皮膚問題都有一些基礎的用油準則，但選用精油的方向就像觀察一個人的角度，不能陷溺在表面和言語的層次。眼前這個人的肢體、皮膚的表情、空氣中散發出的氛圍，都是可以抓取的訊息。觀察言辭之外的細節，能幫助我們對個案有更多的了解，並發覺其與眾不同的內在。希望大家在選油的時候，也能根據個體的差異性，謹慎考量，不只是照制式配方依樣化葫蘆而已。

| | 芳香臉部清潔用油 | 芳香臉部滋潤用油 | | 芳香臉部調理用油 |
|---|---|---|---|---|
| 單方精油 | 杜松漿果<br>快樂鼠尾草<br>苦橙葉<br>沉香醇百里香<br>大西洋雪松<br>鼠尾草<br>檀香 | 檸檬<br>絲柏<br>白松香<br>羅馬洋甘菊<br>佛手柑<br>玫瑰草<br>天竺葵<br>茶樹 | 松紅梅<br>芹菜<br>樟腦迷迭香<br>德國洋甘菊<br>南木蒿<br>沒藥<br>胡蘿蔔籽<br>廣藿香 | 乳香<br>真正／醒目／穗花薰衣草<br>安息香<br>銀合歡<br>所有珍貴花朵類原精<br>花梨木<br>依蘭 |
| 複方精油 | CT3<br>CT6<br>CT15 | CT10<br>CT11<br>CT12<br>CT29 | | CT1<br>CT4<br>CT7<br>CT13<br>CT28<br>CT31 |

# 皮膚狀態與能量問題

|  | **Vata**<br>風型<br>思想快，行動快易焦慮 | **Pitta**<br>火型<br>堅強、急躁 | **Kapha**<br>水型<br>平和而執著 |
|---|---|---|---|
| 膚質 | 薄而毛孔細小<br>膚色較晦暗、泛白或泛灰<br>觸感冰涼、尤其手腳皮膚<br>粗乾、局部脫皮，對氣候<br>變化頗敏感 | 有雀斑<br>有光澤、面帶紅光<br>觸感柔軟溫暖<br>對化學物質頗為敏感 | 厚實而保濕<br>膚色較白<br>觸感冷而柔軟<br>緊實有彈性、較不易老化 |
| 易產生的問題 | 1. 缺乏彈性或光澤<br>2. 局部粗乾龜裂<br>3. 起乾硬的小疹<br>4. 長雞眼或硬皮<br>5. 乾性濕疹 | 1. 起疹、發炎、搔癢<br>2. 油膩的T字帶<br>3. 提前老化、皺紋<br>4. 臉部出油、蓄膿發黃<br>　 的暗瘡、黑頭粉刺、<br>　 白頭粉刺<br>5. 長斑、膚色不均 | 1. 暗淡、鬆垮、阻塞<br>2. 毛孔粗大<br>3. 黑頭粉刺、或是形成<br>　 大型白色膿皰<br>4. 皮脂分泌量增加、皮<br>　 膚變厚<br>5. 淋巴與體液容易滯留 |
| 適用植物油 | 雷公根油<br>玫瑰籽油<br>鱷梨油<br>小麥胚芽油 | 金盞菊油<br>琉璃苣油<br>瓊崖海棠油 | 荷荷芭油<br>榛果油<br>昆士蘭堅果油<br>胡桃油 |

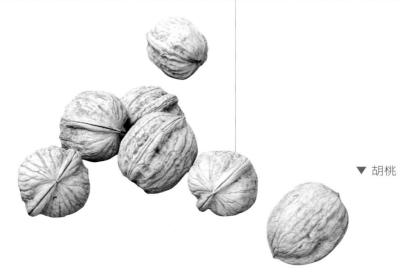

▼ 胡桃

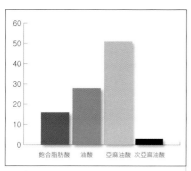

▲ 胡桃油的脂肪酸比例

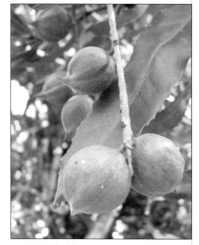

▲ 澳洲胡桃

# ◯胡桃油 Juglans regia

　　胡桃樹可以長得很高大，果仁所壓榨出的油色清淡，潤澤度適中，是最有益呼吸道保養的植物油，內服與外用都很適合。胡桃油可與橄欖油調和口服，處理壓力過大，身心交瘁的個案。有益大腦，能強壯身體機能狀態，也補腎固精、溫肺定喘。便祕者亦可用於潤腸。

## CT20氧化物類一

### 藍膠尤加利 *Eucalyptus globulus*：

　　花形奔放明快，產於南美智利的藍膠尤加利由於海拔高、陽光充足，能萃取出氣味分明細緻的尤加利精油，可惜市面上很難買得到。

### 澳洲尤加利 *Eucalyptus radiata*：

　　樹皮不似其它尤加利那麼光滑。單萜烯類與醛類使它的氣味相當甜美。主要化學芳香分子都集中在右方，有助與人互動溝通。

### 史密斯尤加利 *Eucalyptus smithii*：

　　化學分子結構單純而效用強大，適合心智弱小者，因此也是兒童最佳呼吸用油，即使在睡前使用，也不會干擾睡眠。南非醫師會於手術後，使用史密斯尤加利幫助傷口癒合；我們也遇過整形的個案，以氧化物類加上倍半萜烯類精油處理，有很好的效果。

以上三種尤加利，均適合處理呼吸道與關節黏液累積不易流動的狀態。或是作為子宮下垂與子宮內膜異位的輔助療法。

## 綠花白千層 *Melaleuca quinquenervia*：

白千層屬的植物，化學分子結構較尤加利屬植物複雜，特有的綠花白千層醇與綠花白千層烯，藥學屬性強大，對身體「出口部位」的疾病都有抗感染的效果（例如口腔、陰道等）。法國醫生在為新生兒接生時，會將綠花白千層純油一滴塗抹在新生兒的腳底。而綠花白千層一層層剝落的樹皮，與白色鮮嫩的花朵，似乎也象徵蛻變新生的力量；很適合死抱著自己的過去、不肯前進的個案。

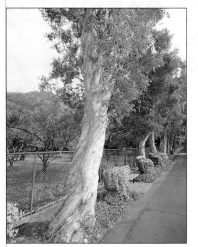

▲ 白千層

## 白千層 *Melaleuca cajuputii*：

像高中男生的氣味，也適合中年男子使用。白千層對子宮頸病變前期也很有幫助。

## 香桃木 *Myrtus communis*：

大多數香桃木的精油都來自摩洛哥，氣味輕揚，使人如沐春風，在心靈的療效上，是「氧化物類一」中最強大的。適合那些因為難以達到他人嚴格要求、內心常常處於拉扯狀態的個案，對於甲狀腺問題，或總是活在自己世界裡的人，香桃木也讓他們的自我與世界產生交流。

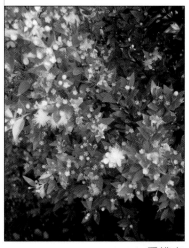

▲ 香桃木

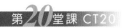

## 香氣空間
# 美國威斯康辛州 密爾瓦基美術館
# Milwaukee Art Museum

設計：聖地牙哥・卡洛特拉瓦（Santiago Calatrava）

　　聖地牙哥・卡洛特拉瓦作品的風格是仿生物建築，他同時也是希臘奧運主體育館的建築設計師。這座2001年完工、位於密西根湖旁的博物館，如同有翅膀，即將要起飛的生物般；厚重的建築材料，卻能表現出輕盈、穿透與空氣感，好像隨時蓄勢待發，永不墜落。對應「氧化物類一」即使與世界有所衝突，仍然能夠飛翔的精神。

▼ 振翅般蓄勢待發的建築樣貌，正對應「氧化物類一」的飛翔精神。

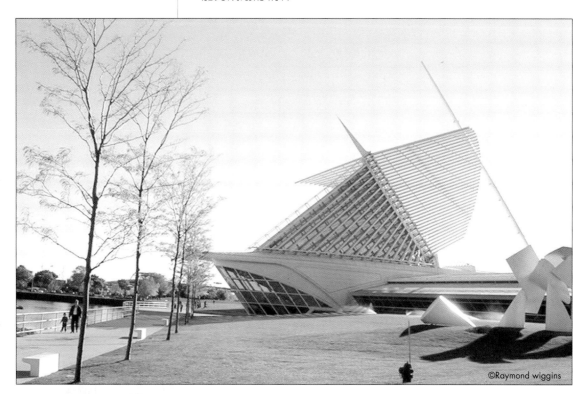

©Raymond wiggins

## 作業

**1.** 請在本週每日使用「氧化物類一」，然後觀察它在你身心各方面所帶來的影響，並盡量記錄你的夢境。（請標示劑量與用法）

**2.** 請閱讀《打破101個保養迷思》（方智出版）第52～75頁，再以本週所學得之精油潔膚知識做實驗，看看一週下來的皮膚狀況與以前有何不同？（請註明你所選擇的CT油及用法）

**3.** 你所讀過的小說、散文、詩歌中，哪一位作家的文字最能帶給你「氧化物類一」的感受？

**4.** 下一堂課我們將討論「呼吸系統」，請「採訪」一位正為感冒所苦的親友，了解他這一陣子的作息與心情，並用「氧化物類一」為他處理感冒症狀，看看一週後的進展。

**5.** 到目前為止已學到四種尤加利，而尤加利的品種眾多，臺灣也引進多種。請於本週內到植物園、公園、或校園內考察，看看能發現幾種尤加利，並請描述這些尤加利給你的感受。（它們和其它的樹有什麼不同？）

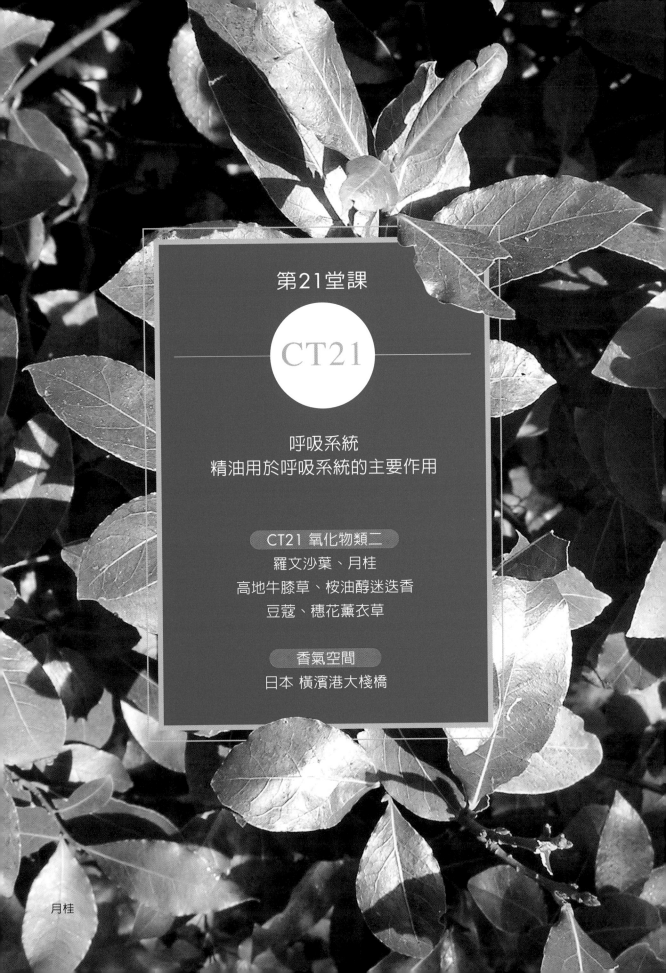

第21堂課

CT21

呼吸系統
精油用於呼吸系統的主要作用

CT21 氧化物類二
羅文沙葉、月桂
高地牛膝草、桉油醇迷迭香
豆蔻、穗花薰衣草

香氣空間
日本 橫濱港大棧橋

月桂

# 呼吸系統

## 心理聯結

呼吸是一種「溝通」。我們所吸的每一口氣，是由別人所吐出，我們所吐出的每一口氣，又由別人所吸入，所以呼吸其實是一種「交換狀態」。假若這種交換失衡，比方說，心中老是覺得我是用萬兩黃金交換了別人一張賤紙的話，自然容易產生呼吸方面的問題。此外，呼吸系統可說和消化系統互為表裡，因為消化的象徵是自我評價（如何看待自我），其表現在外的便是象徵人際關係的呼吸系統。所以，我們可歸納呼吸系統之心理聯結如下：

1. 鼻：自我肯定
2. 喉：表達與創造
3. 肺：接納生命的能力

# 呼吸動作

接著，讓我們來好好觀察一下呼吸動作。

氣管以上，稱為上呼吸道，包括：鼻、咽、喉；氣管以下，稱為下呼吸道，包括：氣管、支氣管、肺部。但真正影響呼吸動作的其實是「橫膈膜」，不管瑜珈或是腹式呼吸法主要都是鍛鍊這附近的肌肉群。橫膈膜之下的「腹部」，與橫膈膜之上的「肺部」，分別對應的是「自我評價」與「人際溝通」。所以，橫膈膜代表的是一種平衡——即第三與第四脈輪的平衡，自我與世界的平衡。

仔細觀察現代人的呼吸，常有不規則、甚至呼吸短暫停止的情形。為什麼呢？我們可以先思考一下原因，到底是吸入的太多？還是吐出的太多？答案是，造成呼吸不規律的原因多是「吸

入的氣息多過於吐出的」（氣喘亦然），深究其心理癥結，也常是「抓得多、給得少」。

# 保養呼吸道的重點

## 1. 避開乳製品

乳製品容易刺激呼吸道黏膜、使黏液增加，常常是氣喘的誘因。但喜歡乳製品的人很多，那該怎麼辦呢？其實身體是可以漸漸調整的，只是若你本身是過敏體質，建議最好還是暫時先避開乳製品，之後有機會再讓身體慢慢調養適應。很多人以為氣喘者體弱，要多喝牛奶以強身，結果卻適得其反。

## 2. 保暖

尤其以「腹部」和「足部」的保暖最重要。日據時代就有以布巾裹腹以保暖、防寒的習慣。而足部除了有器官反射區外，寒氣由地面上來，足部可是首當其衝，可是還是有很多人忽略足部保暖，大寒冬還穿迷你裙、露趾鞋，但其實冬天應該要穿著棉襪睡覺。現代室內裝潢流行波西米亞風，床的高度比較低，甚至直接舖床在地面上，躺久了對呼吸系統也比較不好。此外，呼吸系統較弱的人也在床頭放個口罩，一早起床前先戴上，可保持所吸入空氣的溫暖度。

## 3. 除溼

潮濕容易使黴菌滋生，尤其像鼻竇這種陰暗彎曲的通道，特別容易受到黴菌感染。使用抗生素也只能抗細菌、不能抗黴菌。

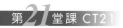

# 精油用於呼吸系統的主要作用

1. 抗菌：酚類（或CT22）、單萜醇類（或CT14）
2. 抗痙攣：醚類（或CT27）、酯類（或CT9）
3. 祛痰：單萜酮類（或CT24）、倍半萜酮類（或CT15）
4. 激勵免疫：酚類（或CT22）、單萜醇類（或CT14）

很多人常抱怨用油沒啥效果，深究原因除了選油與劑量不理想以外，更多問題是可能出在使用頻率太少。用油的頻繁度，跟自覺有關，生病時一邊擦油，一邊不斷地體察自己狀態，不斷地問自己為什麼會如此？到底和人交換什麼失敗？或是溝通不良等等，這樣的自省自覺才能為疾病帶來正面意義。

# 呼吸系統用油

**1.** 咳嗽：

心理癥結為不適應環境，想表達意見而無法表達。有些人習慣說話前需先乾咳個幾聲，才能順利發言。而所謂的教堂咳嗽（church cough）則是在愈嚴肅、愈壓抑的場合，愈容易因為無聊難受、或想表達意見而不被准許，因而咳嗽到不能自已。

用油：甜羅勒（或CT14）、絲柏（或CT3）、龍艾（或CT27）。

**2.** 一般性感冒：

心理癥結為情緒低落、疲累無力。「疲累」是一個值得好好討論的題目，有的人用完排毒精油或喝排毒湯之後，不但沒有精神百倍，反而更覺疲累，早早就上床睡覺，因為身體的

調整需要時間、需要休息。現代人的大腦皮質發達，所有的自覺都只剩大腦運作，而不是身體自覺。明明身體已經很疲累了，大腦仍不肯下令休息，硬是要工作、玩樂、熬夜。這個時候，就要選擇使用精油來休養生息囉！

用油：歐白芷根（或CT4）、蜂香薄荷（或CT13）、野馬鬱蘭（或CT23）。

### 3. 流行性感冒：

心理癥結是與人互動惡劣，極欲逃離人群。流行性感冒的病毒轉型很快速，打疫苗只是預防之前的流感病毒，對於新型流感病毒的預防效果很有限，所以處理感冒問題的重點其實在於預防感冒併發症上面。特別要注意的是：呼吸道方面的受損，絕不是只影響呼吸系統而已，因為新鮮氧氣無法順利進入時，二氧化碳和廢物毒素無法順利排出，全身的細胞都會受到影響。

用油：月桂（或CT21）、羅文莎葉（或CT20）。

### 4. 支氣管炎：

當支氣管發炎，造成內側黏膜分泌大量黏液，黏液無法順利排出而堆積，便會壓迫到纖毛，使纖毛失去過濾功能。急性支氣管炎和慢性支氣管炎，一個像颱風掃過般雜亂，一個只是家中一堆垃圾未清，表面上看來急性比慢性來得嚴重，其實剛好相反，因為慢性支氣管炎的痰液堆積深藏底部，反而比較難處理；除了消毒抗菌外，還要特別處理化痰問題。支氣管炎的心理癥結是激動的家庭氣氛、爭吵叫嚷。尤其兒童在家庭糾紛中是弱勢，只能默默承受衝擊，既沒有立場溝通當和事佬，也無法加入戰局中，因此常有支氣管方面的問題。

用油：高地牛膝草 （或CT21）

**5.** 肺炎：

心理癥結是厭倦生命，不願療癒情緒創傷。肺泡表面具有微靜脈和微動脈，屬於身體的小循環，肺炎會使肺泡充滿黏液，能通過的空氣也少，久了就會變成肺氣腫。此時過多的黏液充塞，能做氣體交換的表面積也更少。肺泡已經是呼吸道的末端了，是否要與這個世界「交換」？到此一定要做出最後的決定！所以往往涉及到生命最根本的價值問題。

用油：桉油醇迷迭香（或CT21）、丁香（或CT22）

**6.** 花粉熱：

花粉熱最容易在春天發作，春天是個讓萬物「蠢蠢欲動」的時節，假若抗拒變動或者不適應變動，甚至面對任何人生小變動都會很緊張的人，當然也容易有這方面的問題。這樣的人通常外表整齊乾淨、行事井然有序，同時也希望整個世界和他一樣具有「鐵般紀律」，最好都不要有任何變動；可是生命和世界都不會一直停留在原地不動，所以內心的「無秩序感」就油然而生。我們不妨想想之前曾提到的，壓力是一種對環境變動的適應不良，再想想免疫系統是種對環境的防衛機制，所以花粉熱雖發生於呼吸系統，實則為免疫系統問題。

用油：南木蒿（或CT28）、馬鞭草酮迷迭香（或CT26）

**7.** 氣喘：

氣喘發生是因過敏原使細胞釋放組織胺，血管變得通透，促使體液流動和滲漏，組織胺過多，就會引起各種過敏現象，例如呼吸道黏液增多或是氣管痙攣收縮。對於生命，我們常常往外求答案，卻較少往內求解釋。雖然外界環境或是遺傳因素對健康有影響，但氣喘個案發作時，一定曾有些事使之

不快或者倍感壓力，有時這些事件的發生不只一兩天。在我們的個案經驗中，氣喘的心理癥結常常源自「窒息的愛」，喪失掉自我的發展空間。氣喘發作當下仍可使用氣管擴張劑或類固醇來救急，但最重要的還是平常要多用油，放鬆呼吸道的肌肉，使黏液流動順暢。

用油：阿密茴（或CT9）、膠冷杉（或CT2）、茴香（或CT27）、馬鞭草酮迷迭香（或CT26）、土木香（或CT17）

**8. 鼻竇炎、鼻息肉：**

鼻竇炎的心理癥結剛好與氣喘相反，是極需要愛。其重點不在於所獲得愛的多寡，而在於別人給的愛是不是其所「真正需要」的，鼻竇炎的個案通常較內向、敏感，想要的也常不是他人能理解的。大部分的人對自己都不了解，更何況是不同的個體呢？情人之間也是一樣。

用油：藍膠尤加利（或CT20）、神聖羅勒（或CT22）

**9. 喉嚨痛、喉炎、扁桃腺炎、聲音嘶啞：**

心理癥結是無法為自己說話，壓抑情緒，創造力受阻。

用油：摩洛哥藍艾菊（或CT28）

**10. 耳炎：**

小朋友的耳炎常與父母之間的爭吵有關。耳部擦油時，只要以掏耳朵的深度來擦即可。另外也很鼓勵親子間按摩，父母多幫小孩按摩脊椎兩側，同時促進親子間溝通。

用油：側柏醇百里香（或CT12）、史密斯尤加利（或CT20）

# ○雷公根 Centella asiatica

成份：精油、維生素B、皂苷（積雪草苷）、三萜烯酸（indocentoic acid）、生物鹼（天胡荽素）、苦味素（vellarin）、鞣酸／單寧酸（9%）

現代科學已證實雷公根所特含的積雪草苷可促進細胞再生，激勵膠原生成，它在阿輸吠陀中被視為回春的藥材。另有一項實驗顯示，雷公根在外用時，可預防難看的疤痕，尤其是來自燒燙傷、手術後的切傷。病人在接受雷公根的治療後，明顯改善了靜脈曲張及其它的腿部循環問題。

雷公根增進記憶力的作用極有名聲。其葉片可開胃，矯正消化與腸道方面的問題。在一些治發燒、痛風、胃疾、甚至痢疾的處方中都可發現雷公根。阿輸吠陀建議用雷公根處理氣喘、貧血、與其它的血液問題，可減輕發炎和退燒。在阿輸吠陀的體系中，雷公根屬於一種平衡的補藥，既能提升能量，又能放鬆身體，特別適合拿來克服失眠，也適用於進行瑜珈、打坐、或其它清修冥想活動，可幫助人靜定。雷公根的確含有兩種使人鎮靜的成份──皂苷與大量的維生素B，後者乃是著名的抗壓力維他命，其鎮靜、安撫、與抗痙攣作用已獲證實。

## CT21氧化物類二

### 羅文莎葉 *Ravensara aromatica*：

　　屬於多分子精油，抗病毒的能力在眾多精油中當屬排名第一，尤其「氧化物類二」裡的精油大都屬於多分子的結構，想必大家對多分子的好處都已耳熟能詳了吧！羅文莎葉在「茹絲的蛋」中呈現十字型結構，正中直排可謂與自我連結，水平橫排可謂和外界互動，如此的十字結構正特別有利於溝通能力。對於混亂、沒有自信的人，能給予不失彈性的邏輯感。

### 月桂 *Laurus nobilis*：

　　月桂葉中的甲基醚丁香酚能讓人舒緩放鬆，助肝解毒。月桂對於退化性疾病很有幫助，比方老化的關節肌肉、遲滯的淋巴循環、退化型的牙痛等等。月桂同時能讓心靈重燃熱情、屢敗屢戰，簡直就是中年男子的心靈威而剛。

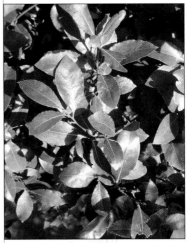
▲ 月桂

### 高地牛膝草 *Hyssopus officinalis Var. decumbens*：

　　牛膝草單萜酮的含量較高，需格外謹慎使用，而高地牛膝草就比較沒有這層顧慮。一般來說，同樣的品種長在高地，其氣味通常比較甜美、細弱、可愛，精油成分也比較安全，高地牛膝草即是如此，能處理兒童方面諸多問題，包括耳炎、支氣管炎、氣喘，甚至心智像兒童的大人所會有的種種情緒問題。

### 桉油醇迷迭香 *Rosmarinus officinalis*（*CT cineol*）：

　　喉嚨長繭可用土木香，只是稀少昂貴，不妨改以桉油醇迷迭香。因為氧化物的含量高，所以比其他迷迭香的氣味更昂揚。它特別有助於「同輩」之間的表達溝通。有些人因為

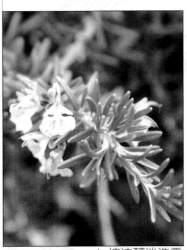
▲ 桉油醇迷迭香

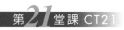

連自己要表達什麼都不確定，只好以威嚇的口氣用力講話。對於這類的人可建議使用桉油醇迷迭香，讓溝通表達就像友善的鄰居一般親切無害，不必再「用力」講話。

### 豆蔻 *Elettaria cardamomum*：

可長到2公尺，果實綠色，可磨粉加入咖啡中調香，北非即流行這種喝法。豆蔻對於感冒型的腹瀉有效，也特別能連結呼吸和腹腔的關係，同時能使口氣芳香、化解腸道腐氣。自認有口臭問題的人，常會不自覺把手放在嘴邊遮掩，也很容易脹氣放屁，使用豆蔻就能把第三、第四脈輪的障礙一一通除。

### 穗花薰衣草 *Lavandula latifolia*：

所含的單萜酮具有化痰功效。因為黏液的化解同時需要桉油醇來乾化、以及單萜酮來去除結塊，若只一味使用桉油醇反而只會讓喉嚨越來越乾。穗花薰衣草有利皮膚再生，澳洲不少醫院即直接使用於處理手術癒合、燒燙傷等問題。另外也可加在洗髮精裏刺激毛髮再生。

## 香氣空間 日本 橫濱港大棧橋

設計：外國建築事務所（Foreign Office Architects）

由外國建築事務所設計，這個事務所由西班牙籍丈夫阿里桑德羅‧柴拉波羅（Alejandro Zaera-Polo）和伊朗籍妻子法希

德‧慕莎維（Farshid Moussavi）組成。1995年從四十一個國家、六百個競圖者中比稿獲勝，裁判包括磯崎新、伊東豐雄、庫哈斯（Rem Koolhaas）。但過於前衛的設計旋即被業主杯葛，一直到1999年才敗部復活，並於2000年完成。

　　整個建築的構造像一艘風浪中行駛的大船，最上層並不是一平整的表面，而是船型的美麗曲線結構，甚至還有草地鋪在上面，像個公園，可讓人悠遊行走其中，充分感受到風的輕撫，彷彿就站在乘風破浪的甲板上。下面的主體是個很大的開敞空間，以摺紙的概念撐住天花板，所以看不到太多柱子。內部的結構也傾斜像船，甚至有一個空間就設計得像旅客入關處。建築物的對岸是個熱鬧消費區，專賣異國風味的稀罕商品，所以讓這艘風浪中的大船，有種一靠岸就可到新奇神秘國度的想望。

　　大棧橋這種上面風浪、下面寬敞的特色，就好像「氧化物類二」——風的翅膀。我們對於人的各類型愛或者對世界的態度想法，常常只看到表面的波折，卻忽略內在真正的感受，而造成種種的溝通障礙。「氧化物類二」能讓我們與人溝通時，不論表面感受到多少言語的尖刺或鈍角，依然能保持內在的清晰明朗。

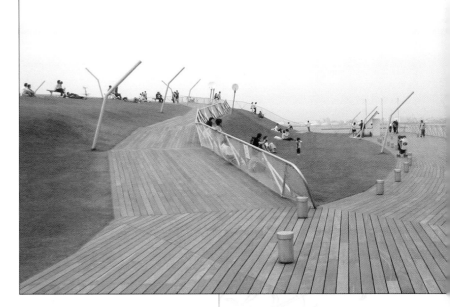

▲ 站在大棧橋上如同站在乘風破浪的甲板，能感受到「氧化物類二」像風的翅膀般穿越重重波折，永保清明的內在。

**作業**

1. 請在本週每日使用「氧化物類二」，然後觀察它在身心各方面所帶來的影響，並盡量記錄你的夢境。（請標示劑量與用法）

2. 搜尋患有氣喘宿疾的名人三位，除了生理條件外，試著找出可能使他們受氣喘所苦的心理背景。

3. 請使用「氧化物類二」，五天以後，找一位讓你感覺有溝通障礙的對象，試著跟對方說出你最想表達的想法（不拘形式：電話、信件、email、MSN、錄音帶……），然後記錄下這麼做以後自己的感受。

4. 下一堂課將討論「消化系統」。請觀賞影片《遇上波莉》，看劇中男主角有何種消化系統問題，試著推敲他產生這種問題的心理原因，並選出對此心理狀態有幫助的CT油。

5. 「雷公根」是一種臺灣原生藥草。請至草藥舖購賣乾燥的雷公根，將它搗碎（呈粉末狀最佳），以雷公根4：蘋果醋6的比例製成一瓶浸泡液。每天於空腹時取一湯匙對一大杯溫水慢慢飲用。這個處方對月經初來的小腹刺痛特別有益，對其他腹痛也有幫助。請記錄本週飲用心得。

第22堂課

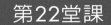

# CT22

精油用於消化系統的主要作用
消化系統生理解剖概論
消化系統疾病的心理癥結與適用精油

CT22 酚類一
多香果、中國肉桂
錫蘭肉桂、丁香
神聖羅勒

香氣空間
Architecture Must Burn

錫蘭肉桂

# 精油用於消化系統的主要作用

在我某次的建築之旅中，途經美國商業大城達拉斯，於飯店 check-in 時，沒有花多少時間就拿到住房鑰匙，同行的友人不禁發出讚嘆。當下我感到十分好奇，不覺得有什麼值得驚訝的，原來美國飯店通常都要在大廳待上一段時間才拿得到鑰匙。但這樣的情況，沒過多久我就遭遇到了，當我們抵達西雅圖的飯店時，經過一個小時的排隊與等待，才能進入房間卸下行囊。

但在日本，即使是鄉間的小旅館，在旅行團進入飯店的同時，每間房客的資料與早餐券等都早已分配好並整齊地排列在桌上。我們可以從這些細節裡看出，日本國力所在，在於人民高度的自我期許，而不是擁有多少飛彈火箭。

這個例子跟今天的課堂主題有什麼關係呢？不同於呼吸系統代表人與世界交流的狀態，消化系統往往與「自我的感受」息息相關。

在造訪日本以古法建造之木造建築時，我們得知日本人為了因應頻繁的地震與天災，每塊木頭、柱子，削刨與插入泥土的角度……，都是他們不斷體察環境以找出房屋與土地間的最佳平衡，才能屹立至今。反觀現代工程建築，精密的電腦計算、堅硬的鋼筋水泥打造，卻還是禁不住地震的搖晃應聲倒下。在日本阪神地震中，傾倒的古蹟大多是經過現代工程整修的部份，原始古蹟幾乎沒有受到影響。若我們將身體視為一棟建築物，總不能任由建築物傾斜、斑駁殆盡後再炸掉重蓋；惟有培養出敏銳的自我觀察力，不斷修正小病小痛，才能找出最佳平衡點。大病是經年累月的陳疾，我們只能學著與之相處，從小處著手，才是治本之法。我們必須不斷關照自己的狀態，而非把自己交給醫生、芳療師或靈媒。

消化系統的用油以繖形科、香料類、酚類、醚類為主，在情緒心理上，便是為了維持「強大與完整的自我」。在生理作用上，消化系統用精油可分為以下幾點：

- 抗痙攣：醚類，如：肉豆蔻；苯基酯類，如：阿密茴；針葉樹與根部類的精油則有助平撫焦慮的情緒。

- 驅脹氣：緊張的情緒容易讓橫膈膜處在緊繃的狀態，像是呼吸停止般，阻隔氣體的進出。脹氣同時也表達出對自我不夠確定、自我瓦解、無法適應環境的心理狀態。遇到這種情形，可使用香料類精油，例如茴香、迷迭香等。

- 促進蠕動與消化液之分泌：藏茴香、馬鞭草酮迷迭香等單萜酮類的油，有助食物的消化分解。

- 養肝利膽：消化之火如同生命之火。肝與膽皆代表火的能量，因此消化系統用油最終極的目的是在協助肝膽功能。例如：胡椒薄荷、格陵蘭喇叭茶、檸檬。

# 消化系統生理解剖概論

### 有韻律的胃：

胃的運作有一定的韻律與節奏，是一層一層消化食物，並非胡攪蠻拌。食物被消化的速度，依序為：澱粉類（馬鈴薯）→蛋白質（肉）→纖維質（蔬菜）。所以吃飯的順序，應該從蔬菜水果等具有纖維質的食物開始，米飯等澱粉類的食物擺在最後吃。而固定的進食時間，也是在尊重「胃的韻律」。消化一餐飯的時間約需4～24小時，睡前進食或晚餐吃得太飽，腸胃來不及消化

食物，容易衍生便祕問題。因此，接近就寢時間只要補充簡單的流質食物即可，不要大吃大喝，以減輕腸胃負擔。

此外，影響消化的因素還有寒冷的食物和情緒。冰淇淋會使胃溫由37度下降到26度，30分鐘後才能恢復原來的溫度與消化功能；而情緒緊繃也會使胃部肌肉緊縮痙攣，這時可以將沾抹精油的手覆蓋在腹部溫熱之，並慢慢調整呼吸，找回屬於自己的消化韻律。

### 「水火不容」的肝臟：

肝臟若缺乏解毒酵素「麩胺硫轉移酵素」（GST）、穀胱甘肽（glutathione），容易產生自由基攻擊身體細胞。因此用油保養肝臟的方向，首重激勵GST以抵禦各式攻擊。許多抗癌、抗炎的精油都可激勵GST，但過量使用酚類與單萜酮類精油，反而會降低GST。除了GST，肝臟還含有一千種以上的酵素，因此，促進各種酵素的作用，才是維持肝臟正常轉化運作的方法。

肝臟一小時可對付四分之三罐啤酒，並能轉化葡萄糖為肝醣，若飲食不正常或貪杯，容易造成脂肪肝，甚至肝硬化。雖然肝臟即使被破壞85％或割去80％數月後仍可再生還原，我們仍應好好保養肝臟。肝臟還能將每秒鐘死去的一千萬個紅血球「打撈」上來回收利用、製成膽汁，足見肝臟是人體重要的轉化器官。肝臟的疾病，通常都是與「轉化」功能相關的問題。

### 雙管齊下的胰臟：

胰臟位於胃後與脊椎之前，處於身體深部，所以不易療癒處理。由於膽汁與胰液共用同一個管道注入十二指腸，因此功能不良的肝臟與逆流的膽汁都容易引發胰臟疾病。對於肝臟、膽囊與胰臟的關係，我們可以這樣理解；憤怒的火焰（肝臟）＋僵化的思想（膽）→毀滅調節作用（胰臟）。

**胰臟主要功能包括：**

（1）製造酵素（胰蛋白酶、澱粉酶、脂肪酶等），也製造鹼性液中和混著胃酸的食物。

（2）可製造並調節胰島素分泌，監視血液中葡萄糖濃度，協助葡萄糖轉變為身體所需的能量，若無法產生適量胰島素，或是身體器官對於胰島素沒有反應，則血糖會升高，當血糖高到腎臟無法負荷時，葡萄糖就會由尿液中排出，這就是糖尿病。

# 消化系統疾病的心理癥結與適用精油

• 牙齦發炎、口瘡：心理癥結是猶豫不決，抑制責備或傷人的話。

   用油：茶樹、月桂、永久花純露、薰衣草純露。

• 胃炎、胃潰瘍、十二指腸潰瘍：幽門螺旋桿菌是罹患胃潰瘍的主因之一，整體社會衛生在二次大戰後大幅提高，西方社會的胃潰瘍、胃炎、胃癌患者人數下滑；而東方與所謂的第三世界，並沒有大幅度的改變。但西方社會的食道癌、胃液逆流，與腸炎患者卻持續攀升，主要是因為體內菌叢生態失衡，當幽門螺旋桿菌減少，其他菌種也會悄悄坐大。這再次提醒我們生命之道不在於「消滅異己」，而在於和平共處。芳香療法用油的目的也在於維持平衡，並非消滅特定菌種。處於長期不確定性、毀滅感、恐懼、認為自己不夠好、急著討好別人的人，是以上問題的高危險群。

   用油：德國洋甘菊、熏陸香、苦橙葉。

• 消化不良與脹氣：強烈的恐懼與焦慮、生活腳步太快，易導致

此問題。我曾遇過一個平日生活步調很快的個案，他每夜作夢都會說夢話，心理上很難與周圍的人連結。他很容易消化不良，甚至有便祕現象，我建議他用大高良薑，特別有助於處理「悶脹」的症狀或情緒。

**用油：** 百里香、藏茴香、大高良薑、迷迭香。

- **腸炎、腹瀉、腸躁症**：當我們無法達到上級、父母的嚴格要求時，或面對無法吸收的事物時，會反應在腸道健康上。這時候不要對自己感到失望或放棄，可以使用酚類精油；酚類能維持生命的火力，對腹瀉或便祕都有幫助。

   **用油：** 廣藿香、肉豆蔻、馬鞭草酮迷迭香、丁香。

- **便祕、憩室炎、大腸息肉、直腸癌**：如果被困在過去，緊抓著不放，難以放手，就像在身體裡保留了許多留之無用、棄之可惜的東西。憩室就像堆放這些東西的雜物間，腸道充滿毒素無法排出，進而演變成大腸息肉，讓腸子長出多餘的「空間」來儲放，這些疾病若繼續惡化，可能成為直腸癌。

   **用油：** 黑胡椒、迷迭香。

- **肝炎**：無法轉化、適應環境，因此憤怒、為自己辯護。

   **用油：** 熱帶羅勒、圓葉當歸、側柏醇百里香、格陵蘭喇叭茶。

- **膽結石、絞痛**：固執、譴責、驕傲。固執的像顆石頭，與人硬碰硬。

   **用油：** 龍腦百里香、阿密茴、薄荷。

- **糖尿病**：糖尿病患者的用油方向，需考量其糖尿病類型。糖尿病I型，俗稱兒童型或先天型糖尿病，來自先天的體質遺傳，

患者有胰島素受體，但沒有製造胰島素的訊息，醫學上以施打胰島素為主要治療方式；由於患者先天無法分泌胰島素，用油只能減緩症狀，可使用幫助循環與代謝的精油，避免四肢末端的組織壞死或是心血管與腎臟的衰退。糖尿病 II 型，又稱成人型糖尿病，通常與肥胖有關。患者能製造胰島素，卻苦無受體接收，用油可激勵受體活化。

用油：依蘭、檸檬馬鞭草、歐洲赤松。

## ○ 黑種草油 Nigella sativa

黑種草，遍佈阿拉伯半島，印度、埃及與中東皆為產地。其名來自於漆黑的種子，也是著名的香料，可像芝麻一樣灑在麵包上增加食物風味。黑種草油即壓榨黑種草種子所得，富含 γ 亞麻油酸，能抗過敏、濕疹、關節炎、經痛、甚至癌症的威脅。對敏感性肌膚的幫助，僅次於雪亞脂。

黑種草可提高免疫力，保護細胞不受病毒疾病危害，激勵生成抗體。它含黑種草酮，能舒解過敏患者的氣喘與咳嗽，平撫氣喘、濕疹、花粉熱等症狀。印度傳統醫療「阿輸吠陀」，早將黑種草視為消化良藥。其中的百里香氫昆，能激勵膽汁分泌。1992年的一項研究證實，黑種草可驅脹氣、減緩胃絞痛。將黑種草油加入檸檬馬鞭草與依蘭，有益於防治成人型糖尿病，亦抑制血液凝集，防止血栓。女性機能方面，回藥中記錄維吾爾族以黑種草通經催乳，對經痛問題很有幫助。

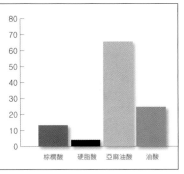

▲ 黑種草油的脂肪酸比例

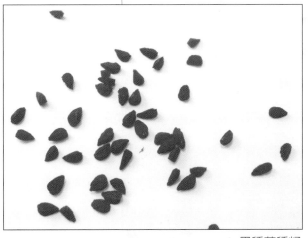

▲ 黑種草種籽

## CT22酚類一

### 多香果 *Pimenta dioica*：

多香果是美洲較晚被發現的桃金孃科植物，葉片厚實。果實的氣味有丁香等許多香料的氣味，辛香中又揉和著果香，因此俗名被稱作Allspice，中文依其原文翻譯為多香果。含有倍半萜烯與碳氫化合物，因此較丁香的氣味細緻，同時具有桃金孃科像風一般的流動感。

### 中國肉桂 *Cinnamomum cassia*：

嫩葉帶著紅色，葉形具有典型樟科植物的三出脈，十分高大，重要產地在中國西江流域。外型上，中國肉桂的皮粗硬，沒有辦法捲曲，都是削成塊狀。錫蘭肉桂的皮較細軟，因此會捲曲成筒狀，氣味較中國肉桂甜美。精油富含肉桂醛，對於皮膚的刺激性高，比較適合用在腳底，劑量應稀釋在1%以下。在生理作用上，肉桂醛強大的抗菌力，使中國肉桂在精油中抗菌力第一。羅文莎葉與岩玫瑰，則是抗病毒力第一。但肉桂醛容易使肝臟排毒活性降低，使用的頻率也要注意。

### 錫蘭肉桂 *Cinnamomum verum*：

錫蘭肉桂含有的芳香化學分子較多元，對免疫系統的作用較中國肉桂佳，用在臨床上有助於平衡情緒。中國肉桂則適用處理單一疾病，例如：糖尿病。錫蘭肉桂同樣能點燃熊熊的烈火，使人感受到浴火鳳凰的炙烈。

### 丁香 *Eugenia caryophyllata*：

丁香氣味強烈，與肉桂同樣適合加入柑橘類精油，調出熱情芳芳的香味。其內所含獨特的 $\beta$ －丁香油烴，已證實具

▼ 多香果

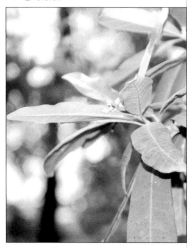

▼ 錫蘭肉桂

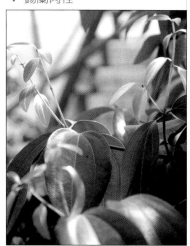

抗腫瘤作用，止痛並具消炎力（尤其是胃部發炎）。法系芳療對丁香精油之臨床應用，在分娩前兩週開始處理：妊娠尿毒血症、妊娠糖尿病、難產、早產、子宮出血，減輕陣痛與分娩前後的憂鬱。處理成人之牙科問題（發炎，神經痛），或將人從昏昏欲睡的狀態喚醒。

### 神聖羅勒 *Ocimum sanctum*：

芳香分子的化學結構和多香果相似，除了酚類、醚類，還有倍半萜烯。因此氣味給予人的安全感不只是保護生命的烈火，還能保有自己的完整性。


## 香氣空間 Architecture Must Burn

設　計：天藍事務所（Coop Himmelblau）
建築師：沃夫‧普瑞克斯（Wolf D. Prix）、赫爾姆特‧史維歷斯基（Helmut Swiczinsky）


這件作品其實是在建築學院廣場吊著一座50公尺高的玻璃塔，然後設計師放火燃燒，因此這棟建築已經消失不存在。建築設計師想要表達的理念是：建築必須燃燒。藉由打破成規，掙脫老舊束縛的空間概念。正好與「酚類一」不破不立、在灰燼裡重生的精神不謀而合，能點燃熊熊的熱情，開啟強大的消化火力。

## 作 業

1. 請在本週每日使用「酚類一」，小心稀釋，劑量控制在2
   ％以下。觀察它在你身心各方面所帶來的影響，並盡量
   記錄你的夢境。（請註明用法）

2. 找到一位有消化道問題的成人個案，調一瓶3％的「酚類
   一」按摩油給他（植物油請自選），每日三餐飯後塗抹整
   個腰椎與腹部，一個月之後再去採訪他的身心變化。

3. 請觀賞影片《霍爾的移動城堡》，然後思考片中哪一個情
   節最能讓你感受到像「酚類一」一般的氣息與力量。

4. 請在家族聚會時，拿出三十一瓶CT油，提供大家「香氣
   抓周」的遊戲。讓每位親友從中抽出一瓶，為他們解說
   該瓶油的身心療效，然後製表記錄這次實驗的結果（表
   格中應包括：個人特寫、所抽得之CT油、相合之處）。

5. 請閱讀《超凡之夢》（心靈工坊），然後回顧自己從第一
   堂課到第二十二堂課作業所記錄的夢境，把它們整理集
   結起來，重新反思與審視，試著尋找你的夢境內容與CT
   油、當時的身心狀態或過往的生命經歷之間的關聯。

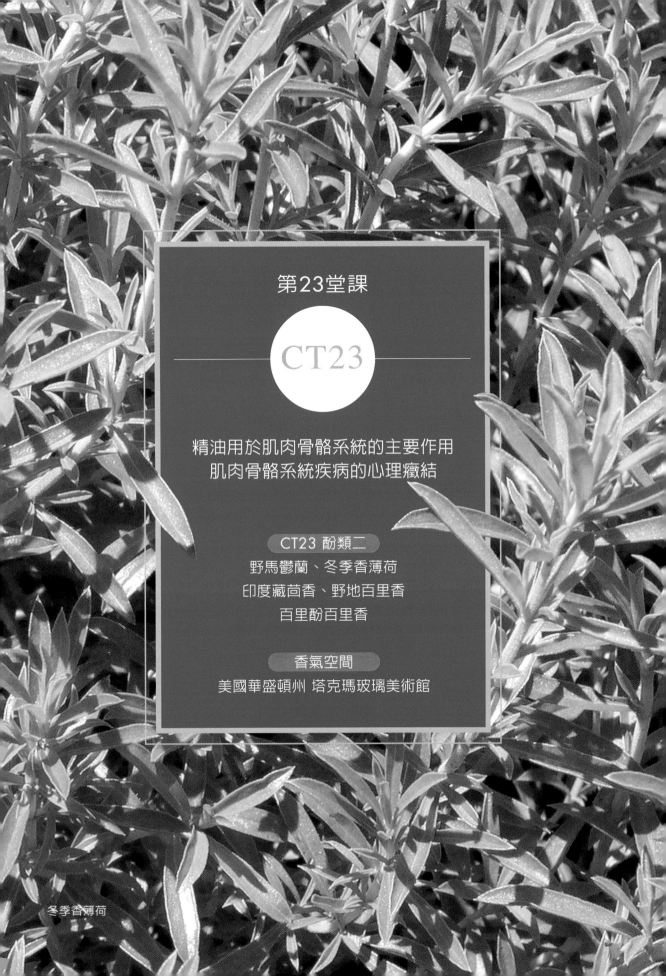

第23堂課

CT23

精油用於肌肉骨骼系統的主要作用
肌肉骨骼系統疾病的心理癥結

CT23 酚類二
野馬鬱蘭、冬季香薄荷
印度藏茴香、野地百里香
百里酚百里香

香氣空間
美國華盛頓州 塔克瑪玻璃美術館

冬季香薄荷

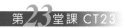

　　假如早上起來發現脖子落枕了，我們可能會怪自己睡姿不好，也可能覺得是最近太累了，甚至還有人會認為是倒楣「卡到陰」，卻很少有人是往自身的情緒或想法來找原因。其實仔細想想，肌肉的收縮與舒張，不也是要靠神經系統來控制？談到神經，這正是芳香療法的強項。

# 精油於肌肉骨骼系統的主要作用

**1. 止痛：**

一般會馬上聯想到醚類和酯類，主要因為其抗痙攣的生理效果。另外，酚類雖然不是以抗痙攣和止痛為特長，實際臨床效果卻往往更突出（例如印度藏茴香就比薰衣草、羅勒來得更有效），那是因為酚類除了帶來熱情溫暖的火能量外，最重要的是增加行動力。由酚這個例子知道，有些精油常常就生理效果而言並不是第一選擇，但是考慮到臨床經驗以及心理屬性時卻是最棒的選擇，所以全方位的考量才是調油首要，絕不能只看生理功效。

**2. 消炎：**

消炎和止痛常常是同時並存，因為組織發炎時，往往也會導致疼痛的發生。傳統上常使用酯類（單用薰衣草即對坐骨神經痛很有幫助，主要因為其心理療效）和倍半萜烯（尤其丁香油烴對生理療效很大，除丁香以外，部分唇形科也含有此成分）。另外，酚類的消炎效果也很不錯。

**3. 抗風濕：**

天氣濕冷又受風寒時，酚類絕對是最佳的選擇，尤其是百里酚百里香。單萜烯和單萜醇也很好。

**4. 排毒：**

要解除在關節積存的毒素，首先要對肝腎進行排毒（CT17或圓葉當歸），繼而再促進關節間體液或滑液的毒素代謝（繖形科可利尿排水，如CT31或胡蘿蔔籽、CT4或白松香）。

**5. 發紅熱：**

跌打損傷時，可用酚類促進血液的流動和組織的溫暖。

# 肌肉骨骼系統疾病的心理癥結

**1. 肌肉抽筋、痙攣：**

相信很多人都有睡覺時抽筋的經驗，抽筋的心理癥結是緊張與壓力，其實睡覺的時候所感受到的壓力，就是從白天的壓力累積而來。所以平日就要用油慢慢解壓，千萬不要累積。

用油： 樟腦迷迭香、月桂、天竺葵。

**2. 關節卡住：**

關節象徵改變生命方向，自在的行動。一般來說骨骼肌腱的問題，因為這些部位的血流量較少，因此運輸精油分子不容易，使用精油的幫助不太明顯，不過精油對於關節的影響可以很大，因為精油能促進關節滑囊液和體液的流動。肯園新進芳療師在接受訓練時，承受衝擊最大的便是關節。因為我們要求他們做按摩並不是用手的力量來做，而是由下盤的力量來帶動身體的動作；而身體下盤力量的來源是活動自如的關節。可是新進芳療師通常剛要經歷生命方向的改變，所以當他們愈想控制某一關節時，另一個關節可能就會被「卡住」，身體難以自在的活動，以致關節承受衝擊。

用油： 芹菜、格陵蘭喇叭茶、杜松純露。

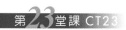

**3. 膝關節炎：**

其心理癥結為固執、無彈性、不願屈服。我們總是太傾向追求安全，以致於常常緊抓著一個東西不放。機械化的、一成不變的生活的確會帶給人一些安全感，但這卻會讓人變「笨」，缺乏創造力和應變的能力。當然，有些時候「重複」有其必要性，例如書法臨帖、體操訓練等等，但是在這類的訓練當中，每次重複都會有不同的體會與感受。所以，即使你的工作是得要每天蓋郵戳的郵務人員，也可試著對每封信上的字跡有不同感受或想像，並從中得到樂趣！對付關節方面的問題，精油的使用仍以養肝利膽和排毒為主，所謂的「毒」就是心理上的停滯、慣性、陳規。

用油： 高地杜松、馬鞭草酮迷迭香純露。

**4. 骨關節炎：**

關節炎患者常常會感受到不被關愛與不被激勵的情緒，所以我們應該要每天稱讚他，以防關節更加速退化。關節與關節的軟骨中間充滿黏液（滑液）。骨骼的兩端是像護墊般的軟骨，屬於比較鬆散的組織，會被不健康的滑液侵蝕。容易自我評價過低，或者「自覺」社會成就不高的人，都很容易患有關節炎，當然也有可能是因為過度使用關節而磨損，不過話說回來，太過操勞不也是一種不關愛自己的表現？

用油： 黑雲杉、歐洲赤松。

**5. 風濕性關節炎：**

骨關節炎主因是老化或不知保養所致，不過磨損的範圍只限軟骨，風濕性關節炎則是堅硬的骨質都有可能受到磨損。這

類自體免疫疾病的心理癥結，是常容易受到批判、覺得自己不夠好，所以免疫系統也會跟著一起來攻擊這「不夠好」的自己。深究來看，這批判絕不單指周遭人士的對待方式而已，還要加上「自我感覺」。有些人本身的個性就比較容易自我批判、自我否定，繼而把這批判投射成是週遭人所施加的批判。相對地，碰到外表樂觀開朗的自體免疫疾病患者時，千萬不要覺得對方是強顏歡笑，應該說其個性可能比較小心翼翼，容易感受到敵意。

用油： 側柏醇百里香、冬季香薄荷。

6. **滑膜炎：**

滑膜炎的發生部位為關節黏液囊的外側。要身體僵化已久的人突然做個大動作，很容易有身體被撕裂的感覺；因該部位血流量較少，如果有這種情形，就要隨時、頻繁地塗抹精油，復原要花的時間也相對比較長。

用油： 黑胡椒、快樂鼠尾草、山金車油。

7. **黏液囊炎：**

五十肩、網球肘、媽媽手等等都是黏液囊炎。當我們感到憤怒、想打人，但是行為又無法表達意念的時候，身心會處於衝突矛盾狀態，以至黏液囊炎發作。使用檸檬尤加利可讓這衝突意識浮上檯面，並看清楚自己，敢講出內心的真實意念；白珠樹則給予溫暖，不覺得受踐踏、受委屈。當然最重要的還是得「為自己」做些別的事，如轉換跑道、改行、換換不同步調的生活等等，千萬不要因為忙碌而讓身心疲乏。

用油： 檸檬尤加利、白珠樹、聖約翰草油。

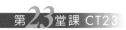

8. 腕隧道症候群：

　　現代人免不了一直長時間窩在電腦面前，雖然都知道每看電腦或電視四十分鐘就要休息十分鐘，可是很少人真正如此執行，表面上是說因為不小心忘記了，事實上換個角度想想，我們是不是一直跳脫不了某種支配控制，才無法離開電腦呢？

　　用油：鼠尾草、西洋蓍草。

9. 阿基里斯腱發炎、蹠腱膜炎：

　　阿基里斯腱是人體很大的一條肌腱。我們很容易把肌腱和韌帶混淆，肌腱是連接肌肉與骨骼，韌帶則是連接骨骼與骨骼，兩者的功能很接近，不管足踝韌帶扭傷還是肌腱發炎，其生理大多是因為「連結」動作不順所致，而心理癥結則是不想變換生命的方向，很多人尤其容易在出國前或者做重大決定前扭傷，這時就要多加自省。

　　用油：西洋蓍草、薑、檸檬香茅、山金車油。

10. 姆囊腫：

　　姆囊腫是腳的大拇趾往其他四趾彎曲變形的狀態，有姆囊腫的人不易穩穩站立，自然也承受不了太多內心的壓力。有些外表光鮮亮麗卻負債累累的女性，不少都有姆囊腫的問題。

　　用油：歐白芷根、歐洲赤松。

11. 痛風：

　　仔細觀察後會發現，關節疾病患者，要不是個急驚風，如痛風；就是個慢郎中，如關節炎。痛風常因血中尿酸過多無法排除、尿酸結晶累積在關節中而發作，除了平日需要飲食調節以外，精油使用上還是以排毒為首要重點。若是突然發作

時，可以每天煮檸檬紅茶（新鮮檸檬切片）來喝，不過一定要自己煮的效果才好，不要買市售檸檬紅茶。

用油：檸檬、圓葉當歸。

**12. 椎間盤脫出：**

心理癥結是優柔寡斷、不被支持。醛類精油可讓內心所受到的委屈「擠壓」浮出表面。一般背痛亦適用。

用油：檸檬尤加利、永久花。

**13. 坐骨神經痛：**

「偽善」，是個太常被人使用在負面批判時的字眼，其實若就字面來看，「善」是和樂，「偽」則說明並不是如此，也就是指一些內心承受種種情緒或壓力，但外表卻一派優雅、好像什麼事都沒有發生過的人；雖然外表上看不出什麼端倪，但身體卻說明了內心「坐不住」的情緒，才會有坐骨神經痛的問題。這同時也象徵第一脈輪產生對基本生存需求的問題。

用油：黃樺、高地薰衣草、高地杜松。

## ◎ 聖約翰草油 Hypericum perforatum

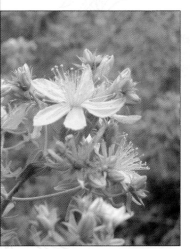
▲ 聖約翰草

成份：精油中的成分有：$\alpha$ 松油萜12～37%、$\beta$ 松油萜1～10%、檸檬烯、丁香油烴、荜草烯、金絲桃烯。植物油中成分包括：蒽酮$C_{14}H_{10}O$（金絲桃素0.1%、偽金絲桃素）、胡蘿蔔素、類黃酮（4～5%）、鞣酸／單寧酸（10～15%）。

聖約翰草紅色的浸泡油有絕佳的安撫和療癒力。可將它塗在風濕、腰痛、痛風、關節炎、肌肉拉傷、淤血、與腫大的患部，

可直接強化患部的血液循環。敷在扭傷或撞傷的淤血部位時特別有效，能夠讓傷處迅速復原。在皮膚療效上，任何傷口、潰瘍、發炎、燙傷、蚊蟲叮咬、疹子、瘡痂均可使用。

研究顯示，聖約翰草中的金絲桃素和偽金絲桃素，具有極為強勁的抗病毒與抗菌力。而聖約翰草中的其它成份（至少有五十種），也都具有類似的作用。已知聖約翰草可對抗疱疹病毒、流行性感冒病毒，根據1988年美國國家科學學會的學報，甚至能抑制愛滋病病毒（紐約大學、以色列魏茲曼科學中心）。

金絲桃素也能抑制「單胺氧化酶」（MAO），此作用與一種抗沮喪藥物類似。它能改善飽受干擾的睡眠習慣，在一項臨床實驗中，具有焦慮症的婦女，服用聖約翰草萃取物四到六週之後，症狀便大幅改善。

## CT23酚類二

### 野馬鬱蘭 *Origanum vulgare*：

野馬鬱蘭長相熱情奔放，不似甜馬鬱蘭柔和嬌羞，這兩者是全然不同植物，但中文名稱卻相近容易混淆。野馬鬱蘭的花火紅得像剛從爐灶裡取出，若在八月花季尾聲看則又是另外一種樣貌——紅到快燒焦的樣子。其辛辣的葉片常使用於披薩加味，也有人直譯為奧勒岡。70％的酚類分子使其抗菌、抗病毒的功效特強大，很適合天冷時使用，因為它除了讓人熱烘烘以外，還能提升行動力。

### 冬季香薄荷 *Satureja montana*：

葉片窄小，屬於多分子類的精油。在重振「男性雄風」

▼ 野馬鬱蘭

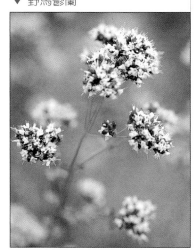

方面極有力量，對女性來說，也能讓人身心充滿熱情。除特別有利生殖系統之外，冬季香薄荷對於一般感冒和消化系統問題都不錯，尤其是因大吃大喝引起的消化不良。

### 印度藏茴香 *Trachyspermum ammi*：

只在印度生長，種子長得很像茴香。法系芳療名家非常喜歡使用，因為它的單萜烯和酚類成分約略等量（對傘花烴和香荊介酚、百里酚具有加乘效果），對於脊椎、背痛問題很有幫助。另外它很適合在熱帶國家旅行時當做「護身符」隨身攜帶使用，可防瘟疫、霍亂染身。

### 野地百里香 *Thymus serpyllum*：

花朵和野馬鬱蘭的花很相像。莖幹毛茸茸的，年紀較大時就會形成木質莖，很難摘取，所以雖然外表看似柔弱但生命力很強，不屈不撓、不斷地萌發，用於喉輪和關節有抗感染的功效。野地百里香對於特愛乾淨、甚至動輒得咎的人，能給予最大信心與勇氣。

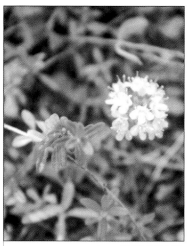

▲ 野地百里香

### 百里酚百里香 *Thymus vulgaris*（*CT thymol*）：

西方國家常常把百里香用於烹調上，羊排、甜點、燴飯都很容易看見其蹤跡。對肌肉系統很有幫助，但酚類較刺激，以2%劑量少量多次使用。

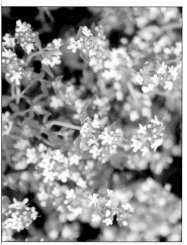

▲ 百里酚百里香

同樣是酚類，「酚類一」產生火般的能量，讓人的真實想望開闊且奔放；而「酚類二」不只是一把火，還能化為實際行動力，所以很適合擦在關節，讓人有「動」的能量。

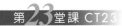

## 香氣空間
# 美國華盛頓州 塔克瑪玻璃美術館
## Tacoma Museum of Glass

設計：亞瑟·艾瑞克森（Arthur Erickson）

　　由加拿大建築師亞瑟·艾瑞克森設計，他的作品本來就老練深沉，再加上玻璃是經過熊熊烈火鍛燒後再退溫的凝結體，所以整棟玻璃博物館呈現的氛圍是非常具有凝斂感的，和「酚類二」非常相像。煙囪狀的外型象徵著火的鍛燒，建築物內部空間隨處陳列著特別的玻璃藝術作品，例如大塊大塊藍色玻璃串成糖果棒狀，讓整個空間更形通透。

▼ 煙囪狀的外型象徵火的鍛燒，與「酚類二」帶給人凝斂的行動能力互相呼應。

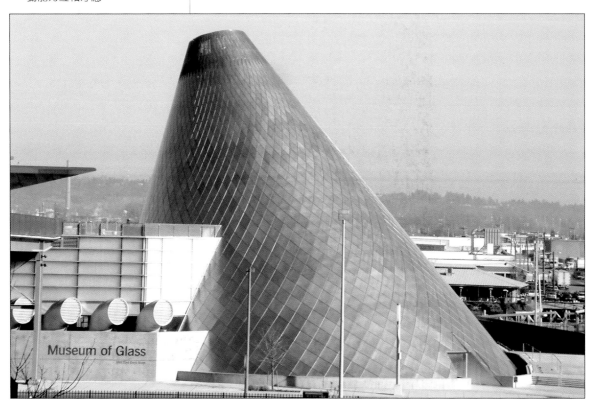

**1.** 請在本週每日使用「酚類二」,小心稀釋,劑量控制在2
   %以下。觀察它在你身心各方面所帶來的影響,並盡量
   記錄你的夢境。(請註明用法)

**2.** 找到一位有背痛問題的成人個案,試著在訪談中找出他
   的背痛有什麼心理癥結。然後根據你到目前為止所學的
   CT油為他下處方,並解釋你選油的考量。

**3.** 新聞媒體常出現藝人的緋聞,請思考一下,「酚類二」
   對這些緋聞中出現的哪些人物幫助較大?請解釋理由。

**4.** 聖約翰草是一種知名的藥草,以此為主要成份的藥物不
   計其數。請調查一下,在臺灣的市面上,可以找到哪些
   含有聖約翰草的健康食品或藥品,並請列表記錄它們強
   調的功能。

**5.** 百里香是一種藥草,也是西方飲食生活與文學作品裡的
   要角。請試著搜集一兩則這個方面的資料,豐富你對百
   里香的想像與理解。

第24堂課

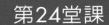

CT24

常見循環系統疾病
血液是生命力的展現
心臟與腎臟的互動

CT24 單萜酮類一
頭狀薰衣草、艾草
鼠尾草、牛膝草

香氣空間
英國 康沃爾伊甸園計畫

頭狀薰衣草

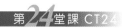 

# 常見循環系統疾病

　　每個人對環境與情勢的變化所產生的生理反應與情緒起伏，主要取決於一個人的性格。循環系統最能表現人格特質，因此產生的問題也最危險。常見循環系統病症與部位大略介紹如下：

1. **頸動脈**：心血管中預防中風與心臟疾病的重要部位。
2. **腹腔血管**：腹部又稱太陽神經叢，英文常用「腹部裡有一隻蝴蝶在飛」（There is butterfly in stomach），描述腹部隱藏著情緒，不停跳動的狀態。腹部動脈瘤（Abdominal Aortic Aneurysm）為腹腔容易形成的循環疾病。
3. **腎臟毛細血管**：後腰對稱的腎臟區，也是腎臟問題反應症狀的部位。
4. **腕動脈**：此處是西醫放血（Vascular Access）概念的重要部位。
5. **手掌、腳掌微血管**：雷諾氏症（Raynaud's Disease）、柏格氏症（Buerger's Disease），是常見的循環疾病。使用「酚類一」、「酚類二」，酚類的油可加速循環，但無法使手腳持續保持溫暖。
6. **大腿靜脈**：大腿是上下半身連接的重要幹道，確保全身循環順暢。常見循環疾病為靜脈曲張。若大腿靜脈曲張嚴重，往往需要施作手術，重建血管。
7. **小腿靜脈**：小腿靜脈的潰瘍，好發於免疫系統低下者。潰瘍的傷口光使用薰衣草與沒藥幫助癒合是不夠的，還需要加入倍半萜醇類精油與馬鬱蘭精油。

# 血液是生命力的展現

　　心循環系統的運作就如同發動汽車引擎，心臟像是推動力量的內燃機，腎上腺素如同能燃燒出能量的汽油。甲狀腺類似汽化器的作用，將能量轉化為身體所用，最後由腦下腺擔任方向盤，指揮汽車駛向正確的目的，維持腺體分泌的平衡。

　　血液被視為生命力的象徵，西方醫學之父——希波克拉底斯，提倡每個人身上都有血液、粘液、黃膽汁和黑膽汁四種體液，四種體液調和與否以及體液的濃稠度等，都影響著人的健康。因此西方傳統醫學會為病患放血，認為局部放血可以排出血液中所含的毒素，激勵新血再生。羅馬醫生蓋侖更提出女性每個月能藉由排出經血，進行排毒與再生，因此較男性長壽；蓋侖並將體液說發揚光大，依據四種體液在人體中的含量比例，區隔出不同的行為模式與人格特質，影響其後醫學發展約一千年的時間。

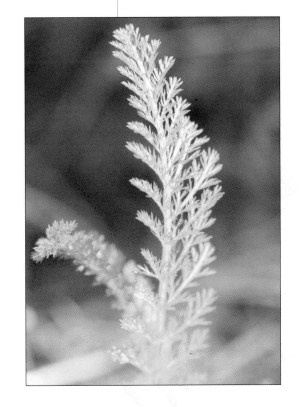

　　雖然其後哈維所建立的解剖學找出心循環運行的真相，推翻了四大體液說中許多觀點，放血的概念卻始終存在西方醫學之中。除此之外，解剖學主要是建構在屍體的拆解與分析，體液說卻是經由照顧活生生的人所歸納出的概念，因此對於身體的理解反而有許多與中醫經絡運行相合之處。

　　當我們運用芳香療法處理循環系統問題時，應該結合現代科學與傳統醫療的觀念。選用維護心血管循環的精油，主要是引用排除毒素的概念，並非真的放血，例如繖形科的植物精油，均有助於加速循環，淨化血液。

而所謂的「毒素」，最惡名昭彰為眾人所指的，非膽固醇莫屬。我們在這裡要破除一個關於膽固醇的迷思，洗刷它多年的冤屈。膽固醇主要是由肝臟製造，被血管動脈壁內襯細胞利用，作為血管的潤滑劑，使得洶湧的血流不至於損害血管；反之，沒有膽固醇當做緩衝軟墊的血管，就像被山溪激流侵蝕的堤岸。不健康的膽固醇，如同使用劣質材料、施工不佳的防波堤，若崩裂散落在血管中，甚至會阻塞血管。因此健康的心血管，並不是不需要膽固醇，而是需要優質的膽固醇。而且正常的膽固醇，其分解速度快於合成速度，不會造成心血管的負擔。

劣質的膽固醇主要是從高溫烹煮與經過氫化的植物油中產生，反式脂肪酸經由肝臟轉化成劣質膽固醇。愛斯基摩人一生以全脂飲食過活，幾乎沒有心血管的疾病，但在移民文明社會後，卻出現文明社會常見的疾病。這提醒了我們，食用好油是預防血液中膽固醇過高的不二法門。

## 血液與衝突（壓力）的關聯

血液之所以被稱為「內在的生命力」，是有科學根據的。當所有的敵意都卡在意念裡，能量無法透過行動釋放，當事人稱此態度為「自制」，但攻擊的衝動會增加壓力，自制會收縮血管，而那些加諸於己的限制，會表現在心血管壁的壓力上。因此，太過刻板僵硬的性格，或是情感的壓抑與限制，勢必會為身心帶來沉重的壓力，結果就是產生高血壓。我們可以仔細觀察路上行人的背影，大部分的斜背與跛行者，其實是以體態傳達出自我束縛的意念。因此我們也可以藉著理解自己的肢體動作、與調整自己的狀態，學習平衡自由表達與過度自制之間的衝突。

# 心臟與腎臟的互動

　　心臟與腎臟之間的互動關係，來自血管中血液的流動。心臟構造的損傷程度，要看血液中化學成分的改變，及各種「血毒」對腎上腺的影響。當意念控制情緒，心理產生束縛，血管壁也會受到壓力。因此不是所有人吃漢堡都會高血壓或爆血管，高血壓也可能是腎臟受損的表現。

　　言行不一、無法表達真實情感者，原本就容易產生陰陽能量失衡與伴侶關係問題。當我們處理心血管問題時，可以試著從腎臟尋找根源，觀察個體與另一半的互動關係。孔子曾提出：「君子有三戒：少之時，血氣未定，戒之在色；及其壯也，血氣方剛，戒之在鬥；及其老也，血氣既衰，戒之在得。」認為成年人充盛的體力，來自飽滿的血氣。保養心臟的用油方向，也可以從讓腎臟能夠充分過濾血液做起。血液潔淨流暢，心臟自然就能常保強壯。我們可以使用酚類或是倍半萜醇的精油，增加紅血球的數量，例如：肉桂＋檀香，劑量大約是1：3或1：2。將配方用做腳底按摩，讓人產生熱情而平靜之感，能積極看待世界，但冷靜應付事物。同時倍半萜醇的精油本身就對靜脈的流動具有幫助，很適合處理心血管循環問題。

# 腎臟的過濾作用

　　地球上的生物，都是由海洋孕育而來，演進至陸地的生物，原本過濾鹹水的器官，轉化為平衡酸鹼的功能。這個器官，就是我們所稱的腎臟，能夠留住最小的蛋白質與鹽分，保持酸鹼平衡（調合陰陽），影響蛋白質（例如白蛋白）的合成與產生。

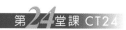

腎臟主要的過濾功能影響著心血管的健康，因此腎功能異常，血管會容易衰敗，就像大樓的儲水槽是髒的，整棟樓流出的水怎麼可能是乾淨的呢？

體內酸鹼的均衡，也象徵體內陰陽能量的均衡，因此，腎臟的健康與伴侶之間的關係是否融洽有很大的關係。無論男女或同性戀者，都同時具有陰性與陽性能量；過高的陽性能量，無法平衡衝突，讓人卡在理性的架構中，難以感受真實的狀態，容易產生腎結石。過高的陰性能量，讓人缺乏膽識，易被情緒波動影響，容易產生膽結石。無怪乎通常男性罹患腎結石的比例較高，因其大多無法表現委婉折衝的性格；而女性罹患膽結石的比例高，則多與不夠主動積極的個性有關。這種說法，主要基於整體的觀點，當我們選擇有利腎臟的用油時，也需要考慮一個人存在的抽象狀態，並理解特定器官與心靈情緒之間的關聯，才可能用油用得出神入化。

## 心臟、腎臟，循環方面的問題與用油

• 手腳冰冷、凍瘡、雷諾氏症：

紅血球的生命週期為四個月，因此若想禦寒，應該在冬天來臨前的四個月當中都塗抹下列用油，讓紅血球成為寒天裡的啦啦隊。由於時序是炎熱的夏天，建議將油塗抹在腳底。當我們得不到關愛、害怕失敗、心冷，手腳才會冷，所以自己替自己打氣，自己當自己的啦啦隊是很重要的。通常看來越是驕傲的人，越難給予自己支持與信心，這時可以使用馬鬱蘭，讓自己讚美自己。

用油：永久花、馬鬱蘭、黑胡椒、中國肉桂。

- 高血壓：

高血壓患者通常過度壓抑，可能來自於現實環境的限制。我曾處理過的高血壓個案大多理性、講道理，也懂得替別人著想，但無論言辭如何犀利，在真實情感的表達上始終有困難，常常可從行為發現其言詞之外的想法。當人處於極度不平衡的狀態時，會在言詞中三不五時放個冷箭，有時甚至給人性格奸詐的觀感。正因為這種隱藏壓抑自己的性格意識，這樣的人特別容易作「裸體」的夢境，在夢中才能赤裸裸的展現自己而無羞愧感。

用油： 依蘭、土木香、馬鬱蘭。

- 心悸：

心悸的起因可能是曾經受到嚴重的人際傷害，或心理上感到重大失落，因此轉向拜物，用物質滿足心理的缺憾。例如人生重要的初戀，竟然是被對方利用達成與前任情人分手的目的，此後也許你只相信與追求不會背叛你的物質享受。沉迷於物質世界的人，並非靈魂層次淺薄，相反的是更深。也因此他們對這個世界更容易感到失望，反而將注意力移轉到電玩、物質享受等。針對這類個案，可以使用「倍半萜烯類二」，增加個案與真實自我的連結。醚類、苯基酯的阿密茴、與酯類的快樂鼠尾草，則有助於舒展、減輕心悸的症狀。

用油： 依蘭、蛇麻草、穗甘松、洋茴香。

- 血栓（經濟艙症候群）：

四五年前曾發生一個很有名的案例：某位旅客在長途飛行後，下機時發生血栓現象，並因此中風身亡。此後飛機上都會播放宣導影片，提醒旅客要伸展活動，促進血液循環。有血液濃稠，甚至血栓前兆的人，建議可以口服植物油加上纖形科精

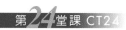

油，以淨化血液。

用油：薑、零陵香豆、阿密茴。

• **動脈硬化、冠狀動脈炎：**

漢堡與薯條等油炸食物，其油脂中的反式脂肪酸很難被身體利用，因此只能偶一為之，長久食用會造成血液流動遲滯，有的人甚至會用反式脂肪酸來譏諷反應慢的人或比喻一個人很笨，若能密集口服好的植物油，則能讓反應與思考更加敏捷，也幫助身體代謝不好的脂肪酸。當壓力與不當的飲食習慣同時發生，很容易讓動脈阻塞。思慮混亂與感到莫名沮喪者，可以先禁食並飲用純露，隔天吃蘋果淨血，再隔天口服植物油。

身體的硬化其實與心理狀態的僵化是息息相關的，動脈硬化的性格特徵是抗拒美好的事物、易緊張。這類個案先使用CT31、CT14，再使用醛類精油，解開一層層的包裝讓自我慢慢浮現，然後使用氧化物類幫助情緒流動與表達，最後以酚類的強大火力產生行動的能量。階段性的引導個案疏通情緒與感受，因此劑量要低。

用油：野洋甘菊、岩蘭草。

• **中風預後：**

中風過的人，血管曾經破裂，之後仍會留下疤痕，血管也會變得比較狹窄，因此中風過後的保養很重要。中風起自大量的腎上腺分泌，使身體不勝負荷，情緒上來自於無法滿足的感覺，使用薰衣草能給予擁抱溫暖的力量，使之不感孤單，馬鬱蘭則給予勇氣面對困境。

用油：薰衣草、馬鬱蘭、芹菜。

- 靜脈曲張、痔瘡：

  當我們處在極討厭的情境中，沮喪、工作過度、負荷過重，就易有靜脈問題。用油對於腿部靜脈曲張的效果不如痔瘡有效。原因是黏膜吸收的速度最快，彈性與張力較好。而且腿部靜脈曲張的原因主要是久站與蹺腳，加上靜脈有瓣膜，必須藉由擠壓逆行而上，血流打不上去就無法順利循環。因此靜脈曲張除了用油，還必須配合運動與按摩以促進血液流動。

  用油： 熏陸香、檀香、穗甘松、熱帶羅勒。

- 水腫：

  代表著心靈缺乏彈性與流動、戀棧，此時適合使用能幫助人「放手」的繖形科精油。

  用油： 白松香。

- 腎炎：

  因為腎臟的功能是過濾血液，因此腎臟裡的血管有一個特殊現象：動脈裡面流動的是髒血，靜脈裡才是清血。腎臟的功能好壞，受到自律神經的掌控與影響，當交感神經作用時，情緒是激昂的，身體各器官處於工作的狀態；副交感神經作用時，精神與身體各器官都處於休息與自癒的階段。穩定的自律神經系統，才能讓身心獲得平衡。腎臟炎往往是承接的事物太多，過濾不及淤塞在此處，或是對於外界過度反應，以致於難以承受。

  用油： 薄荷尤加利、蒔蘿。

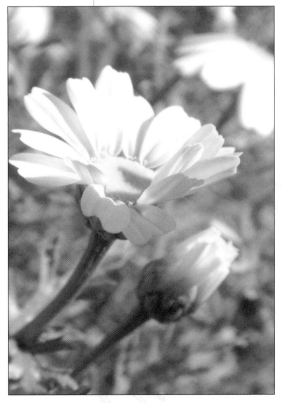

- **腎結石：**
  膠著於關係中，恐懼或悲傷無法被釋放。

  用油：西洋蓍草、醛類。

- **膀胱炎：**
  膀胱炎患者普遍有焦慮問題，建議可在胸椎與尾椎用油。常情緒緊張的人，可輕敲胸椎並用油於此，以幫助副交感神經作用，讓胸椎處於放鬆狀態；常有尿意，不停跑廁所的人，則應塗油按摩刺激尾椎，喚起交感神經作用。

  用油：胡蘿蔔籽、綠薄荷、牛膝草。

- **尿道炎：**
  尿道發炎與伴侶關係良好與否息息相關。單身者的尿道炎個案，可能來自於厭惡自己與完美主義；有伴侶的個案，則可能排斥與伴侶發生親密關係。用油配方除了消炎抗菌，也應將其伴侶關係的問題列入考量。

  用油：歐芹、玫瑰草。

## ◎ 玫瑰籽油 Rosa Rubiginosa

主要產地在南美安地斯山脈，由於量少又難以萃取，現在大多以溶劑萃取。其對皮膚細胞的再生很有幫助，若有冷壓的玫瑰籽油，可以口服補強女性機能。外用的效果以淡斑最著名，加入雷公根油或雪亞脂更是護膚聖品；但油性面皰肌膚只能少量或稀釋使用，量多容易長痘痘。很適合用來按摩，光是甜美的氣味就很怡人。

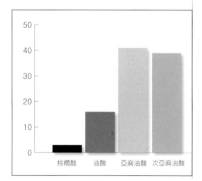

▲ 玫瑰籽油的脂肪酸比例

## CT24單萜酮類一

### 頭狀薰衣草 *Lavandula stochas*：

其名來自於碩大的鳳梨頭狀花，深藍紫色如同它的氣味，比一般的薰衣草濃重許多。葉片灰綠，正因為高含量的單萜酮，因此對改善鼻腔與耳鼻喉發炎、黏液過多的效果十分顯著。

### 艾草 *Artemisia vulgaris*：

成長過程需要充足的陽光，萃取精油的品種和中藥使用的艾草是同屬不同種的植物。十字架構的芳香分子，印證其自古以來就是驅邪用品的道理。所謂的著魔並非就是撞鬼，而是形容一個人處在混亂、瀕臨崩潰的狀態，而艾草讓人神智清明的效果，就如同驅魔避邪。艾草是以西方月亮女神為名，象徵艾草對於女性機能的幫助，能通經與抗黏膜感染。

### 鼠尾草 *Salvia officinalis*：

與艾草同樣對女性機能的助益很大。也具有富含單萜酮植物，毛絨絨、灰綠色的葉片，是單萜酮類的經典油。藍紫色的花，能得知它對應第七脈輪的能量。若是以二氧化碳法萃取出的鼠尾草精油，其倍半萜酮的含量更高，使人不怕邪惡的力量，適合用以澄清思緒與強大自我。

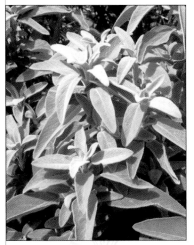

▲ 鼠尾草

### 牛膝草 *Hyssopus officinalis*：

含有神經毒性最強的松樟酮，使用上劑量要更低。對於心肺功能作用強大，就像在胸口打開一扇窗戶。正中央的芳香分子讓人在擁有靈活思考時，亦不受動搖。

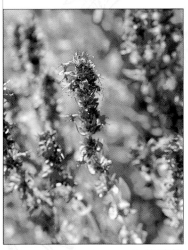

▲ 牛膝草

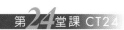

## 香氣空間 英國 康沃爾伊甸園計畫
### Cornwall Eden Project

設計：尼可拉斯·格林蕭（Nicholas Grimshaw）

▼ 兼具通透與保溫的特性，充
分表現「單萜酮類一」使人
保有清澈，又與世界保持連
結的特性。

　　康沃爾伊甸園計畫位於英國，是全世界最大的溫室植物園。
在成為植物園之前，這裡是黏土礦坑。建造的理念來自於一位搖
滾歌手，向各界募款加上樂透的收益，成就了今日這座植物園。
其園區非常廣大，可以讓人每天八小時，足足逛上兩天。

　　整座建築物的造型，就像是外星建築般，保存稀有的植物，

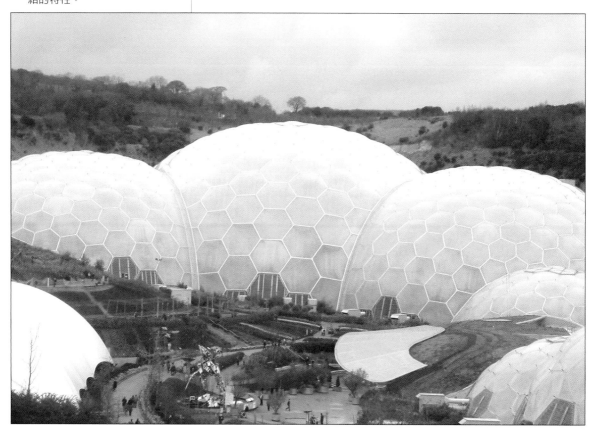

也同時販賣相關書籍。屋頂在黃昏時可以打開通風,就像是會呼吸的溫室,沒有封閉的感受。以這個植物園作為「單萜酮類一」的香氣空間,不僅僅因為它是我最喜愛的溫室,也是因為它特殊的材質,能夠兼具透氣與保溫的特性。充分表現「單萜酮類一」單萜酮利腦,助人與各式感應連結,以接收訊息的特性。單萜酮平衡左右腦,使人保有清澈感,和世界保持連結,就像是讓身體變成一座「伊甸園」,通透而受到保護。

## 作業

1. 請在本週每日使用「單萜酮類一」,觀察它在你身心各方面所帶來的影響,並盡量記錄你的夢境。(請註明用法)

2. 從生活周遭找到一位有循環或泌尿系統疾病的親友,觀察並回想他的心理特質,看看該個案能否用課堂上所引介的資料分析?然後根據你到目前為止所學的CT油為他下處方,並解釋你選油的考量。

3. 請觀賞影片《康斯坦汀:驅魔神探》,然後思索「魔」的本質是什麼?同時回想,你是否曾有被「魔」糾纏的經驗(不必是超自然現象)?而「單萜酮類一」對這類處境有何助益?

4. 艾草葉有許多用途,請至青草店買來鮮葉或乾葉,每日當茶葉浸泡飲用,一週後記下使用心得。

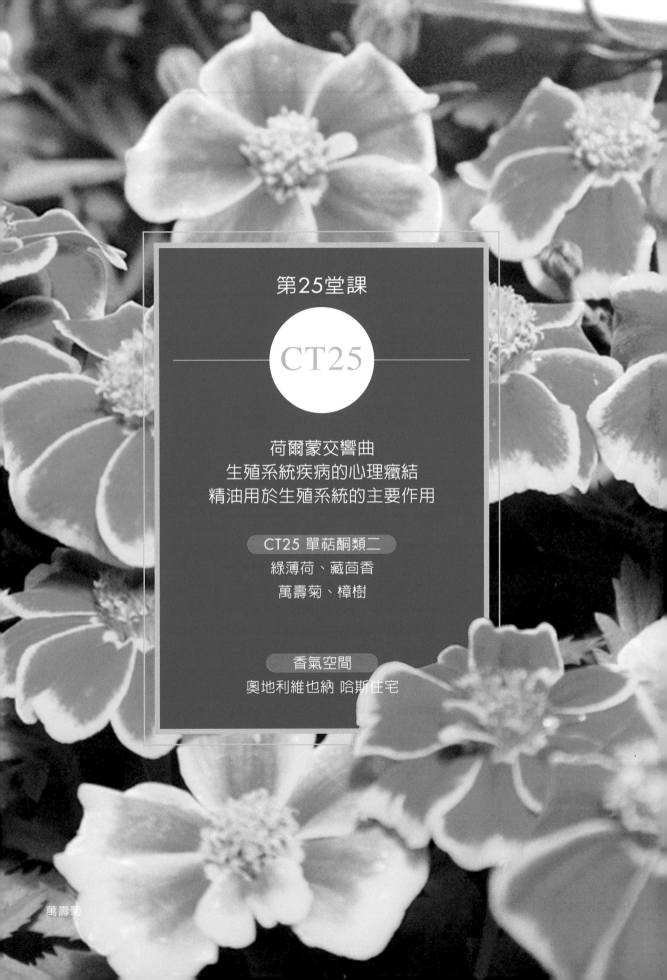

第25堂課

CT25

荷爾蒙交響曲
生殖系統疾病的心理癥結
精油用於生殖系統的主要作用

CT25 單萜酮類二
綠薄荷、藏茴香
萬壽菊、樟樹

香氣空間
奧地利維也納 哈斯住宅

萬壽菊

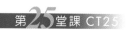

女性生殖系統：「子宮」和「膀胱」是樓上與樓下的鄰居關係，不難想像懷孕後期婦女容易有尿失禁的問題。另外也有些婦女在每次來經時都因膀胱被壓迫而有滲尿的情形。接著來看看「卵巢」與「子宮」。有個很特別的案例，個案曾切除掉一邊卵巢及「另外一邊」的輸卵管，結果幾年後竟可以成功懷孕，這就有個很奇妙的生理學迷思了！能讓卵子神奇抵達到另一邊輸卵管，靠的只有訊息傳導物質。所以對於生殖系統，我們真正要討論的重心並不是放在實際的生理解剖，而是各器官間的關係以及神經傳導的運作。

# 荷爾蒙交響曲

所有的性荷爾蒙都以膽固醇為「原料」轉化而來，而膽固醇又是由肝臟利用必須脂肪酸所製造，所以攝取均衡的冷壓植物油對於性荷爾蒙的製造相當有助益。比方月見草油、黑種草油、琉璃苣油、南瓜籽油、大豆油、胡桃油、大麻籽油等等，都是對生殖系統很有幫助的植物油。另外，能和黃體酮相抗衡的不是只有雌激素，氫化可體松（抗壓力荷爾蒙）的製造可使過多的黃體酮下降。而男性體內還是需要黃體酮的，所以男性根本不必避用貞節樹，因為仍可以調節其體內的性荷爾蒙，只是使用劑量少些即可。

# 子宮的力量

子宮是個非常棘手的部位，因為隨時至少有兩股互相抗衡的荷爾蒙在此區運作。一般正常的子宮約略拳頭大小，懷孕時卻可撐到西瓜那麼大。由拳頭到西瓜，這種強大彈性就是女性最直接的力量。在現代社會的趨勢發展下，職業婦女愈來愈多，因此容

易感到焦躁，常覺得自己彈性疲乏的婦女也愈多，其最終的解決之道還是必須要回歸到原始的子宮力量，這不是性別平權與否的問題，而是能否真正面對自己、順應自然。

女性週期可由排卵期一分為二，前十四天雌激素的分泌讓子宮內膜增厚，體溫偏低，排卵時體溫則特別高。假若沒受精成功，身體知道「被騙了」，之後的十四天則改由黃體酮主導，子宮內膜開始脫落，排出經血，這期間的體溫偏高，假如經血量偏多，通常是荷爾蒙不平衡和身心負荷過重所致。所以我們由「基礎體溫」可以來判斷何時為排卵期，只不過前提是生活一定要規律正常，不能有發燒、熬夜、接觸菸酒等情形。

在這珍貴的「小王子宮殿」裡，為了保持新鮮度，必須每一個月都拆掉再重建，所以子宮的力量，除了有強大彈性之外，還具有強大的再生力，不斷地更新、不斷地重生。女生的壽命會比男生來得長，其中子宮的再生力絕對是功不可沒的。

# 荷爾蒙補充療法

美國於六〇年代開始發展研究荷爾蒙補充療法，每年都投入大量金錢來廣告，宣稱可減輕更年期症狀、預防骨質疏鬆、老年痴呆，還能恢復年輕、有效回春等種種好處。所以醫生常會開雌激素補充藥「普力馬林」（Premarin）給前更年期的婦女，並建議在四十五歲前先用藥預防，之後才方便治療。

但是近年來醫學界又開始不再建議使用荷爾蒙補充療法，因為臨床上已有許多婦女因為荷爾蒙補充療法而引發癌症。

雌激素雖然是性荷爾蒙，但全身都有此神經傳導物質的受體，比方雌激素的補充就會讓皮膚愈來愈細緻，所以絕對不是只單純影響子宮卵巢而已，影響的可是全身的細胞，尤其最嚴重的是腦部。想像一下，總指揮官（腦下腺）底下偏偏有一「外來的」

## 子宮肌瘤

假如子宮肌瘤是長在子宮的內裡或外側的話，都還蠻容易施以手術摘除的。但若是長在肌肉肌膜間時，因為極容易造成大量出血、或者術後子宮收縮不彰，將會是難度不小的外科手術，並不是很多醫生都具備此能力，所以對於子宮肌瘤的患者，過去醫生通常是建議摘除掉整個子宮，或者建議用腦下垂體荷爾蒙抑制劑「柳培林」（Lupron）使卵巢停止製造荷爾蒙，大約三至七個月後肌瘤問題就可改善。只是器官的摘除或貿然停止製造荷爾蒙都有很大的副作用，現在的醫生通常會建議處於前更年期的婦女再等一下，等更年期過後體內的雌激素分泌量自然銳減，肌瘤的問題自然會改善。若發現的子宮肌瘤超過十公分以上，這絕非一朝一夕形成，所以療癒過程自然也費時，一般需六個月以上。

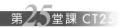 

強將驕兵（人工合成雌激素），頑固強勢、老是指揮不動、老是違反命令擅自行動，那絕對是個令人頭痛的問題！

六○年代以前很少聽說有經痛、少經、經前症候群等等女性問題，反而還比較常聽到因為生活困苦，月經來時仍不得不在水池裡工作，甚至有孕婦工作到直接在田裡生小孩等等例子。那是因為當時的環境純淨，人們很少受到環境荷爾蒙的毒害，自然也比較少聽到有女性機能的問題。同樣地，子宮頸癌在六○年代以前也是很少見的，是在大量使用了人工合成雌激素之後才逐漸多了起來。接著，藥廠為了解決致癌問題，又開始想辦法製造另一種可與雌激素抗衡的人工合成黃體酮「普維拉錠」（Provera），在荷爾蒙補充療法中同時使用兩者，企圖模仿人體體內的荷爾蒙生態，而只非壓倒性地使用雌激素，乍聽下好像很有道理，結果卻又衍生出更多的問題來把整個荷爾蒙生態破壞，比方藥廠在抗衡不了強勢的雌激素時，又會多添加雄性激素，結果是造成毛髮濃密、不男不女，整個荷爾蒙生態完全亂掉。大自然的複雜精密，絕不是實驗室裡的一加一就可以仿製的。

# 精油用於生殖系統的主要作用

1. **抗微生物**：生殖系統是個開放性器官，容易有感染問題，酚類（CT22）、單萜酮類（CT26）、單萜醇類（CT13）都是不錯選擇。
2. **抗痙攣**：酯類（CT6）、苯基酯（CT9）、醚類（CT27）。
3. **通經**：很多精油有類雌激素作用，包括醚類、歐芹、快樂鼠尾草等等，最強的當屬單萜酮類（CT24）。
4. **催乳**：精油對催乳的功效只有50%，另外50%要靠飲食，尤其是高齡產婦要多口服南瓜籽油。精油中以檸檬香茅（CT18）、茉莉（CT10）的幫助較大。

5. 助產：丁香（CT22）、茉莉（CT10）、杜松（CT3）、玫瑰草（CT13）。

6. 補子宮：和助產的精油有很多重疊，亦可使用龍腦百里香（CT12）。而補卵巢的則有檸檬薄荷（CT6）、芫荽（CT12）。

　　現代婦女常被要求工作與家庭需全面兼顧，簡直就是要成為全能戰士才行，其實女性本來就是個戰士，只是完全不同於男性是個外顯型戰士。所以當提到「女性自覺」時，既不指舊式兩性平權的以暴制暴（老派女權人士反而更常有月經問題），也不是要逆來順受，而是真正回歸到女性的天性能量與「承載」的特質。最適合開發此種女性特質以及自我連結的，首推花香類精油，如依蘭。

# 常見生殖系統問題與適用精油

• 乳房病變：

乳房病變百分之百與環境荷爾蒙、不當飲食、不當用藥、和不當的穿衣習慣有關。所謂不當穿衣習慣，最嚴重的就是調整型內衣！它會使胸腺和淋巴腺受到極大的壓迫，所以應該穿沒加鋼絲的胸罩，使胸部愈輕鬆愈好，最好在家就不要穿胸罩。

自我乳房觸診時，若有異物感先不要認為自己得了腫瘤，還要看是始終都持續存在的硬塊呢？還是以前沒有現在有、且是稍可移動的硬塊？即使乳頭滲血或有分泌物，也可能是乳腺管內乳突瘤（Intraductal papilloma），還不一定是惡性腫瘤，這些都要到醫院更進一步檢查才能得知，但最重要的還是要每天自我檢查或按摩乳房，按摩乳房則可促進胸腺活絡，增加免疫力，並使淋巴腺代謝正常，防止毒素累積。

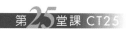

乳癌發生率佔女性癌症的第一名。一般而言，精油是於手術後使用，如胡蘿蔔籽（CT31）、阿拉伯茉莉（CT10）都是經典。精油可用於乳癌預防嗎？根據臨床和動物實驗，答案是可以！貞節樹可以抑制乳癌細胞，鬱金的效果也不錯。臨床顯示對乳癌有助益的精油通常對子宮頸癌也有幫助，CT10加CT30就是不錯的選擇。另外日本方面也有不少研究報告，是針對乳酸菌應用在乳癌患者身上的實驗功效，大家也可多注意這方面訊息。

假若被診斷出乳癌時，到底是切除好呢？還是不要切除而使用芳香療法？很多人常會有這方面的疑慮。一般情況下，我們建議同時使用精油以及接受主流醫療手術，一方面因為乳癌細胞發展的速度極快，再來乳房就人體功能而言，是屬於獨立附加的組織，切除乳房後對人體的危害比較少，和其他器官摘除的意義很不同。

- **多發性卵巢囊腫、卵巢癌：**
卵巢病變的案例比子宮病變的案例少很多，不過一旦發現卵巢癌，其致命率往往很高，因為發現已晚。卵巢和輸卵管並沒完全銜接，中間還有段空隙，這之間的溝通連結靠的就是「神經傳導物質」，而精油對神經傳導的幫助非常有力。平時可多用貞節樹（CT5）或是乳酸菌以利排毒，發炎時可用酚類（CT22）、單萜醇類（CT12、CT13、CT14）。

- **纖維瘤、子宮內膜異位、子宮脫垂、子宮頸癌：**
桃金孃科白千層屬精油（白千層、綠花白千層）和金盞菊油可用於子宮頸的保養。
異位的子宮內膜可以說是「沒有出口的違章建築」，內膜的堅固與否是子宮強弱的關鍵，異位乃是因內膜跑到體內別處去沾

黏，因為內膜細胞上仍有接受荷爾蒙指令的受體，仍然會隨著月經週期而變化，影響到身體其他部位。其心理癥結常是因為其女性特質不被允許正常發展所致，比方在兩性關係中受到異性壓迫、剝削，以致必須另外找尋出口。

子宮內膜異位更難以手術摘除且容易復發，因為不是外來份子，是由內部生出，主要是由於訊息傳導紊亂所致。先不論傳統意識觀念，假如拿掉子宮，之後容易伴隨有泌尿問題，原因是荷爾蒙的刺激仍在，當荷爾蒙發出的訊息傳導不到樓上的子宮時，只好傳到樓下鄰居，改去控制膀胱。

非類固醇類抗炎藥（NSAIDs）被大肆廣告可做這方面的止痛、消除不適感，但其實是會更進一步干擾神經傳導，「減輕病症，卻加重病因」。

既然人工合成荷爾蒙有這麼多缺點，還是改換天然植物性荷爾蒙吧！一般我們身體內部至少同時會有三種不同來源的荷爾蒙在競爭受體，分別是體內本身製造的荷爾蒙、由飲食所進入的植物性荷爾蒙、以及環境荷爾蒙。

環境荷爾蒙來自於周遭的石化工業產品，或者食用施打過荷爾蒙的家禽家畜等等。雌激素具有激勵細胞快速生長的功能，這就是為什麼家禽家畜要施打荷爾蒙。環境荷爾蒙和人工合成荷爾蒙對人體的破壞性極大，相對地植物性荷爾蒙則溫和很多，比較適合用來補充以對抗體內荷爾蒙的不平衡。豆類與多種蔬菜都具有溫和的雌激素效用，如：

1. **異黃酮／異黃鹼素（isoflavones）**：廣佈於豆科與鳶尾科中，但食用豆科植物的缺點是容易脹氣，使腹腔有壓迫感。

2. **木質素（lignans）**：紅檜、牛蒡、芝麻油（芝麻素sesamin）、松、柏、尤加利、鐵杉。

3. **植物固醇（phytosterols）**：有機冷壓植物油。

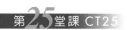

**4. 皂素（saponins）**：甘草、洋地黃、菝契、山藥（薯蕷皂苷Dioscin）、人參、土茯苓。在富含皂素的植物中，「墨西哥山藥」尤以含有高量黃體酮著稱。

對於性荷爾蒙有助益的精油也有很多，比方說酯類二、醚類精油等。

雌激素過高容易引發子宮頸癌和乳癌，所以一般芳療書會記載這類患者要避用洋茴香、快樂鼠尾草等類雌激素作用的精油。但以我們的觀點，其實是不必太避諱使用的，因為這類精油的化學結構和雌激素的化學結構不同，並不會完全取代，而是競爭同樣受體，通常體內過高的雌激素大都來自頑強的環境荷爾蒙，這類精油會和環境荷爾蒙搶受體，反而算是良性的制衡。

• 懷孕：

懷孕症狀包括害喜、背痛、便祕、脹氣、痔瘡、靜脈曲張、水腫、妊娠紋、胃灼熱、腿抽筋、皮膚問題、疲倦暈眩、流產、臨盆、產後護理、產後憂鬱症等等。除了單萜酮類、醚類精油（CT24、CT25、CT26、CT27）需要格外小心，控制微量使用或者乾脆避免使用之外，其他精油孕婦幾乎皆可使用（依個人體質再減半劑量），不必太多禁忌，能和寶寶一起沐浴在芳香之中是一件多麼幸福的事呀！

害喜嘔吐可用薑（或CT30），水腫問題可用高地杜松、天竺葵；另外特別推薦一種孕婦極適合的精油「中國甘松（Nardostachys sinensis）」（和穗甘松同屬不同種），對於懷孕引起的嘔吐、水腫等症狀，甚至產後憂鬱症都很有幫助。而產後的子宮護理則可用貞節樹（或CT5）、或是「風的翅膀」尤加利（或CT20），使下垂的子宮得到調理。

- **男性性機能：**

  暹邏木（又稱福建柏）是唯一百分之百對男性機能有強化功能的精油，呼應於貞節樹能強化女性機能。另外，能強化男性「生理」的精油有龍腦百里香（或CT12）、冬季香薄荷（或CT23）；能強化男性「性趣」的精油則有阿拉伯茉莉（或CT10）和大部分的花香類。

- **攝護腺肥大：**

  攝護腺的功用很像橡皮筋，能控制排尿或射精；相對地，使用久了也容易鬆弛，七十歲以上男性百分之九十有攝護腺肥大問題。最好的預防方法是口服南瓜籽油，市面流行的「腎寶」膠囊其成分就是南瓜籽油和胡桃油。而攝護腺腫大或發炎的問題除了口服南瓜籽油外，還可用單萜醇類精油（CT12、CT13、CT14、野洋甘菊、胡椒薄荷、側柏醇百里香）；而攝護腺癌則可使用大西洋雪松、鬱金、大根老鸛草。

# 大豆油 Glycine max Merrill

黃豆有百種以上的好處，可惜的是現在面臨基因改造的問題，讓黃豆的黃金地位受到些許動搖。日本是目前統計全世界最長壽的國家，平均七、八十歲的長壽年齡，應該也和平日很多豆類製品的飲食習慣有關。如同豆科快速生長的特性，黃豆的生命力極旺盛，能孕育出東方世界豐富多變的飲食文化，目前全世界以中國大陸和美國為主要產區。

$\Omega 3$、$\Omega 6$、$\Omega 9$、飽和脂肪酸都有，它的$\Omega 3$和$\Omega 6$的比例維持1：7，是適合日常補充的黃金比例，1：2是較適合用來治療或調整體質時的比例。大豆同時富含植物雌激素，所以孕婦很

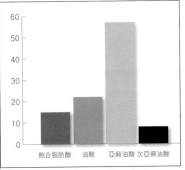

▲ 大豆油的脂肪酸比例

適合每天喝豆漿，只是有些人的體質會覺得豆漿稍微寒，傳統上會搭配燒餅油條以火的能量來平衡，不過現在大家已知道油條容易有反式脂肪酸問題，所以可只吃燒餅或另外補充熱性水果來平衡，或者乾脆改用更簡單的方法——直接口服冷壓大豆油。除了黑種草油稍燥熱外，幾乎大部分的冷壓植物油不會有太寒或太熱的問題。

## CT25單萜酮類二

### 綠薄荷 *Mentha spicata*：

綠薄荷葉片比檸檬薄荷、胡椒薄荷還扁長，外貌比較陽剛。精油成分在「茹絲的蛋」中呈十字結構，特別適合生活遲滯不流動、或時常感覺身體沉重的人。孕婦也常常容易有沉重感，也可使用但要極少量，因為單萜酮之故。綠薄荷的薄荷腦較少，其養肝利膽的作用略低於胡椒薄荷。

摩洛哥產的娜娜薄荷也是綠薄荷的一種，略帶苦味，所以摩洛哥人習慣在茶中加很多很多的糖。

### 藏茴香 *Carum carvi*：

摩洛哥人用餐時很喜歡使用藏茴香和小茴香，具有祛除脹氣的功效。假如找不到前文提到孕婦適用的中國甘松，也可改以藏茴香代替。此外，它對於手腳僵硬、全身腫脹僵直等狀態也很適合，比方需要每天四處奔波者、或是中廣身材的中年男性等等。

### 萬壽菊 *Tagetes patula*：

萬壽菊的花朵艷麗張揚，印度人常用以供佛、讚美神明。有些書籍宣稱萬壽菊有毒，讓它的精油遲遲無法普及。

▼ 綠薄荷

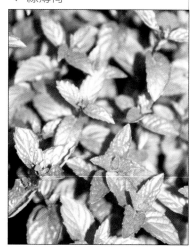

其實它對於陰暗部位的黴菌感染特別有效，例如白帶、雞眼等，能使之走出陰暗、重見陽光，重回自然懷抱，敢把內心陰暗、不願承認的想望給攤開，對自己開放，同時又不像酚類那種爆開性的張揚與處處對人開放的熱情，所以萬壽菊是最有「曖曖內含光」特質的精油。

## 樟樹 *Cinnamomum camphora*：

樟樹的長相開闊、強壯長壽，隨時保持欣欣向榮姿態，有不少神木即出自於樟樹，日本廣島核爆後最先長出的樹種也是樟樹。其花小而芳香，具有集中凝斂之感，所以使用「單萜酮類二」讓人能充分感受自己，卻仍能守份收斂不至於渙散。雖然樟樹的樹幹蒼勁老舊，葉片不管何時皆翠綠依舊、絲毫沒顯老態，有如單萜酮的再生力，再加上氧化物類和醚類使之具有強大回神能力，古代即常使用樟腦讓昏迷者回神，考古研究曾在不少陵墓發現過樟腦。

「單萜酮類一」能讓人感受到平日所沒注意到的聲音或畫面等外在細節；而「單萜酮類二」則讓人感受到自己，看到自己不同的可能性，繼而願意粧點表露，同時也願意呈現不同表情的臉，對自我有不一樣的看法。常使用於身體內側，如軀幹、消化道、陰道等；也可除去老化型的肌肉酸痛，並使之恢復彈性。

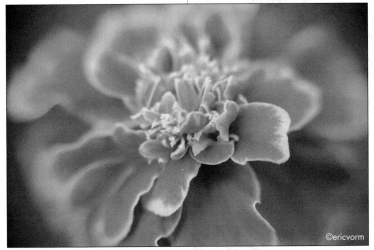

©ericvorm

▲ 萬壽菊

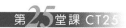

## 香氣空間 奧地利維也納 哈斯住宅
# Haas House

設計：漢斯‧豪萊（Hans Hollein）

　　獨特地聳立於奧地利維也納的一片舊式房子之中，由漢斯‧豪萊設計，他主張建築不應只是純粹解決禦寒避雨等「功能」而已，建築更應該是一種「主張」。

　　哈斯住宅於西元1990年落成，屬於「後現代」風格的建築。「現代」的風格是以簡單俐落的線條、單純大塊的顏色和功能性的設計為主；而流行於八○年代的「後現代」風格則是「反」現代風格，又回復到比較裝飾性的設計，偏向富麗、柔美、女性的調性。時代的改變，連帶美學眼光也變，尤其常常是在兩極間

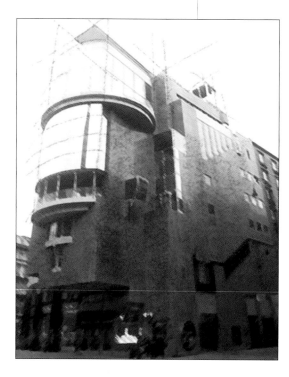

擺盪，所以到了九○年代又再開始反撲，當地人覺得哈斯住宅太裝飾性了，甚至給它個「金內褲」的怪封號。胸罩可以不穿，內褲可一定得穿，用黃金打造的金內褲不就是諷刺它的繁瑣多餘嗎？

　　走得太過頭的確會讓人厭煩，可是卻又不能完全否定抹煞它，現在又到一個新世紀的開端，回頭再來看看哈斯住宅其實還蠻可愛的。其內部像個繽紛的遊樂園，隨時有豐富的刺激映入眼簾，即使平淡無奇的人一進入到這棟有表情的房子時，也會跟著被激出不同的表情來。

　　比較兩座同樣是有表情的建築物，先前介紹過單萜烯跳舞房子的建築師，所設計的西雅圖音樂館（參見第27堂課，這建築曾被評論家形容像一堆黃金大便被炸彈給炸開），其經過高階電腦所設計的建築線條則完全是複雜繁瑣到極致，讓人意識到我是

的的確確身處於二十一世紀的。不過「單萜酮類二」畢竟是較嚴肅的分子，所以對應的建築空間哈斯住宅，在華麗精美之餘，仍懂得節制收斂，不至於太誇張。

**作業**

1. 請在本週每日使用「單萜酮類二」，觀察它在你身心各方面所帶來的影響，並盡量記錄你的夢境。（請註明用法）

2. 詢問你周遭的女性友人，看看受女性機能問題困擾的比例有多高？從中找一位最願意開放討論身心問題的個案，試著跟她一起找出她月經問題背後之心理癥結，並記錄下來。

3. 請閱讀《環境荷爾蒙危機》（元氣齋出版社），然後找三位親友，和他們分享讀後心得，並記錄他們的反應。

4. 下一堂課討論的主題是「按摩」，請到坊間接受任何一種身體療程，再記下這個療程給你的感受。

5. 尋找與辨別「本樟」與「芳樟」的葉片，各自摘取三十片，風乾或烘乾後，剪碎加入30ml的酒精中，浸泡三日後使用。樟樹酊劑的作用極廣，近日最佳用途是：每次10ml泡澡或泡腳，可促進循環、預防流感（除孕婦與癲癇患者以外，老年人與幼兒亦可用）。請記錄你的使用心得。

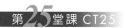

**附錄**

## 又愛又恨雌激素 V.S. 可歌可泣黃體酮

|  | 雌激素的影響 Estrogen | 黃體酮的影響 Progesterone |
|---|---|---|
| 1 | 使子宮內膜增生 | 維持分泌性良好的子宮內膜 |
| 2 | 刺激胸部 | 保護胸部，預防纖維囊腫 |
| 3 | 增加罹患子宮內膜癌的危險 | 預防子宮內膜癌 |
| 4 | 增加罹患乳癌的危險 | 預防乳癌 |
| 5 | 增加罹患攝護腺癌的危險 | 預防攝護腺癌 |
| 6 | 增加罹患自體免疫系統疾病的危險 | 具有類固醇先質的功能 |
| 7 | 促使血液凝塊 | 使血液凝塊現象回復正常 |
| 8 | 降低血管的彈性 | 恢復血管的彈性 |
| 9 | 損害血糖控制功能 | 中和血糖水平 |
| 10 | 降低性慾 | 恢復性慾／使胚胎得以存活 |
| 11 | 降低所有細胞內的氧含量 | 恢復所有細胞內的氧含量 |
| 12 | 稍稍抑制成骨細胞的作用 | 激勵成骨細胞的造骨功能 |
| 13 | 使脂肪堆積增加 | 幫助利用脂肪以產生熱量 |
| 14 | 促使鹽份與水份滯留 | 具有天然的利尿功能 |
| 15 | 造成鋅的流失與銅的滯留 | 中和鋅與銅的水平 |
| 16 | 干擾甲狀腺之荷爾蒙 | 幫助甲狀腺之荷爾蒙發揮功能 |
| 17 | 促生黃體酮之受體 | 增加雌激素受體的敏感度 |
| 18 | 導致沮喪，引發頭痛 | 具有天然的抗沮喪功能 |

## 天然黃體酮　V.S. 合成黃體素

| | 身體狀態 | 天然黃體酮 | 合成黃體素 |
|---|---|---|---|
| 1 | 增加體細胞內的鈉與水份 | | ● |
| 2 | 造成礦物質與電解質從細胞流失 | | ● |
| 3 | 造成細胞內水腫 | | ● |
| 4 | 使人沮喪 | | ● |
| 5 | 增加生育缺陷的風險 | | ● |
| 6 | 使女性臉部多毛，頭髮掉落 | | ● |
| 7 | 引發血栓性靜脈炎，增加血栓之風險 | | ● |
| 8 | 降低身體對葡萄糖的容忍度 | | ● |
| 9 | 造成過敏反應 | | ● |
| 10 | 增加罹患膽汁鬱滯性黃疸之風險 | | ● |
| 11 | 誘發粉刺、疹子 | | ● |
| 12 | 預防子宮內膜癌 | ● | ● |
| 13 | 預防卵巢癌 | ● | |
| 14 | 預防乳癌 | ● | |
| 15 | 調節性慾 | ● | |
| 16 | 使臉上的毛髮較少，頭髮再生 | ● | |
| 17 | 改善體內脂質的構成 | ● | |
| 18 | 改善不孕（試管內） | ● | |
| 19 | 改善新骨生成的速度 | ● | 略具作用 |
| 20 | 增加冠狀動脈血管痙攣的危險（因血管口徑減小而造成） | | ● |
| 21 | 減少冠狀動脈血管痙攣的危險 | ● | |
| 22 | 助成甲狀腺荷爾蒙的作用 | ● | |
| 23 | 有效治療經前症候群 | ● | |
| 24 | 防止受精卵著床 | | ● |
| 25 | 為成功受孕之必要條件 | ● | |
| 26 | 為神經形成髓鞘之必要條件 | ● | |
| 27 | 回復正常之睡眠習慣 | ● | |
| 28 | 為其他的固醇類荷爾蒙之先質 | ● | |
| 29 | 亦為男性之所必須物質 | ● | |

第26堂課

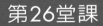

CT26

按摩與觸覺
整體腳型按摩流派簡介


CT26 單萜酮類三
薄荷尤加利
多苞葉尤加利、樟腦迷迭香
馬鞭草酮迷迭香


香氣空間
日本 仙台圖書媒體中心

馬鞭草酮迷迭香

# 按摩與觸覺

這一章講述的主題雖然是按摩與觸覺，但重點不在於手法，而是身體的語言——在觸摸、按摩與觀察身體時：我們可同時解讀肢體所傳達出的訊息。以腳部的表情為例，以下提到的癥狀，各位可以在日常生活中藉由幫自己或親朋好友按摩腳部時做印證。可參考《肢體療法百科》（生命潛能出版社），其中提到許多肢體觸覺與情緒、記憶之間的關連。能夠幫助我們傾聽身體的聲音，找回對身體的自覺。

# 腳部按摩

腳部不同的表情與紋路能反應出我們的生活習慣或身心狀態。例如當我們把腳平放在地面上，有些人的腳趾會呈現彎曲的形狀，好像要勾住地面，通常代表這個人對生活或自我沒有把握或不安，所以他容易雙肩緊繃，並長期處在焦慮緊張的狀態裡。

腳的四個不同部位，受到不同能量的影響，也反映出不同的生命軌跡。我們可握住腳背，將腳往內和往外彎曲，找出這四個區域的分隔線。

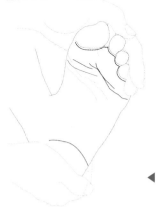

◀ 向內彎曲腳掌，即可清楚看見分隔線。

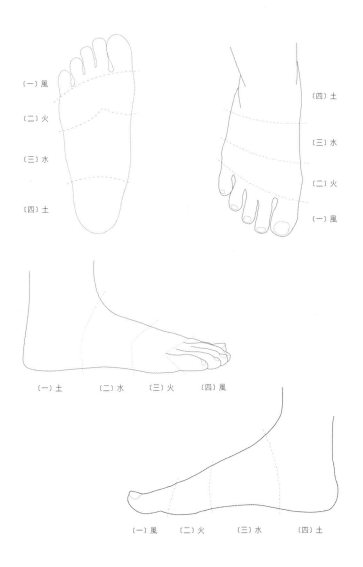

（一）風
（二）火
（三）水
（四）土

（四）土
（三）水
（二）火
（一）風

（一）土　　　（二）水　　　（三）火　　　（四）風

（一）風　　　（二）火　　　（三）水　　　（四）土

　　第一區與第二區對應人體上半身，是「主動」與「參與」的
能量，在腳部會以線條與痣的方式呈現其狀態。第三區與第四區
則對應人體的下半身，是「被動」與「承受」的能量，若腳部在
此兩區有一些例如粗皮硬繭的狀況，表示個案承受許多事物。每
個區域對應能量類型與特質，則如下表所示：

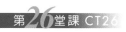

|  | 能量類型 | 對應部位 | 能量特質 |
|---|---|---|---|
| 第一區 | 風 | 肩頸頭 | 輕盈、流動 |
| 第二區 | 火 | 心肺 | 行動、熱力 |
| 第三區 | 水 | 消化系統 | 柔軟、陰暗、隱晦 |
| 第四區 | 土 | 生殖泌尿 | 務實、直接、明確 |

　　腳部能傳遞的身體訊息非常豐富，而且容易覺察。因此，在按摩開始前先按腳部，可以幫助我們初步理解受作者。以下我們將依據這四個區塊，分別探討它們使用的「語言」：

## ◆風區

　　腳趾的部分，呈現人體肩頸頭的狀態。第二、三腳趾對應眼睛的狀態，第四、五腳趾對應耳朵的狀態。腳趾不同的曲度與方向，都代表著不同的身心狀態。例如：

• 大腳趾外翻：肩頸僵硬。
• 大腳趾出現橫斷紋：肩頸曾受到重大撞擊，傷及神經，並留下記憶。

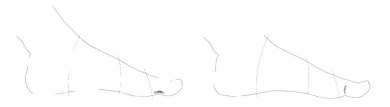

• 大腳趾底紅腫粗皮：喉嚨與第五脈輪的疾病。

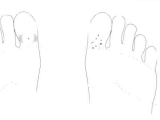

紅腫　　　　　　　　粗乾硬皮

- 大腳趾外側有痣：因有缺陷，容易有遺傳的疾病。

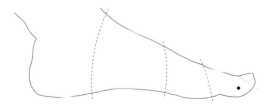

- 第一二腳趾有痣：易有生動的夢境，或容易捕捉夢境，對事物的視野不同。

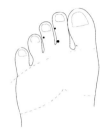 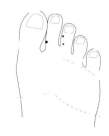

- 第三腳趾特別長：容易產生心態失衡，一點突發事件就感到不平。
- 第四五腳趾有痣或黑點：容易暈眩，內耳的平衡功能有缺陷。

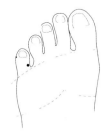 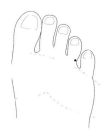

- 腳趾與腳指甲色澤灰暗：牙齒與牙齦的問題。

## ◆火區

• **外側粗皮**：肩膀緊繃。

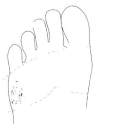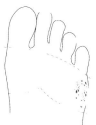

• **腳趾揚起**：火區的肌腱短，因此無法平放，個性容易衝動。

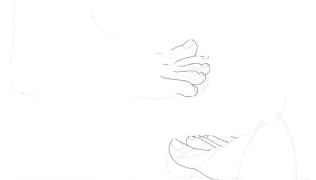

• **兩趾間有直線**：氣喘。

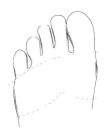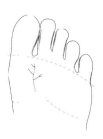

• **有很多橫線**：大步行走的習慣。
• **皮膚灰厚**：肺氣腫等肺部問題。
• **粗皮外圍泛紅**：不同於雞眼，代表乳房動過手術。

- 兩趾間有很深的縱紋或橫斷紋：曾經痛失所愛，例如寵物、親人。

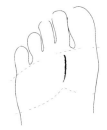
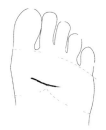

## ◆水區

水區主要對應腹腔的器官，如腸胃與橫隔膜。

- 內側上緣水火區交界處橫線：胃潰瘍，焦慮性格。

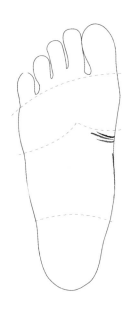
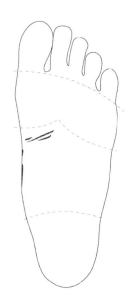

- 腳掌中心水火區交界有斑點：橫膈膜鬆弛無力，氣體進出不順暢。

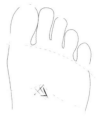
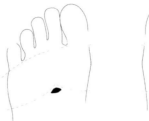

- 腳掌中心水火區交界橫線：容易緊張、憋氣，難與人交流溝通。

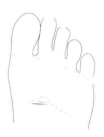
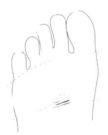

- 外側直線，加上左腳火區紋路與棒棒糖狀的腳趾：代表過敏性體質，如氣喘、鼻炎。

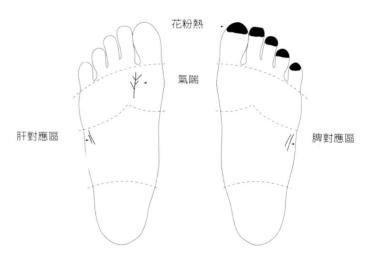

花粉熱

氣喘

肝對應區　　　　　　　　　　　　　　　　　脾對應區

- **右腳肝區有線條**：可能肝功能失調或異常。
- **左腳脾區有線條**：脾臟造血功能不足，容易低溫發燒。

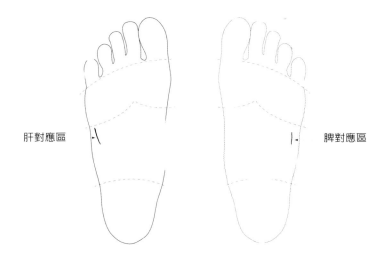

肝對應區 　　　　　　　　　　　　　　　　　　脾對應區

- **水區出現小紅點**：腸絞痛、腸炎與脹氣。
- **皮膚乾燥有橫紋**：大腸蠕動緩慢，易有便祕。
- **皮膚濕潤有直紋**：大腸蠕動過快，容易腹瀉。
- **橫豎紋交替**：便祕與腹瀉交替，可能有腸躁症。

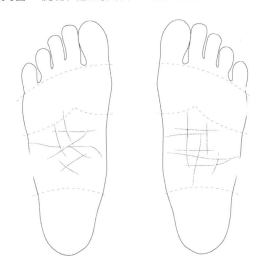

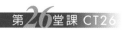

• **內側斜紋**：若紋路輕淺代表水份攝取不足，因此影響腎臟功能。相反的可能輸尿管有問題。

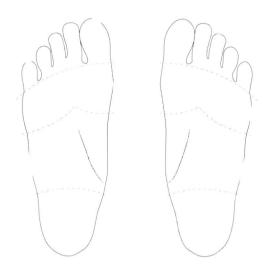

• **水區有痣**：代表腎功能異常或先天不良。
• **皮膚紅腫乾冷**：膀胱功能容易有問題。
• **側邊有橫紋**：代表曾剖腹生產或進行過腹部手術。

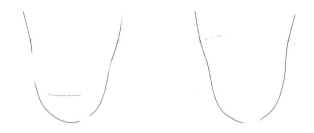

• **側邊水土交界切線**：容易有腰痠的現象。
• **水區交界切線**：加上水區中間有橫紋，表示有便祕的問題。

## ◆土區

- **側邊前區有橫線**：排便過度用力，肛門有裂傷。
- **側邊後區有橫線**：代表子宮或攝護腺有問題，或是難產出生的
  小孩。

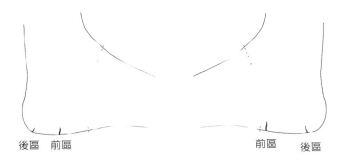

後區　前區　　　　　　　　　前區　　後區

## 整體腳形

- **弧度**：兩隻腳的腳型弧度不對稱，代表脊椎有側彎的狀況。

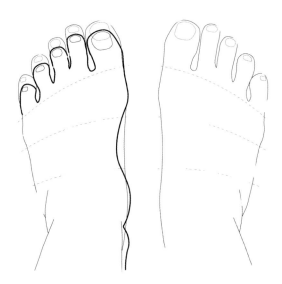

## 腳型

- **風型人**：特徵是細小的骨架與削瘦的肌肉，反應風型人想得多，不喜歡擔負責任的性格。愛幻想，是愛畫少女漫畫的類型。
- **火型人**：腳掌左右比較寬，顯示火型人積極，無法安靜坐下來慢慢畫圖的急性子，適合作開創性的事情。
- **水型人**：腳型細長，質地濕潤，腳板的水區大且溫度低。容易有較多的情緒起伏。
- **土型人**：粗短肥厚，腳好像農夫的腳穩重踏實。

## 粗乾紋路

- **水火區之間**：可能無法與人交流，習慣壓抑情緒，有攻擊與刺傷他人的傾向。
- **風火區**：十分理性，總是做應該做的事情。無法流露真實情感，不會表現出一廂柔情的樣子。
- **火區**：缺乏行動力，覺得寸步難行。
- **水區**：有數條橫紋豎紋代表可能維他命E含量過低或過多。

# 腳趾反映區

1. **大拇趾**：大腦的發展。
2. **第二腳趾**：反映出個人的魄力與勇氣。
3. **第三腳趾**：對應橫膈膜與平衡的能力，就像精油的十字架構帶來中和的力量。腳趾太長或太短，都代表不平衡的狀態。
4. **第四腳趾**：對應個人的情緒狀態，腳趾變形者通常有較多的情緒壓抑。
5. **小趾**：生殖系統與對錢財、性慾等生存的基本需求，腳趾變形者代表過度重視這些需求。

# 腳趾特徵與性格特質

- 尾趾蓋住第四腳趾：容易因一時的感受做下重大決定，常常處於顛沛流離的狀態，例如聽見災情就衝去災區賑災、濟貧的人。

- 第二腳趾蓋住大拇趾：行動力凌駕思考力，缺乏分析判斷的能力。反之則凡事反覆衡量，缺乏執行能力。

- 前兩隻腳趾特別長：具有極高的理性與熱力，容易散發魅力，成為群體中的領導者。

- 尾趾沒有趾甲：土的能量蓋過風的能量，容易受到外界與物質世界的影響，導致思慮不清。

- 第二腳趾特別長：不喜歡迎合潮流，非常有自己的主見，也不習慣接受任何人的指揮。

- 大拇趾到小趾由長至短：腳趾的比例均衡，由大到小，由長至短。性格上容易融入團體，不會特立獨行或偏好與眾不同。

- 大拇趾粗皮：也是土的能量蓋過風的能量。性格務實，精於算計，不擅長冒險投資。

- 第二腳趾曲縮向下：不展現自己的野心與企圖，很難以口語探查他們真正的想法。

- 尾趾上揚：重視錢與性生活，需要與伴侶有親密的肢體交流。基本生理需求大，所以不會暗戀一個人五年、十年。常常第一次約會就想要牽對方的手，也不在意是不是會被當作色狼。擁有這樣的伴侶並無所謂好壞，只要兩個人彼此能夠配合。

- 腳趾甲變形：趾甲呈錐型、很厚，或是不平整，也是土的能量壓過風的能量。

- 趾甲插入趾肉：趾甲形狀不方正也不圓，甚至插入趾肉的人，容易鑽牛角尖，可能為了某些小事抓狂，不大可能成為好好先生、好好小姐。

# 腳板情緒對應區

握持腳底的這些點,便可以安撫此區對應的情緒。

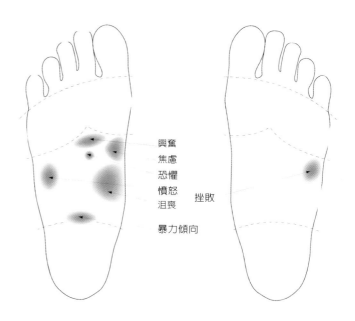

興奮
焦慮
恐懼
憤怒　　　挫敗
沮喪

暴力傾向

**按摩的身心療效**:肌膚表情,我們必須進一步理解精油雖然有多種不同的用法,而且無疑都具有相當的效果;但為何在芳香療法中,主流的用法仍是按摩?我們可以先看看按摩能夠發揮的作用:

1. 幫助皮膚吸收精油和植物油
2. 使緊繃的肌肉放鬆
3. 幫助身體排毒
4. 激勵循環機能
5. 以特定方式減輕疼痛

6. 促進淋巴液的流動

7. 帶來通體舒暢的健康感

8. 使受作者注意到自己身上的「死區」

9. 平衡體內的能量流動

10. 增進一個人對自己的身體之意識程度

11. 達到無言的交流

12. 釋放緊張的情緒所牽扯的幾組肌肉

　　按摩之所以讓我們能輕易體會到美好的感覺，是因為遍佈全身的觸覺感受細胞。不同類型的觸覺感受細胞，接收不同的訊息，則是讓我們觸覺與感官知覺層次豐富的原因。這些觸覺感受細胞主要有以下幾種：

• 麥斯那體（**Meissner corpuscle**）：位於皮膚表層，感受最細，容易透過指尖傳輸與感受。是我們體會風吹與水流的接收器。

• 帕西尼恩體（**Parcinian corpuscle**）：穩定、深沉的感受器，能感受到穿透性的力量與光線，例如：我們爬山摸大岩石的觸感，就是透過這個接受器記憶與給出。

• 莫肯爾體（**Merkel corpuscle**）：能夠感受持續的壓力，或給予穩定的施壓，例如：推搖與輕拍小嬰兒的動作。

• 茹菲妮體（**Ruffini corpuscle**）：當我們精神躁動不安或抓狂時，需要具有凝結力的按摩。茹菲妮體便是接收感受這種按摩的接收器，可以讓我們感受到最深沉的壓力。

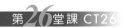

# 按摩流派簡介

　　除了人與人之間能夠互相按摩，我們也可以幫寵物按摩。即使沒有使用油，觸覺本身就具有療癒與交流的力量，因此我們在替嬰兒做按摩的時候，只需要藉由觸覺的本能，不必太在意手法動作，並想像正在與寶寶進行對話。至於各種不同按摩手法的流派，在這裡我們簡略介紹不同流派的發展理念：

## 瑞典式按摩：

　　十九世紀時，一位斯德哥爾摩的林格醫生（Dr. Per Henrik Ling, 1776-1839）發明了一種按摩系統，由幾組區隔分明的動作所組成：

　　effleurage（stroking）撫摸

　　petrissage（kneading）揉捏

　　tapottage（percussion）拍擊

## 直覺式按摩：

　　六〇年代的嬉皮風對許多事物都帶來衝擊，按摩也不例外，當時在美國加州的一些成長團體便經由按摩來發展個人潛能與人際關係。此時，按摩不再是一種「療程」，而成了喚起自覺的技巧，以及超越語言的溝通方式；因為過往的身體按摩法在這些方面的發展十分有限，本派予以全面揚棄，鼓勵按摩者即興自創動作，依自己對受作者的反應來發明動作。

## 依沙蘭按摩：

　　由直覺式按摩的不足，另一群人研究出一條中庸之道，亦即放慢瑞典式按摩的速度並減輕力道，同時仍細心配合受作者的感受與需要。這派按摩的倡導者，以位在加州的依沙蘭按摩學院

（Esalen Institute）為箇中代表。

## 指壓（穴位按摩）：

這種東方按摩主要是根據針灸的經絡與氣的理論而創。經絡乃「氣」循行全身的通道，每條經絡都有主宰的器官或系統。只要氣的流動暢行無阻，身心就能平衡健康，但若某部位聚有太多或太少的氣，身心便會有變化。

## 能量按摩（極性按摩）：

有時受作者的能量低到無法導正平衡的地步，遑論接受治療，此時就有賴施作者將能量導入受作者體內。有的在「氣卦」上給予能量，有的就直接用左右手在受作者疼痛或緊張的部位進行。藉著呼吸法，施作者可由外界獲取能量，此時受作者也必須全神貫注於某個特定部位，並把呼吸調節到與施作者同樣的節奏，如此，兩人的呼吸就構成了治療的一部份。

## 靈氣按摩：

首先我們得要相信，除了這具看得見摸得著的肉身以外，還有個靈虛之身和我們的精神狀態相依偎。有些人就在身體以外的空間按摩我們的靈氣，彷彿我們身外有身一般。所有的東方宗教都相信人有靈氣，基督教其實也不例外，宗教畫作中聖者頭上的光圈就是這種信念的表現。

## 深層組織按摩：

這是一種設計來治療特定傷害的療法，例如拉傷扭傷，肌肉痙攣、肌腱拉傷等。在審慎辨識的點上施以重壓，有時也會配合觸診附近部位，壓力可能是靜定的，也可能略有旋轉，有時還會借病人的體重抵住按摩師的指力以達效果。現在這種按摩多為整

骨療法師所應用，藉以取代或併用傳統的觸診。在進行這種按摩之前，必先使以一般按摩，好放鬆要接受治療的部位。

## 淋巴引流：

目的在促進淋巴流動。由末梢朝向淋巴收集管，再由淋巴管朝向血液循環系統施作，力道平穩舒緩。

### 腳底反射按摩：

此一系統的理論在於腳底各區分別對應到全身各個器官或系統，所以按壓腳底特定區域，便能改善對應器官的問題。腳底反射按摩和指壓一樣，在作法上屬「聲東擊西」型，但其原理並不是經絡學說。

※請注意：由於我們不具醫事人員身份，所以不能合法地「診斷」。你所做的任何診斷僅能供自己參考而已。

## 摩利夫人的芳療按摩傳統：

在芳香療法的按摩領域裡，有一派傳自摩利夫人的特別手法，摩利夫人首倡於四十五年前，而後由她兩位最後的入室弟子傳至英國芳香療法界。她們分別是丹妮兒‧雷曼（Daniel Ryman）和米希琳‧阿希爾（Michelline Arcier），尤其後者的教學工作更使此傳統發揚光大。這就是現在普遍流行於英國的「芳香療法按摩」，以撫摩和大範圍的「划船」動作為主，既可幫助精油充份滲透，又能幫助客人徹底放鬆，並兼顧部份的穴位與淋巴引流點。倫敦芳香療法學校的手法也是此傳統手法的修訂版，另外還加入依沙蘭按摩，並著重能量的流動。

# ○ 芝麻油 Sesamum indicum

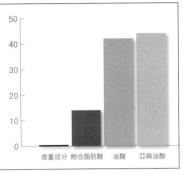

▲ 芝麻油的脂肪酸比例

芝麻在印度與中國很早就有大規模的栽種,是印度很重要的植物油,能幫助「打開」細胞膜幫助細胞排除毒素,就像芝麻開門一樣,具有特殊的能量。所含Ω9與Ω3的比例差不多,不容易變質。但市面上所謂的香油,並非有機冷壓的芝麻油,先炒過又經過高溫榨取,不適合排毒。

有機冷壓的植物油,適合溫熱後塗抹全身,加速毒素的滲出。用於處理自體免疫系統疾病,如:紅斑性狼瘡、類風濕性關節炎,以及皮膚疾病,如乾癬、牛癬,可幫助代謝、改善病灶。若要改善皮膚疾病的病徵,如乾癢、角質不均勻的話,比較適合使用雪亞脂加上昆士蘭堅果油,氣味質地均較為清爽宜人。

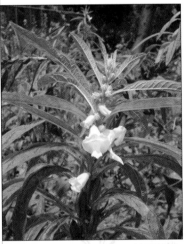

▲ 芝麻植株

## CT26單萜酮類三

### 薄荷尤加利 Eucalyptus dives:

水草般的質感有益於腎臟,給人帶來像在水裡感覺風之流動一般的感受。

### 多苞葉尤加利 Eucalyptus polybractea:

抗感染的功能非常強大,是性病患者的必用油,因此人人退避三舍,好像使用多苞葉尤加利就是生殖泌尿道有感染。除了主要的單萜酮,還有許多下方化學分子支撐著,幫助我們不因為與人接觸而受到影響。之前講述生殖泌尿道系統時,就有提到若此處反覆感染,可能來自於害怕與他人有

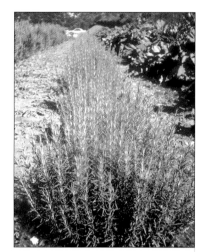
▲ 樟腦迷迭香

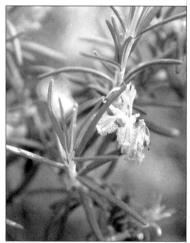
▲ 馬鞭草酮迷迭香

親密的接觸。我們運用多苞葉尤加利處理過許多感染個案，都能夠順利解決，讓人變得清新起來。

### 樟腦迷迭香 *Rosmarinus officinalis (CT camphor)*：

主要產地是西班牙與法國，北非所產的則是桉油醇迷迭香。我們不僅可以在美國德州與日本名古屋看到它的蹤跡，即使在台灣也長得很好，由此可知樟腦迷迭香的適應力非常強。迷迭香的能量是經過理性生出的創造力，並非憑靠直覺。在生理作用上，樟腦迷迭香有助於肢體的活絡，亦有助於思路的清晰。不過因樟腦含量高，對神經系統的刺激大，嬰兒與孕婦應避免使用。迷迭香也是很有名的文學植物，在莎士比亞劇作《哈姆雷特》中，女主角奧菲莉亞於投水自盡前，失魂似的說道：「There's rosemary. That's for remembrance. Pray you love, remember.」意指迷迭香是代表記憶的植物，希望她的愛人能撿選美好的記憶，讓仇恨隨風而逝。

### 馬鞭草酮迷迭香 *Rosmarinus officinalis (CT verbenon)*：

與樟腦迷迭香的科屬相同，差別在於生長在不同的地方，精油的化學分子因此不同。其中的馬鞭草酮能幫助肝臟解毒，除去凝聚堆積的殘渣，是著名的養肝精油。與其他迷迭香比較，酯類與單萜醇的含量較高，因此香氣的甜味較沉。

「單萜酮類三」讓生命活在未來感，不停滯在陳舊的回憶當中，助人不斷更新，從陰道涼到腦袋。主要成分單萜酮代表了人類思維是最強大的力量所在。

# 香氣空間 日本 仙台圖書媒體中心

設計：伊東豐雄

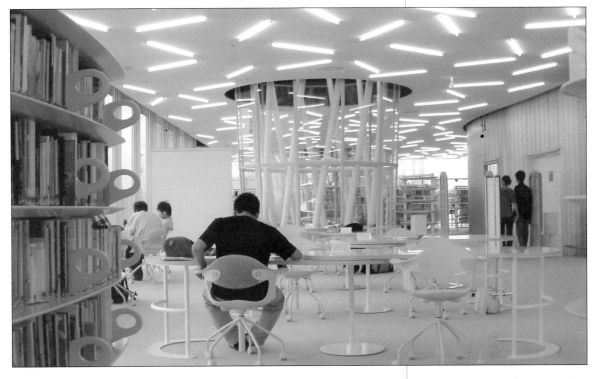

建築師伊東豐雄是東大建築系的研究生，因為許多出名的建築師，都不是師出名門，因此伊東豐雄是很難得出身名校的建築師。雖然他最大的夢想是成為職業棒球選手，但由於當時體育系沒有提供獎學金，因此走上建築這條路。最難能可貴的是，伊東豐雄的人品與作品同樣受到眾人稱道，私人生活沒有什麼醜聞，也算是鮮少的藝術界聖賢。

仙台圖書媒體中心最特殊的一點在於沒有一根廊柱，支撐起整棟建築的架構也並非垂直的線條。加上透明與半透明的玻璃帷幕，沒有任何物品遮擋陽光的進入，表現出媒體與數位時代的特

▲ 所有通道纜線都藏在交錯的架構中，也沒有任何物品遮擋陽光進入，表達出「單萜酮類三」讓人的思維具有無遠弗屆的穿透力。

性是通透與無遠弗屆的，到處都是光影，沒有一處死角。所有的通道纜線都藏在交錯的架構中，創新的力學設計，讓這棟建築從比稿到建造之後都受到廣大的推崇。站在內部由下往上看，有盤旋而上的通透感。而且每個區塊的設計，不僅是擺設的調性不同，光線的規劃也不同，例如：青年閱讀區的座位是花瓣型的，燈管的設置也十分活潑。

這棟全世界首屈一指的建築，具有高度的通透性與開闊性。它的模型就像水族箱裡的水草，表達出數位世界的資訊在管束裡面不斷流竄的感覺，也表達出「單萜酮類三」的化學分子，能夠打破時空疆界的無限穿透力。

## 作業

1. 請在本週每日使用「單萜酮類三」，觀察它在你身心各方面所帶來的影響，並盡量記錄你的夢境。（請註明用法）

2. 請以課堂中所學得的手法，以芝麻油稀釋「單萜酮類三」，替父母或一位親友按摩。隔日再輕鬆地詢問對方過去有什麼心心念念、而現在已不太會想起的夢想？

3. 請觀賞日本動畫電影《蒸氣男孩》，這是一部充滿「單萜酮類三」能量的電影。試著比較《蒸氣男孩》與《霍爾的移動城堡》，來說明「酚類一」與「單萜酮類三」的差異。

4. 下一堂課我們將討論「夢的解析」這個主題，請從《超凡之夢》（心靈工坊）一書中摘錄一段令你印象最深的段落，並從過去二十五堂課的作業中找出一個最令你不解的夢境（請標出該週使用的CT油），謄寫下來。

5. 芝麻油是印度阿輸吠陀最看重的油性藥材，請試著搜尋我國的醫藥傳統或民間療法中對於芝麻油的用法。

第27堂課

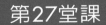

CT27

作夢的生理學
解析夢境的五大步驟
夢境的重要神話原型與孵夢配方
醚類專論

CT27 醚類

熱帶羅勒、龍艾、肉豆蔻
洋茴香、茴香、歐芹

香氣空間

美國西雅圖 體驗音樂博物館

茴香

「夢，是一封來自於一位朋友的未打開的信。」

……希伯來文《塔木德經》

很多民族都有把解夢當成「每日大事」的習慣，如印第安人、南太平洋島民族等等，而台灣的布農族也有每天早上集合大家一起解夢的傳統。

多數的人容易把解夢與占卜歸為同一類，其實我們可以用更科學的角度來看待夢境。那麼上句諺語指的「一位朋友」到底是誰呢？不妨想想那最真實的、最要好的、也是唯一的朋友會是誰？當然是自己。我們可以把夢境當成「每天的健康報告」，是身體把想表達的訊息或對話藉由神經系統傳導到潛意識，再化為夢境內容。而精油除了影響邊緣系統外，同時也是一個多認識自己和理解世界不錯的方式，自然也和夢境的關係密切匪淺。

# 作夢的生理學

芝加哥大學生理學家克雷特曼（Nathaniel Kleitman）於1952年發現快速眼動睡眠（REM）與作夢的關係。人在睡眠狀態下，約每九十分鐘作夢一次，每次約十到三十分鐘，但要有充足的睡眠才會捕捉到（記得）夢境，通常只有最後一次夢境才會被捕捉到。

紐約西奈山醫院（New York's Mount Sinai Hospital）研究員德門特（Dr. William Dement）與費雪博士（Dr. Charles Fisher）主持「作夢對心理健康的重要性」的實驗發現：不作夢只會讓身體更不好，因為夜晚的作夢機會被剝奪，轉而在白日作夢，而出現精神恍惚的「夢荒」症狀。

七○年代，芝加哥羅緒醫學中心（Rush-Presbyterian St. Luke's Medical Center, Chicago）的卡萊特醫生（Rosalind Cartwright）亦研究無REM睡眠導致之夢荒。

史丹佛大學明涅醫生（Emmanuel Mignot）研究REM睡眠失調的「麻醉樣昏睡症」（narcolepsy），此症狀是每當遇到情緒激動時（如看到許久未見的朋友，或是狗狗看到臘腸），就會昏倒進入睡眠。因而發現到情緒與REM作夢的關聯，甚至可以說，睡眠的目的是為了要作夢。睡眠時大腦並不是不活動，而是以不同的方式來活動。作夢時是情緒當家，因為在REM中，大腦皮質休息而邊緣系統活躍，這時就可以了解到精油、夢境、身心健康這三者的關係。人類是藉由夢境來整理情緒，平時非睡眠狀態則是「假裝」捕捉情緒，所以「麻醉樣昏睡症」就是因為來不及處理被塞爆的情緒，才強迫身體昏倒好作夢。

# 解析夢境的五大步驟

「每個人都如同一片雪花那樣獨特。」……榮格

正因為每個人對世界的理解方式都是獨一無二的，同一事物對每個人的象徵意義也不盡相同，所以我們無法把每個人的夢境都一一「對號入座」，不過這當中還是有些通則可以好好討論。

我們常常在醒來後問自己：這個夢到底是什麼意思？這樣的解夢方向有點錯誤，我們應該要問的是：這個夢到底是針對我哪方面的健康報告呢？它到底要和我的哪個器官相呼應或有什麼關連呢？是性格、身體、還是過往經驗？接著我們就來看看夢境解析的步驟。

## 1. 辨識情緒

夢境很容易記錄得像流水帳那樣，雖然每個細節都有它存在的意義，但那也要有充足的時間和線索來解夢才有用。所以比較有效率的方式是記錄並辨識夢中情緒（比方在夢中很快樂地殺人），而不是醒來後的現實情緒（因為不知道夢中的自己為什麼

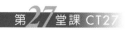

會殺人，而且是如此地快樂，以致醒來後感到害怕與自責）。

**2.** 找出主題

　　就算拿到真正的身體健康檢查報告，一般人通常也不會去管檢查指數裡的每個數值，雖然它的確具有意義，我們只要知道這數值代表的是健康或者有啥問題就好了。同樣的，我們也只要找出夢中「主題」就好，不必記錄太多細節。找主題時最重要的是先「抽離自己」，正所謂旁觀者清。

**3.** 將此主題對照實際生活的處境

**4.** 理解象徵符號

　　參照第379～383頁。

**5.** 如何應用所獲得的發現

　　透過解夢或討論，我們理解到夢境所帶來的意義或教訓，將之應用於實際生活，那才是最最重要的。做完身體健康檢查之後，就要依據結果重新調整生活作息；夢境也是一樣，假如健康檢查的結果很糟糕，你還會暴飲暴食抽煙喝酒吸毒嗎？假如在解完夢境之後就斷然停止，沒達到預定功能，同樣主題的夢還會持續地做，好不斷地提醒你——瞭解和去做是完全不同兩件事。

　　「夢不僅是記憶與聯想的一面鏡子，還是使我們充分發揮潛力的焦點與工具。」……榮格

　　夢境是為了鑑往知來，感知尚未被開發的潛力，而不是只一直檢討過去，沉溺在舔舐傷口之中。比方母親曾待我不好，現在我當媽媽了，是要持續在傷痛之中呢？還是開出一條新路來？若只是一直舔舐傷口，夢境也將只會引致滅亡。

# 夢中的象徵與符號

　　這應該是解夢過程中最容易令人疑惑與誤解的環節吧！比方夢到數字，大部分人會馬上聯想到要買樂透，即使比較理性的人可以克制立即購買的衝動，但總難免還是會懷疑這是不是老天送財到我家門口了而我不敢要？

　　其實除了樂透以外，生命裡還有很多的一連串數字，搞不好一直夢到38、29，結果是要提醒我們多多注意身材或者多多關照保護某器官，而這類符號到底要如何詮釋，通常也只有當事人自己最了解。遺憾的是，我們常常在別人身上花了太多的時間與精力，卻很少投注在自己的身上，比方說，我們會一直反覆推敲對方是不是喜歡我？這夢境是不是要告訴我該怎麼做？正因為整個心思都是放在對方身上，自然也想把夢境的詮釋穿鑿附會到對方身上。

　　然而身體遠比我們自認為的還要自私現實，因為夢境幾乎都只是在報告自己的狀態，而不是別人的狀態。比方夢境主題若是整棟建築物或房屋，幾乎都是在報告自己身體的健康狀態，像房屋漏水很可能就象徵著個案有體液或淋巴液方面的問題。相對地，若是只夢到「某一個」房間呢？例如該房間塌陷或屋瓦掉落等，則可能暗示你要多多關心「某一器官」。這時不妨到醫院做一下身體檢查，可能會有些問題，至於哪個房間到底是連結到哪個器官？應該還是只有你自己本身最了解。

## 夢境與身體的關係例證

- 夢見石雕天使：整個情節跟電影「睡人」很相似，個案蘿絲於1926年的某晚，夢到獨自散步在歐式花園裡，突然看到其中一個石雕天使的容貌長得跟自己一模一樣，結果之後就沒有再

醒過來，一直到1950年代醫師以處理神經傳導方面的實驗藥物使用在她身上，才醒來並回憶說起這個石雕天使的夢境。不過該藥物無法持續有效，沒多久又繼續長睡。

- 夢見胎兒放進冰箱：個案是位孕婦，夢醒後去產檢，發現已胎死腹中。
- 夢見狼群啃咬胃部：之後個案經過詳細檢查，證實得了胃癌。
- 夢見老式水療**SPA**：這是我的親身案例，於2004年4月11日因為喉炎狂喝純露，結果當晚夢境出現老式水療SPA，只是每間SPA的水都很髒，只好一間又一間、一間再一間地反覆找，最後總算找到一間比較乾淨的SPA房間可以舒服泡澡。其實這個夢境就是即時的健康報告，全身細胞因為受到大量純露沖刷繼而代謝有成效的健康報告。

　　身體會不斷透過夢境發出訊息，只是這訊息是如此怪異不清晰，而且醒來還容易忘記，為什麼要這麼麻煩呢？假如所有訊息都鉅細靡遺地被捕捉，將會嚴重影響到日常生活；再說，我們當下也無法對所有的訊息都一一反應，只能先選最符合社會規範的來應對（當然日後也還要處理，否則會心理便秘）。當時強壓下來的訊息被鎖起後，企圖在夢中闖關，但「意識」的把關能力實在太厲害了，逼得這些訊息必須要喬裝打扮才可能通過崗哨。所以夢境的分析是如此複雜艱難，得多靠自由聯想，尤其是作夢者本人的聯想，因為每個人的打扮方式都不同，假如相同的話也會很快被意識知道而揪出的。

## 夢境中的象徵物

### 死亡

　　大部分的人都害怕夢到死亡，假如是自己死也就算了，最害

怕的是夢到親人過世，醒來總是很擔心這會不會預告什麼厄事正要發生。假如有讀過《超凡之夢》這本書的話，就會知道預知夢出現的機會是非常非常地少。因為作夢的目的是為了存活下去，而肉體的死亡是生命最大課題，不是每天夢境的即時報告可以應付的，所以不會夢到自己終結（除非這個自己已經重要到與宇宙連結、與世界同脈了，那才有可能事先在夢中預知到自己的終結）。所以幾乎99.99％夢境裡的死亡都不是真的預知死亡，而是「結束」的象徵，同時代表著「另外的開始」，是由一端到另外一端極具強大的變化過程。對於生命，往往我們只看到結束這個階段而已，而唯有看到開始的這個階段，才是這夢境帶來的真正意義或教訓。

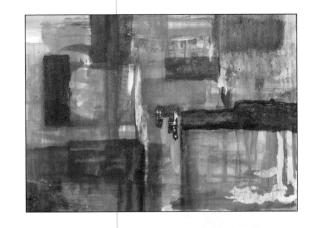

但假如死亡並不是夢境的主題而只是配角的話，就不該如此詮釋。例如夢境中發生槍戰傷亡、或者夢中的我殺人，都不是代表死亡的一方將歷經生命變化，解夢的重點該改放在為什麼會殺人、情緒如何等等才對。

## 動物

有不少心理測驗是由對動物的偏好或聯想來判斷個人性格、或者指出各事項在生命裡所佔的比重順序，會如此設計心理測驗的真正源頭便是夢境中的動物象徵。動物可以說是平常最容易觀察的模型，我們很容易把牠們類歸成某種特性的代表。當然這還是要考慮到個人差異，比方大部分人多半不喜歡鼠類，覺得骯髒噁心，可是也有人覺得牠俏皮可愛。重點不是只有夢中出現哪種動物而已，還要把牠放在整個夢境的脈絡中來解讀才行，比方夢到每次按完鬧鐘又繼續睡時，就會有頭牛回眸一叫，那可能是要提醒自己最近太懶了喔！

## 衣服

主要是遮蔽與修飾的功用，因此夢境中象徵著有些東西是不想讓人知道的，或者是需要調整的。另外，心血管疾病患者的個性，常常外表知書達禮、內心卻是極度壓抑的，所以反而容易夢到自己裸體卻一點都不尷尬，而是輕鬆快樂，那通常是暗示著生活中需要脫掉束縛。而穿著不合身材或場合的衣服，太緊或太華麗，可能暗示目前的工作或伴侶並不適合你。

## 乘車、乘船、搭機、旅行

代表生命即將進入另一階段。不過也常常會聯繫著另外的主題，比方趕不上飛機、搭錯車、乘坐的船破洞漏水等等，常常表示「尚未準備好」。不過夢境會把真實生活受到不同刺激或感受時的反應，如實地呈現出來，可能今天想這樣、明天又不想這樣，人生本來就是搖擺的，不一定要馬上去因應每個小夢境來決策，當然若是一再反覆出現的夢境那就有其迫切性與重要性。人生是一定要找到出口的，允許夢境情緒的搖擺，反而讓現實的行為穩定。

## 孩童、生育

孩童可能象徵著期望、夢想、事業，也就是一個非常嚮往的指標。生育則是一種實現的過程，當現實生活碰到困難，夢境也易以難產方式來象徵。

## 人、角色

夢境中出現的角色，有一半以上都是代表自己的不同面向，這可不是表裡不一的行為，而是為了既能維持真性情，又能與世界共處；這中間的平衡拿捏常會透過夢境先行排演，反而現實生活才可做表裡整合的人。當然夢境裡的人物也可能代表別的意

義，例如婆婆大多象徵權威、軍警大多象徵果決或仲裁，不過還是要因人而定，也許有人覺得婆婆是受氣包也說不定！

另外再補充一些夢境象徵事物與常見意涵以及適用的精油：

| 象徵事物 | 常見意涵 | 適用精油 |
|---|---|---|
| 吃喝 | 承受生活中的某些事項 | CT23 |
| 鞋子、帽子、手套 | 性的關聯（女性） | CT10 |
| 顏色（黃） | 權威或力量的明智運用 | CT3 |
| 大浪、洪水 | 與自己的潛意識相逢 | CT15 |
| 如廁 | 在別人面前的焦慮、或急於表達自我 | CT29 |
| 婚禮 | 自己不同部分的整合（尤其是互補者） | CT31 |
| 洋娃娃、布偶 | 意識與潛意識缺乏溝通 | CT28 |
| 對他人施以暴力 | 掙扎以獲取自我認同，或拒絕他人意見 | CT27 |
| 鐘錶 | 心、情感 | CT22 |
| 斷垣殘壁 | 人際關係或原本在意的事物受到忽略 | CT14 |
| 閃電 | 啟發與破壞 | CT24 |
| 空的皮包、書包 | 失去所愛與安全感 | CT12 |
| 服務生的服務態度 | 互相依賴的程度（是否得到足夠的關注） | CT9 |
| 看櫥窗 | 所渴求的事物、注意力過度集中於…… | CT19 |
| 旅遊中的難題 | 現實生活中無法逃避的責任 | CT2 |
| 禮物內容物破損 | 某事不符合自己的期望 | CT16 |
| 內衣褲 | 偏見與無意識的態度 | CT5 |

# 夢境的重要神話原型與孵夢配方

神話可以說是人類生活的集體潛意識象徵，不論古今處理的主題大都是相同的，我們可再由其中的原型推衍出個人差異。

### 開天闢地與自然災難的夢

神話原型：盤古開天與女媧補天

孵夢處方：杜鵑＋零陵香豆＋摩洛哥玫瑰
西洋蓍草＋萊姆＋橙花

此配方可有「睡前孵夢」和「作夢後再調整」的兩種用法。

祖先對天崩地裂、風雲變色等自然界災難的恐懼，透過基因傳給我們，因此會害怕地震、閃電的小孩是正常的，不害怕的大人則是修煉過後的結果；為了要生存下去，就必須選擇、必須變化。夢到此神話原型，呼應的是整個生活秩序的重新變化，有可能是現在即將歷經的選擇，也有可能是以前沒好好處理的問題，透過夢境再重演一遍，目的是提醒我們去思考活在這世界的使命與方向。

### 新的地平線──透過作夢探索未知

神話原型：諾亞方舟

孵夢處方：維吉尼亞雪松＋花梨木＋西伯利亞冷杉

「透過作夢探索未知」這句話的重點是在「探索」，而不是在「未知」，所以不是要大家靠夢卜卦，而是要透過夢境的訊息把自己準備好去迎接未知。倍半萜烯的功用即在為自己找到定位。曾有個案夢到與一群人組隊到蠻荒探險，路上突然碰到暴風雨，大家一陣慌亂地趕路，個案卻選擇窩在路旁的衣櫥裡，過一段時間後才被隊員發現，不過他們既沒有指責個案，也沒有要強拉他出來，只是再度輕輕關上衣櫥，留個案自己一個人在裡面。個案以前只待過小公司，最近剛轉到大公司任職，此夢境的意涵便是潛意識在安慰個案：即使待在大公司，還是可以安心地做自己就

好，不必非得跟別人一樣。

---

### 驚駭夢（如：死亡夢）

神話原型：共工撞山

孵夢處方：熱帶羅勒＋山雞椒＋鳶尾草

肉豆蔻＋香蜂草＋紫羅蘭

山倒了，原來相信的世界運作模式就將要改變了。大部分人作驚駭夢，醒來總是感到挫敗失落，但作此夢的目的是要先行預演，要讓我們了解到面對任何挫敗或變化，生命仍要繼續，任何災禍將再也不是威脅了！

醚類精油──讓人能忍受痛苦。

醛類精油──浮出生命的真實價值。

倍半萜酮類精油──溶解掉自我設防。

---

### 助你發揮潛力的夢（如：創造力夢）

神話原型：后羿射日

孵夢處方：艾草＋綠薄荷＋阿拉伯茉莉

印蒿＋桂花＋白玉蘭

創造力夢的例子有：（1）苯分子六角模型的提出者凱庫勒，曾夢到蛇自咬尾巴地旋轉，因此發現苯環結構（2）《化身博士》乃作者根據夢境情節寫成的小說（3）勝家縫紉機的發明也是透過夢境。

單萜酮可強化神經傳導，苯基酯讓人心花朵朵開。今年錄製聲音的作業，許多人錄的是本身意義已很強烈的聲音，例如唱誦唸咒，當訊號太明確時，可能性與創造力都將大幅降低，反而是平常沒意義的聲音（如打開日光燈後的連串聲音）才易有不同見

解或感受。

---

**幫助你移開「生活路障」的夢（如：反覆出現的夢）**

神話原型：夸父逐日

孵夢處方：肉桂＋香草＋紅花緬梔

　　　　　黑胡椒＋月桂＋安息香

　要移開路障必須要「敢」，像動畫《霍爾的移動城堡》裡，女主角蘇菲敢停掉城堡的火源，才換來男主角的新生。

---

**與基本生活有關的夢（如：裸體、飛行、墜落）**

神話原型：精衛填海

孵夢處方：（女）依蘭＋膠冷杉＋檸檬細籽

　　　　　（男）銀合歡＋歐洲冷杉＋檸檬香茅

　單萜烯或倍半萜烯類精油，加上醛類精油，讓人能漂浮起來，換個視野看世界，同時照見自己的存在。

### 醚類專論

醚類芳香分子共分五種：

- 甲基醚酚：甲基醚蔞葉酚
- 二聚物類：雙細辛酮
- 雙苯丙基醚酚：茴香腦
- 醚氧化物（甲基醚雙氧酚）：肉豆蔻醚
- 香豆素醚：甲氧基香豆素、甲氧基呋喃香豆素

　甲基醚酚只要少量使用，就能表現抗痙攣、止痛的特

性。同時，其幫助再充電、強壯的特性也已被證實。但若是高劑量使用，效果則會逆轉。透過直接與間接的機轉，它也能發揮極佳的消炎作用，如甲基醚蔞葉酚chavicol ME的抗過敏作用。甲基的官能基數量，決定了個別分子效果的廣度與深度。而在醚類精油中，也以甲基醚酚為主要的芳香分子。

## 醚類的藥學屬性

1. 一般活性：向神經與向肌肉之抗痙攣作用抗感染。

2. 特異的作用：似雌激素（洋茴香腦＝對丙烯基苯甲醚）

3. 抗痙攣作用於末稍神經與神經肌肉之突觸，但效果不遜於直接作用在中樞神經者。

4. 甲基醚酚對橫隔膜以下之各器官（胃、腸、生殖泌尿器），和對應部位之軀幹，乃至四肢橫紋肌，都能發揮其抗痙攣作用。至於效果如何，與甲氧基數量有關。

5. 酚為甲基醚之前驅物，所以含酚的精油皆可期待其含有醚類成分（雖然可能極少），但酚本身沒什麼抗痙攣作用。唇形科精油內頗多含有少量甲基醚蔞葉酚、甲基醚百里酚，所以能抑制腸內感染症連帶的痙攣。

6. 甲基醚蔞葉酚對一切痙攣皆有效，而龍艾尤其是經痛之特效藥。它能迅速止痛、去淤塞，經皮治療後罕會再發；痙攣性結腸炎患者可以定期口服龍艾，十分有效，發作時再補以經皮吸收更佳（例如打嗝）。熱帶性毒素感染之大腸炎可藉龍艾緩住痛苦的痙攣以爭取治療時間。加入0.5%龍艾之糖漿可防制暈車、百日咳。總之龍艾可改善痙攣性之體質，在所有帶正電的分子中，龍艾對神經質、淋巴型衰弱者特適合。

7. 反式洋茴香腦：用於心臟、呼吸與消化方面的痙攣。

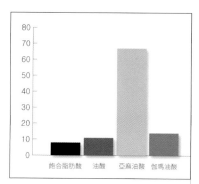

▲ 月見草油的脂肪酸比例

▼ 月見草

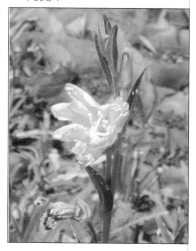

# 月見草油 Oenothers biennis

　　γ－亞麻油酸可調節前列腺素、止痛、消炎，口服月見草油對於躁動不安、經前症候群等等的幫助很大。月見草在夜晚時會處在特別的能量狀態，口服月見草油可以引夢，從另一角度來看，γ－亞麻油酸特殊的訊息傳導，讓人可以有自我檢視、自我整合的能力，這不就是作夢的功能嗎？

## CT27醚類

### 熱帶羅勒 *Ocimum basilicum*：

　　俗稱九層塔，其葉片比甜羅勒細長，氣味也較強，略帶紫色，常有人把它和紫蘇混淆。其調節安定神經的功效可說非常有「體驗音樂博物館」的感覺（醚類的香氣空間），讓我們知道醒來後的世界將會更美好，因此願意高枕無憂地安睡不失眠，台灣民間也流傳吃九層塔炒蛋有助睡眠。抗病毒的作用強大，長期的抑鬱不安容易令免疫系統低落，若使用熱帶羅勒彷彿使人腳踩著大地、頭頂著陽光般地去打擊病毒，可謂一箭雙鵰。

### 龍艾 *Artemisia dracunculus*：

　　艾屬本就有月亮女神之意，雖然抗病毒效果比熱帶羅勒小，但其安撫性效果卻更高，感覺很像酯類，卻也兼具醚類的熱情打氣，再加上香豆素的暢流血液，龍艾簡直就是個美式足球場的女啦啦隊員！可對應於經痛、腸炎、百日咳、時差等問題。

### 肉豆蔻 *Myristica fragrans*：

肉豆蔻的迷醉效果令人難以招架！假如把整顆種子磨成粉使用會有迷藥的效果，不過製成精油則不會。肉豆蔻對於強化神經傳導的效果突出；低劑量時可抗腫瘤，但若使用高劑量反而易致腫瘤。止腹瀉，尤其是當生命中有無法收藏或承受的情緒時，醚類使人還願意有想望與憧憬。

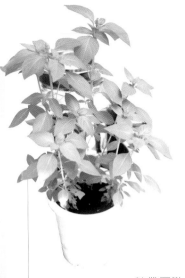
▲ 熱帶羅勒

### 洋茴香 *Pimpinella anisum*、茴香 *Foeniculum vulgare*：

兩者相似，皆為典型繖型科，主成分也都是對心肺有幫助的洋茴香腦。差異是茴香比較像清癯高挑的骨感美女，有比較多的枝葉清新氣味；洋茴香則是艷麗豐滿的妖嬌肉彈，氣味比較成熟。

兩者對女性機能都不錯，若硬要有所區別的話，茴香精油成分多落在茹絲蛋型圖偏上方，對乳房、泌乳效果較佳；而洋茴香的成分分佈較全面，對整體女性機能突出，能安撫子宮腫脹、胸部腫脹、呼吸困難，調節消化系統、有瘦身之效，還能增添女性魅力。

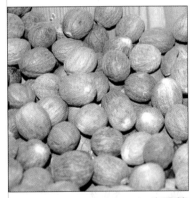
▲ 肉豆蔻

### 歐芹 *Petroselinum sativum*：

歐芹是中世紀的萬靈丹，長相比較平凡，讓人有種繁花落盡、回到原初的單純感受。醚類對於緊繃太久的人很有效，歐芹所含的醚類又特殊一點，有別於其他種醚類的興高采烈，它比較收斂，再加上單萜烯給的支持感，能給人生機蓬勃、大地復甦的能量，因此很適合打算換跑道、想東山再起、或正要邁入更年期的婦女。不少學員反應使用精油後情緒的確變得沉靜，但似乎也喪失了衝勁與熱情，這時不妨就多使用歐芹，給人平靜又有力量。

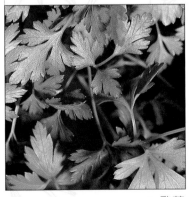
▲ 歐芹

## 香氣空間
## 美國西雅圖 體驗音樂博物館
## Experience Music Project

設計：法蘭克‧蓋瑞（Frank O. Gehry）

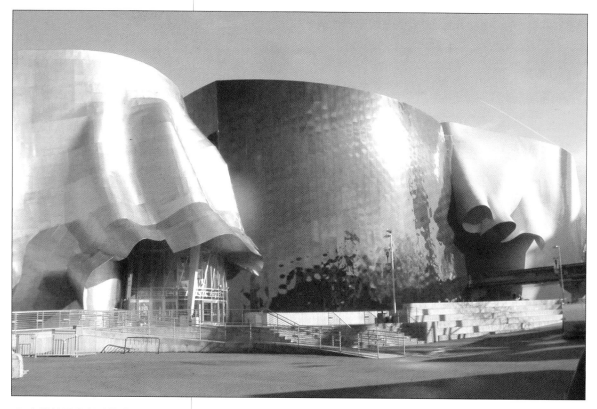

▲ 大膽的用色與流線曲度令人目眩神迷，如同「醚類」的氣味助人在充滿變化的世界，感到滿足與嚮往各種可能。

這座被評論家形容像一堆排洩物被炸彈給炸開的體驗音樂博物館，位於美國西雅圖，由微軟公司贊助興建。設計師是設計過跳舞房子的建築師法蘭克‧蓋瑞，同時請一些前蘇聯的物理學家協助，並經過高階電腦的運算，讓整個建築線條由裡到外複雜繁瑣到了極致，使參觀的遊客充分意識到二十一世紀的存在，並很榮幸能活在這個時代。

流線的曲度變化、大膽絢麗的色彩，可以充分呈現出流行音樂的創意多變，比方由數百把電吉他所構成的廊柱、造型如大傘般還可自由升降的物體其實是燈。整個建築物在陽光下閃閃發光，令人目眩神迷，正如「醚類」兼具酚的陽性火熱與令人迷醉的麻醉感與滿足感（酯類是讓人鬆軟），但絕不是暈眩（使用醚類可輕鬆進入搖滾殿堂，不必靠嗑藥）；因為「醚類」使人安全滿足，知道世界一定會變得更好（酯類則是讓人覺得世界沒變動所以安心），同時覺得未來的無限可能是有機會被實現的，因此願意「放手一搏」！

## 作業

1. 請在本週每日使用「醚類」，觀察它在你身心各方面所帶來的影響，並盡量記錄你的夢境。（請註明用法）

2. 回顧閱讀本書以來的夢境記錄，挑選出一則最能呼應該週CT油能量的記錄，並與他人分享。

3. 同樣是放鬆、抗痙攣的精油，請比較使用「醚類」與「酯類二」之後的感受有何不同？能不能用不同的空間來說明這兩類精油的差異？

4. 接下來將開始進入「倍半萜烯類」精油，請觀賞影片《尋找新方向》（Sideways），體會倍半萜烯的精神，並寫下觀後感。

5. 熱帶羅勒（九層塔）是臺灣與東南亞菜餚中常見的香料。而甜羅勒則是南歐如義大利料理裡的要角。「You are what you eat」，你能否根據這兩種羅勒氣味與能量，從飲食特色上推想這兩個地區人們的性格特點？

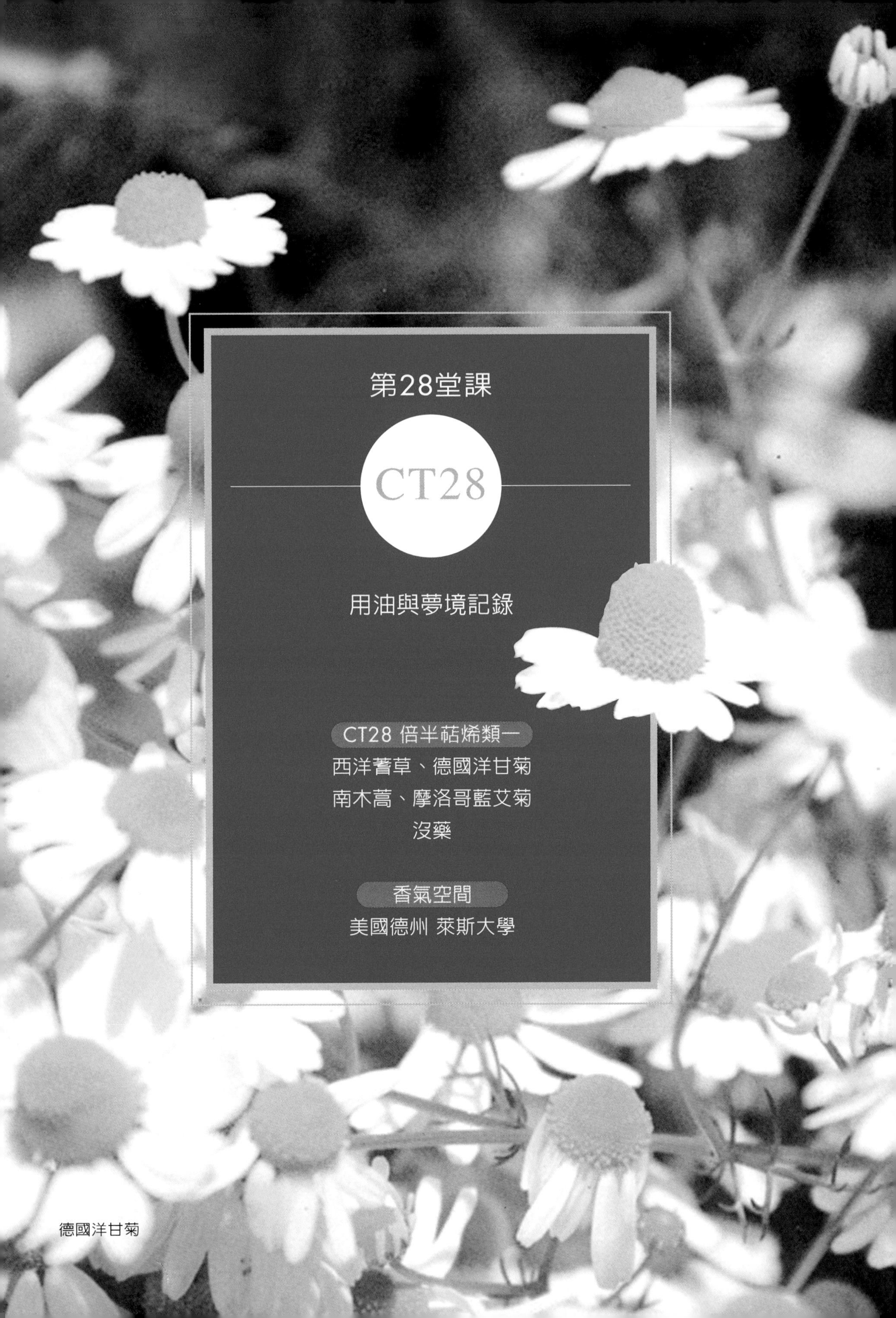

第28堂課

# CT28

用油與夢境記錄

CT28 倍半萜烯類一
西洋蓍草、德國洋甘菊
南木蒿、摩洛哥藍艾菊
沒藥

香氣空間
美國德州 萊斯大學

德國洋甘菊

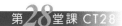

# 用油與夢境記錄

我們解讀夢境往往會對號入座或當成預言，但解夢對於情節不需對號入座、或是在意有沒有真正發生過這樣的經驗，重要的是「感受」。夢境常是抽離邏輯的，以你印象最深刻的方式來提醒你夢中的人物可能只是個象徵，所以應該聚焦在感覺上。重要的是自己要記錄身心狀態和夢境，再來對照理解，不見得急著要得到答案，也許有一天就恍然大悟原來當時夢境透露了什麼訊息，萬一完全不記得夢境也沒關係，只要持續用油及觀察，有時需要較長的時間才能顯現用油的效果。

總之，學習芳療重要的就是耐著性子，它其實是在重新尋找自己在這世界上的定位，並重新解讀世界，不是要一個簡單的答案，而是去嘗試。也許當下感覺不出什麼「祕密」來，但只要去做、去累積、去經驗，過了一段時間，驀然回首，就會發現一些東西。請把學習芳香療法的經驗當成是一趟漫長的芳香旅行，途中多感受風景，慢慢去體會。

我們常將情緒壓抑在潛意識，透過精油能幫助我們在夢中受到啟發。夢境中通用的情境與象徵，就是我們解讀夢中訊息的語言。通常我們會就個案給出的訊息來解讀與溝通夢中的訊息。接續上一堂課提出的夢境分析的共則，這一堂課我們將以真實個案的夢境，依據個人不同的狀況，探討用油的方向。

## ◆下決定的夢

一個年輕女孩和一個男孩相戀，兩個人都染了一頭金髮，看起來十分相配，但她心中有點害怕這戀情只是滿足彼此的虛榮心，一直感到有點不安。有天女孩夢見她與姐姐一起整理房間，她發現了一個珠寶盒，裡面有個漂亮的鑽戒，於是她問姐姐鑽戒是真是假，要不要把鑽戒當垃圾丟掉。這個夢境就在兩姐妹一起

端詳鑽戒到底是真的還是假的疑惑中結束了。

　　夢中的鑽石也許代表著承諾；而無法確定真假的情境，象徵著個案心中「不確定」承諾是真是假的心情。因為「裝飾性」的物品都是用來增加外在的榮耀，例如珠寶與化妝品。夢中出現的人，都有可能是自己的分身，展現自己的某個部份；這位年輕的女性現實中並沒有姐姐，因此夢境中的姐姐可能是代表另一個超然客觀的她自己。這個夢境等於是一個警訊，喜歡但不安的心情，提醒她要多做觀察繼續努力，但還沒有做出決定。

　　之後這女孩做了第二個夢，她去寵物店挑狗，在夢中，她看中兩隻金毛狗，於是她詢問店主兩隻是不是一樣的狗？店主回答她說：一隻是血統純正的狗，另一隻是混血的雜種狗。夢境明顯說明兩隻外表都是金色的狗，其實彼此並不相同。做了這樣的夢，代表個案其實在內心深處已然覺察到「兩個外貌相似的人，內在並不同，也不適合在一起」，若是她沒有正視自己的心聲，類似的夢境一定會不斷的出現。

　　我們的現實生活中，也常常有許多難以下決定的事情：工作、婚姻、移民，而夢境就像遠方朋友寄來一封未經拆解的信，幫助我們理解自己心中真正的想法。這不是要大家把人生的決定交給夢境，而是在日常生活中的蛛絲馬跡尋找決心，否則我們只能在夢中持續猶豫與掙扎。當我們作好決定或是準備好改變，就會夢到做出決定的夢境。若我們沉溺與放縱在日常生活中，不做任何的努力，是不可能在夢中找到答案的。

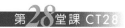

## ◆隱喻的夢

這個例子是我本人的夢境。夢中我去東南亞旅遊，因為趕不上飛機回台灣而滯留當地。此時出現一位長得不是很好看的當地人前來接待我，自告奮勇要帶我坐上他有遮雨棚的三輪車去玩。雖然我心裡不大情願，但當下別無他法，只好勉強上車。

這個夢是很多年以前，對東南亞理解不多、期待也不高的時候做的夢。我並不是覺得東南亞不好，只是當年如果出去旅遊，一定會以歐洲為首選；會夢到東南亞與面惡心善的導遊，想必是傳達出一種因為無法得到最想要的，只能退而求其次的心情。

回過頭再思考當時的現實情境，正好在培訓肯園的第一期芳療師。雖然對於芳療師的條件要求有很明確的想法，但既然是草創之初，當然無法盡如人意。尤其是其中一位新人，就像夢中的導遊一樣，雖然客觀條件不符合，卻十分努力上進，因此我還是將她留下。這個旅遊的夢境，可以說是一種十分周折的「隱喻夢」，就像是在幫助我去接受並尊重對方的存在，不要讓自己覺得沮喪。

我們必須學會分辨夢境是有所啟發的夢，或是重複日常瑣事的夢。就像真理不會像流水帳或碎碎念的方式表現，我們必須懂得篩檢與選取夢境的內容。

## ◆無意義的夢

案主夢見自己吐血，不停的吐出許多貝殼，且她隔天上班時，嘴巴腫大到無法說話。我們可以自由聯想吐出貝殼的驚慌與「無法為自己發聲」的困境，反映出真實生活的哪些部份。首先我們一樣要先拆解夢中幾個具有象徵性的事物：

吐血：生命的流失與受到驚嚇

貝殼：象徵珍貴的事物（古代的錢幣）

（吐血與貝殼同時出現，象徵失去一樣東西，卻得到另一樣東西。）

嘴腫：無法表達

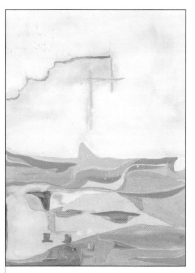

▲ 夢的心靈世界

在案主作夢的當天，主管請他轉換職務，放下原本的工作，去承擔新的業務。因此案主必須放棄擅長的工作項目，但也可能得到新的成就。這個新工作，其實是要從幕後運作轉換到與外國客戶進行溝通，但是案主自認英文能力不好，很擔心無法勝任新的工作。對照夢中的情境，案主吐出的血是原本的成就，貝殼是新的可能。嘴腫的現象則傳達出，外文能力讓他覺得有溝通的困難。在解析完這個夢境之後，案主當下決定要加強英文的對話能力。

另外要提醒大家的是，許多人在描述夢境的時候，都會講太多枝節與具體梗概沒有關係的內容。這些個案描述的內容其實已經經過我的刪減，各位在提出夢境的時候，也要避免敘述太瑣碎的事物，模糊了焦點。

## ◆抽象的夢

個案是一位女性，夢見和母親同睡一張大床，而一隻獅子就躺在她與母親的中間，像大貓一樣溫馴，那隻獅子的爪子像人的手，不但不兇猛，還一直把玩牠的爪子，而且爪子的指甲一直在脫皮。於是她問站在窗邊一個看似十分睿智的男子，為什麼這隻獅子沒有尖銳的爪子，還一直脫皮？沒想到那個男子竟然回答說：因為牠要做愛啊！

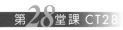

通常我們解夢會以自己的生命情境來預設立場，尤其是當我們不了解個案的生活細節時，必須小心落入靈光乍現的陷阱。最好還是根據夢中出現的象徵，結合真實生活的狀態，來解讀夢境的意涵。這個夢境中可能具有象徵的事物有以下幾項：

**爪子脫皮：** 失去攻擊與傷害的力量，代表事情並未如想像中的可怕。

**獅子：** 雄性的象徵，因此獅子的爪子脫皮，可能代表異性或她的另一半並無意傷害她。

**母親：** 女性自我學習的對象通常都是母親，因此母親可能代表著個案自己最深沉、最女性的那一面。因為女性並非生下來就懂得如何成為一個女性，通常要經過學習與發掘，才能發展出完整的女性特質。當兩性相處的時候，我們可以看到有些女性總是呈現出較陽剛的特質，無法展現「柔順與接受」的一面，希望兩性完全平權，既然一樣是人，就要受到平等的對待。不過我們一再提到女性的特質是「承接」，因此並不需要用侵略與吞噬的方式與異性爭取平等，將女性的特質在適合的地方發揮，更不必認為會因為這樣的特質受到輕視。

**做愛：** 親密關係的象徵，並非直指做愛這件事，而是與另一半的關係。

現實生活中，女孩的男友是個大帥哥，同時有些大男人主義。雖然男友很疼她，女孩還是常常擔心男友愛不愛她。作夢當晚的白天，女孩特別去男友工作的現場找他，但是因為沒有事先約好，抱憾錯過，另外再約也沒有約成，因此起了口角，女孩覺得很難過，在用油之後做了這個夢。

最後我建議這個女孩應該去發掘她「包容」的力量。男友的氣憤與不耐，就像獅子的爪子可能會抓傷人，但在夢境中的爪子

是可以撕下的，代表獅子也有脆弱的一面；最妙的是，夢境中的睿智男子，就像一道智慧之光，告訴她兩個人還有在一起的希望，因為獅子願意為了親密關係卸下武裝。因此這個夢可以說是療癒的夢，幫助個案發掘自我與愛情的本質。

### ◆療癒的夢

我夢見自己去演講，腹部與鼠蹊部卻都像牛皮癬一樣在脫皮，不斷落屑。看到的人都覺得很危險很噁心，但我在夢中卻只覺得是排毒的反應，安心的繼續做我該做的事情。

多年前，有芳療師曾因學費的問題離職，這整件事對我來說一直都是未癒合的傷口，最受傷的並非錢的問題，而是師生關係的破裂。但當我用過倍半萜酮的油後，便作了腹部與鼠蹊部脫皮的夢，有趣的是，腹部代表著自我與自尊，鼠蹊部則代表著族群的力量，這些正象徵了這個事件當時對我造成衝擊的部份。而我在夢中安然自若的態度，面對排毒反應的自在，則表現出我已經不再覺得受傷。

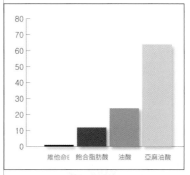

▲ 向日葵油的脂肪酸比例

## ◎向日葵油 Helianthus annuus
### ——向陽的力量

當我們對植物有所體察，才有情感連結並產生新的認識。我最近一邊工作一邊寫文章，其實每天都處於睡眠不足的狀態。我們必須理解向日葵生長的方式，是在充滿陽光的地方，它的長相，其實又高又大，咖啡色的部份簡直像一顆人的腦袋一樣大，裡面成熟的種子，可以直接生吃，就是我們俗稱的葵花子。我記得第二次去普羅旺斯的時候，曾在抬頭時被巨大下垂的向日葵嚇

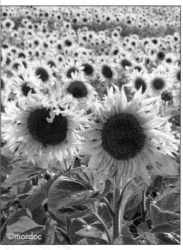

▲ 向日葵

到,好像它正低頭直視著我一般。

　　塗抹向日葵油的時候,特別能感受到陽光的力量,因為向日葵總是將它的大臉朝向太陽的方向,因此當你感到陰鬱時,很適合使用向日葵帶來正面的感受。

## CT28倍半萜烯類一

### 西洋蓍草 *Achillea millefolium*:

　　花型繁密,乍看之下會以為是繖形花科的植物,但仔細探究它的葉片即可辨識它是菊科的植物,它的拉丁學名,其實就是希臘神話中,悲劇英雄阿基里斯的名字,以阿基里斯為西洋蓍草命名,可以見得在西方文化中這種植物與命運之間的關連性。即使在中國,我們也曾將蓍草當做占卜的工具。西洋蓍草整株藥草蒸餾出的精油,以單萜酮與倍半萜烯為主的化學結構,印證了以理性感知「已知的命運」,接受與理解自我的力量。如同人與神的兒子──阿基里斯,一開始就知道自己註定會死在戰爭中,也仍然要勇敢的活出自己。除此之外,西洋蓍草有益於消除肌肉發炎與神經系統發炎的現象。

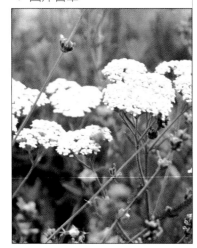
▼ 西洋蓍草

### 德國洋甘菊 *Matricaria recutita*:

　　德國洋甘菊適用於女性機能的各種發炎問題,強大的消炎效果,主要來自於其中的沒藥醇氧化物與沒藥烯。氣味與精油的能量呼應著看重典範的秩序感,因此特別適合因情緒、生活等各種混亂狀態,而產生消化系統問題的人使用。

## 南木蒿 *Artemisia arborescense*：

在「倍半萜烯類一」裡的精油中，南木蒿的單萜酮成分最高，對於皮膚的消炎與傷口癒合最有幫助，例如曬傷或是痘疤。南木蒿精油的顏色很深，純油直接塗抹在皮膚上會讓傷疤變黑。建議調合植物油後，以大面積的方式塗抹。

## 摩洛哥藍艾菊 *Tanacetum annuum*：

是「四大藍天王」中，最有益於呼吸系統的精油，因為檸檬烯的含量高，因此氣味最甜美，適合容易氣喘與過敏的使用者，幫助人與自我的連結。

※註：德國洋甘菊、西洋蓍草、摩洛哥藍艾菊與南木蒿精油，都含有天藍烴成分，藍色的精油對身心的幫助都很強大，因此稱之為四大藍天王。

## 沒藥 *Commiphora molmol*：

沒藥對付粉刺、面皰最有效。植株多刺，紅色的樹脂有濃厚的泥土味，剛毅而堅實的結晶，象徵著沒藥凝聚的力量。精油的成分複雜，有極高的倍半萜烯，適合當我們出現信仰危機、信心崩潰與慾望無法節制的時候。也正因為這堅定的力量，因此沒藥在宗教信仰的地位上，總是與乳香齊名。

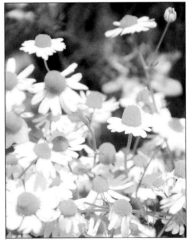

▲ 德國洋甘菊

「倍半萜烯類一」向內收攏的能量，簡單說就是讓我們「To make a difference」，幫助我們信任自己的腳步，隱隱中找到力量，成為獨一無二的自己，並非讓自己成為什麼驚世駭俗的英雄偉人。由於富含倍半萜烯，以1％～2％的劑量稀釋，塗抹在脊椎，對於平衡神經系統幫助很大，塗抹在患處則有助於消炎與幫助傷口癒合。

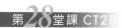

### 香氣空間
# 美國德州 萊斯大學（Rice University）

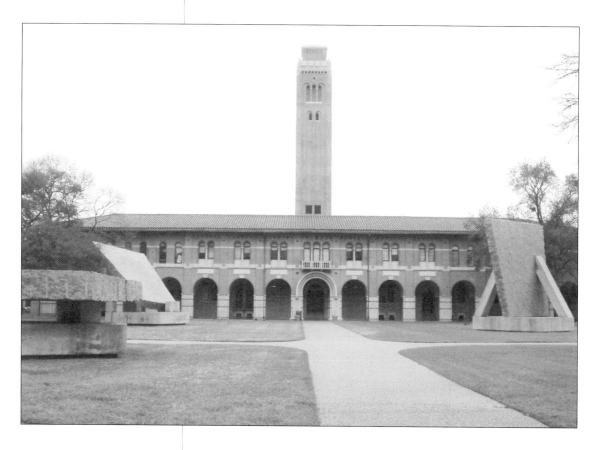

▲ 巨石不按牌理出牌的擺法，是運用普通的材質創造出獨一無二的作品，呈現「倍半萜烯類一」能激勵我們在限制中創造與眾不同的精神。

　　有人說萊斯大學就像是美國南方的哈佛大學，因為這所學校與哈佛一樣，都是歷史久遠且學費昂貴的私立大學；許多名人都從萊斯大學畢業，出社會以後還會捐錢回學校，因此才有如此充裕的經費，聘請多位知名建築師設計並增建校舍。

　　萊斯大學最早建於十九世紀末與二十世紀初，校舍以磚造建築為主，這些建築大師都必須在磚造材質的限制中，做出變化與展現創意。有的建築是用堆疊磚塊，模仿編織毛衣的圖紋。而另

外一個由阿根廷建築師設計的法學院，將美國總統贈送的柏林圍牆遺蹟整合在牆面。並設計了一個立牌，上面寫著：「To make a difference」正好切中「倍半萜烯類一」的主要精神。

　　西班牙設計師所設計的音樂館，整排的圓柱，排列出高低起伏的曲線，表現出音符流動的韻律感。中庭的雕塑作品，由三塊巨石所組成，講究的材質與不按牌理出牌的擺法，代表著學生的各種可能性。

　　我們可以看到這些建築材質其實都沒有特別難找，有些甚至非常普通，卻仍然可以做出與眾不同，獨一無二的作品；人也是一樣，並不是一定要天賦異稟才具有創造的能力。

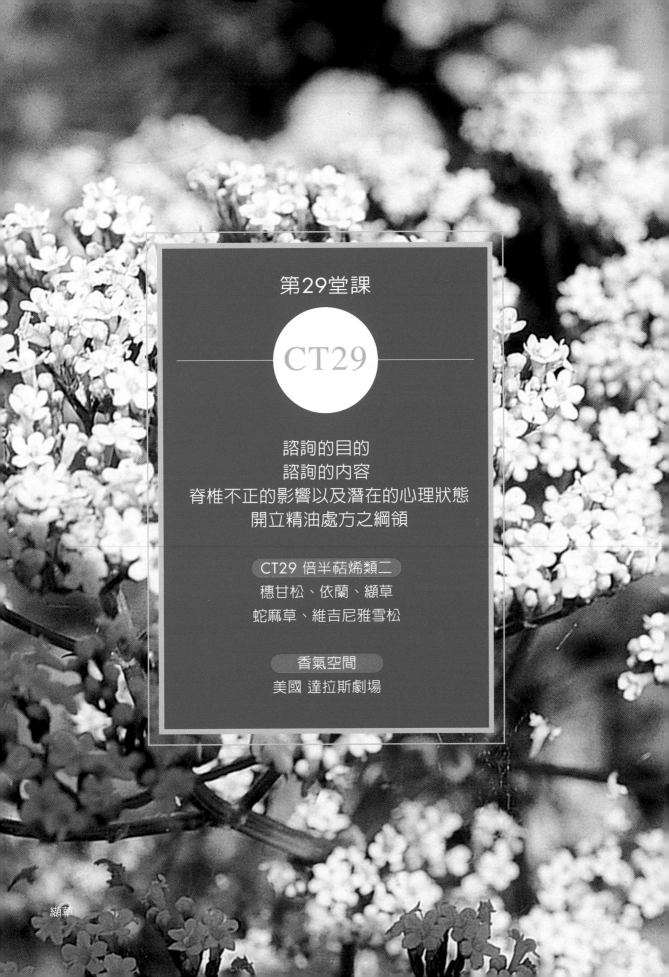

第29堂課

## CT29

諮詢的目的
諮詢的內容
脊椎不正的影響以及潛在的心理狀態
開立精油處方之綱領

CT29 倍半萜烯類二
穗甘松、依蘭、纈草
蛇麻草、維吉尼雅雪松

香氣空間
美國 達拉斯劇場

纈草

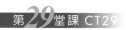

# 諮詢的目的

　　身為治療師，除了提供客觀的知識外，不能不知道治療的對象對於「療癒」的期望，或者對治療師的投射，否則不是亂棒打碎他的期望，就是對方打碎你在他心目中的形象。比方說，有人擦油擦個兩三天沒見效果，就開始質疑精油功效，或懷疑你是不是亂推銷（內行人就知道，精油要持續使用半年）；但就算每個禮拜都來做療程，自己生活型態堅持不改變，問題當然也會持續原地打轉，於是對方就開始批評精油只是個貴貴又香香的奢侈品。所以最重要的觀念是：療癒的鑰匙是掌握在自己手上啊！

　　這些對治療師個人的批評還只是小事，若因這次的失望而阻斷療癒的機會，從此拒絕再接觸芳療，那才是最大的遺憾！所以諮詢的目的是「溝通」，提供平實的資訊及正確的療癒態度。

# 諮詢的內容

**1. 自我介紹（芳療師自身與芳療本體）**

　　顧客常常會很迷信芳療師的資歷，好像愈資深的才會做得好，其實大家都知道這根本是兩回事，但面對這種訴求的顧客，不必虛張聲勢，最重要的不是介紹資歷，而是正確地傳達你對於芳香療法的熱忱。

　　接著正確簡單地介紹芳療本體，比方精油的基本條件認識、芳香分子的作用途徑等等。因為一般人聽到精油就想到爆炸，聽到芳療就想到傳統指油壓，所以先正確地介紹芳療本體是非常重要的，千萬別讓顧客帶著誤解進入芳療室，甚至帶著忐忑回家。

　　要介紹到哪種程度？什麼該說？什麼不該說？適當地拿捏訊

息的傳達常常是最困難的，就像醫生要選擇何種方式告訴病患罹患癌症？有些人要直說，有些人要隱瞞，有些人需威嚴恐嚇，有些人只需摸摸頭。

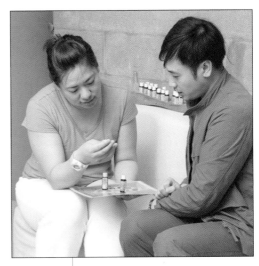

▲ 療程前需要清楚的溝通與諮詢。

**2. 解釋療程的程序與規範**

尤其是第一次來的顧客，因為完全不了解程序與細節，通常比較容易緊張，可能對很小很小的問題，例如該不該穿紙褲就會煩惱許久，也不好意思問。體貼的芳療師就要詳細解釋療程的程序與規範，包括身體不適就要提出、做到一半想尿尿千萬不要憋、男生在療程中有勃起的反應也不必害羞等等，但是也要因應不同顧客而拿捏內容，有些人愈討論反而愈會不當聯想。即使不是身體療程，只是口頭諮商配油，也要詳細解釋用油重點、以及如何使用、可能的反應等等。

**3. 評估（含問卷、視診或觸診）**

**不易應對的客人**

- 否定心理關聯者：有的學員每次上完課就很興奮地與老公分享心得，可是總得不到正面回應。遇到這類人千萬不必急著想「教訓」他，宇宙自有其存在運作的定律，不辯也自明，就像蘋果自然會往下落一樣，只要慢慢提醒他，漸漸就會看到其關聯。

- 不合作者：不必故意銼其銳氣或敵意，也不必非要威脅他，一切以不卑不亢的成熟態度面對，「見人說人話，見鬼說鬼話」這句話還挺受用的，當然還要有寬容的心、靈敏的觀察力。

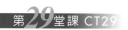
- 突然情緒失控者：芳療師要隨時準備面對突發狀況，例如個案因精油和療程引動到不願面對的深處，突然情緒失控。這時芳療師一定要先冷靜穩定自己，不要被嚇到，一切動作先暫停，臉上不必有太多表情，避免直視其眼神以免更加激怒對方，同時相信會有更高的療癒力量來幫助這一切，等對方情緒完全冷卻才再度進行療程。
- 「專業」顧客：專業芳療師在面對個案時，一定要有個正確信念：個案是「人」。不管這位個案是老師、父母、大師，都理應以人的方式好好來對待，。

### 問卷的內容

（1）身份資料　　（2）顧客主訴　　（3）家族病史

（4）本人病史　　（5）飲食作息　　（6）系統檢視

（7）人際關係

填寫個人問卷資料是了解個案的最快方式，尤其是第一次接觸的個案，不過要很詳細地填寫資料有時候會讓顧客不耐煩，所以當對方有所抗拒時，就可改變一下方法，把幾個非知道不可的問題，直接在足浴或對談之間獲取答案，不一定要請顧客填寫完整不可。至少有三個最重要的問題一定要知道：女性的月經狀態、心血管狀態、皮膚狀態。

### 視診或觸診

比較少顧客會滔滔不絕地講他的身心狀態，但身體本身就是個最棒的紀錄，可以多靠視診或觸診拼出個案的完整性。芳療師除了基本學能外，還要洞悉人情事故、鍛鍊修為涵養；第三脈輪也要強，才能真正辨識無法被量化的身體與靈魂。

### 訂定治療計劃

（1）適用之精油　　（2）療程之種類與間隔

（3）劑量　　　　　（4）精油的居家用法

**4. 資料建檔**

包括個案史之記錄與討論、主訴症狀、身體觀察、使用精油
劑量、療程反應等等。

**5. 教育顧客**

（1）理解自己的問題。

（2）啟發自癒的動機。

（3）協助維持紀律、養成好習慣。

充分讓顧客了解到「療癒的鑰匙是掌握在自己手上」。並多鼓
勵養成身心的好習慣，少用威脅恐嚇，因為原本就不平衡的
狀態，會有更多恐懼、雪上加霜。

# 脊椎不正的影響
# 以及潛在的心理狀態

以CT油塗脊椎的效果，常常好過於塗患部的效果。下面列
表對於身體工作者或願意常接觸身體的人才有用，否則只是一張
廢紙，也就是告訴大家不要只想著抄配方，要多用多按摩才是最
重要的。

適用各脊椎的CT油，當然也有很多種可
供選擇，比方C1（頸椎由上至下算起的第一
節）就適用單萜烯類、單萜醇類、酚類等激
勵的陽性精油，所以此表格提供的並不是拍
案定稿的標準答案，算是考慮其身心狀態後
所做的首選建議，同學們不妨先遮起來讓自
己做個學習測驗。

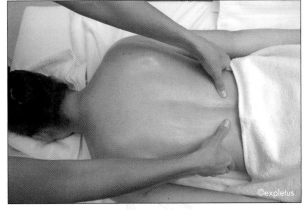

©expletus

| | 脊椎 | 神經對應區域 | 引發之問題 | 潛在的心理狀態 | 適用的CT油 |
|---|---|---|---|---|---|
| 頸部 | C1 | 供應頭部的血液、腦下腺、頭皮、顏面骨、腦、內耳與中耳、交感神經系統 | 頭痛、神經緊張、失眠、頭風、高血壓、偏頭痛、神經崩潰、健忘、長期疲勞、頭昏眼花 | 恐懼、困惑、避世、覺得自己不夠好 | CT22 |
| | C2 | 眼、視神經、聽覺神經、鼻竇、乳突骨、舌、額頭 | 鼻竇問題、過敏、鬥雞眼、眼疾、耳聾、耳痛、頭暈耳鳴、失明 | 反智、拒絕認識、否定靈性 | CT24 |
| | C3 | 顴骨、外耳、顏面骨、牙齒、三叉神經 | 神經痛、神經炎、粉刺面皰、濕疹 | 罪惡感、烈士情結、自殘 | CT11 |
| | C4 | 鼻、唇、口腔、耳咽管 | 花粉熱、黏膜炎、重聽、腺樣增生 | 壓抑的憤怒與苦楚、強吞的眼淚 | CT18 |
| | C5 | 聲帶、喉內腺體、咽頭 | 咽喉炎、聲音嘶啞、喉嚨痛、扁桃腺周膿瘍 | 害怕被嘲笑或看不起，害怕表達、否定自我 | CT14 |
| | C6 | 頸部肌肉、肩膀、扁桃腺 | 頸部僵直、上臂疼痛，扁桃腺炎、百日咳、假膜性喉頭炎 | 背負自己或他人的包袱 | CT2 |
| | C7 | 甲狀腺、肩關節之黏液囊、肘 | 黏液囊炎、感冒、甲狀腺問題 | 感覺無助、無法縮短與人之距離 | CT21 |

接續下頁 ▶

| | 脊椎 | 神經對應區域 | 引發之問題 | 潛在的心理狀態 | 適用的CT油 |
|---|---|---|---|---|---|
| 上背部 | T1 | 前肘、手腕、手掌、手指、食道、氣管 | 氣喘、咳嗽、呼吸困難、呼吸急促手肘與手部疼痛 | 應接不暇、難以掌控想離群索居 | CT9 |
| | T2 | 心臟、心瓣膜、冠狀動脈 | 功能性的心臟問題、某些胸腔問題 | 太苦痛以至於拒絕感覺、緊閉心扉 | CT19 |
| | T3 | 肺臟、支氣管、胸膜、胸腔、乳房 | 支氣管炎、胸膜炎、肺炎、胸悶、流行性感冒 | 內部混亂、陳年重創、無能溝通 | CT20 |
| | T4 | 膽囊、膽管 | 膽囊問題、黃疸、帶狀疱疹 | 尖酸苦澀、譴責他人 | CT12 |
| | T5 | 肝、太陽神經叢、血 | 肝臟問題、發燒、低血壓、貧血、血液循環不良、關節炎 | 拒絕流露情感、掏空感覺、極大的憤怒 | CT17 |
| | T6 | 胃 | 胃部問題（含神經緊張的胃）、消化不良、胃灼熱 | 對生活怨恨不滿、充滿負面情緒、恐懼未來、憂心忡忡 | CT27 |
| | T7 | 胰臟、十二指腸 | 潰瘍、胃炎 | 積累苦痛、抗拒歡愉 | CT5 |
| | T8 | 脾臟 | 抵抗力低落 | 失敗執迷、否定自己的優點 | CT3 |
| | T9 | 腎上腺 | 過敏、蕁麻疹 | 感覺被生活拖垮、責怪他人、被害者情結 | CT29 |

接續下頁 ▶

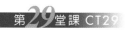

| | 脊椎 | 神經對應區域 | 引發之問題 | 潛在的心理狀態 | 適用的CT油 |
|---|---|---|---|---|---|
| 上背部 | T10 | 腎臟 | 腎臟問題、動脈硬化、慢性疲勞、腎炎、腎盂炎 | 拒絕承擔責任、喜歡扮演受指使者、喪失生命主體性 | CT4 |
| | T11 | 腎臟、輸尿管 | 皮膚問題、如粉刺、面皰、溼疹、癤子 | 自我評價低落、害怕親密關係 | CT28 |
| | T12 | 小腸、淋巴循環 | 痛風、脹氣、某些不孕 | 貶抑自我、不安全、拒絕善意、消受不起 | CT25 |
| 下背部 | L1 | 大腸、腹股溝環（鼠蹊部） | 便祕、腹瀉、結腸炎、疝氣、痢疾 | 落落寡歡、渴望愛 | CT30 |
| | L2 | 盲腸、腹部、大腿 | 絞痛、呼吸困難、酸毒症、靜脈曲張 | 陷溺於童年陰影中而不可自拔 | CT7 |
| | L3 | 性器官、子宮、膀胱、膝蓋 | 膀胱問題、月經問題、小產、尿床、陽痿、更年期、膝蓋問題 | 受過性侵害、罪惡感、敵視自己 | CT13 |
| | L4 | 攝護腺、下背部肌肉、坐骨神經 | 坐骨神經痛、腰痛、小便疼痛或困難、頻繁、背痛 | 排斥性愛、在錢財上缺乏安全感、無力感、為職業擔心 | CT23 |
| | L5 | 小腿、足踝、腳 | 腿部循環不良、足踝腫漲、足部冰涼、腿部抽筋、足踝與足弓脆弱、雙腿無力 | 缺乏安全感、溝通障礙、憤怒、不願接受快樂 | CT31 |

接續下頁 ▶

| | 脊椎 | 神經對應區域 | 引發之問題 | 潛在的心理狀態 | 適用的**CT**油 |
|---|---|---|---|---|---|
| 骨<br>盤 | 底骨 | 臀骨、屁股 | 底骶問題、脊椎異常彎曲 | 失勢、頑固的陳年怨怒 | CT26 |
| | 尾底骨 | 直腸、肛門 | 痔瘡，發癢、坐姿令尾椎疼痛 | 自我不平衡、矜持、端著、譴責自身 | CT8 |

# 開立精油處方之網領

## 選擇合適的精油

（1）根據個案之生理狀況：

先診斷症候屬性：此症狀屬慢性或急性、在體內或體表、屬實症或虛症、屬寒性或熱性、主症狀以外尚有哪些症狀？再決定處理方式：

排毒 一般為實症，表現為遲緩或阻塞之黏液、糞便、尿液、經血、其它毒素。

可用精油多具下列屬性：發汗、化痰、利尿、輕瀉、利肝、通經。

滋補 一般為虛症。

可用精油多具下列屬性：強心、利神經、激勵、健胃、促進循環（發熱）。

調節 平衡自然的生理反應，如發燒、發炎、神經緊張、荷爾蒙失調。

可用精油多具下列屬性：消炎、退燒、調節荷爾蒙、升降血壓。

治標 有時也須暫且不論背後的根源，直接處理表面症候，但精油絕不會如西藥般壓抑問題。

可用精油多具下列屬性：止痛抗痙攣、癒合、激勵免疫、抗感染、助孕助產、安撫心靈（抗沮喪、放鬆、鎮靜）。

**（2）根據個案之心理狀況：**

英國花精之父巴赫醫生說：「疾病與不快樂的根源，在於人格與靈魂分離所導致的衝突。」我們之前已經提過，處理心理狀況最依賴嗅覺系統，因此可從以下幾個方向來選擇用油。

- 記憶聯想（童年經驗＋文化習染）。
- 情緒反應（性格傾向與氣味偏好，如情緒不平穩者偏愛花香調氣味）。
- 直覺（培養之道在於聞油時想像此植物之長相、色澤、出生地、萃油部位等）。
- 辨識精油的性格（如過於關注自我者用檸檬馬鞭草）。

**（3）根據特定精油獲取的可能性：**

如果想用的油無法取得時，應該如何尋找替換之油。

## 進行療程的期限與頻率

### 劑量問題

廣藿香在低劑量有激勵之用，高劑量則具鎮靜之效。不但劑量可改變作用，療效也因人而異。例如薰衣草用於熱性急症，如充血、發炎、或發燒，1％的劑量即可冷卻之。若用於寒性久症，如四肢冰冷、疲憊，高量之薰衣草即可提升活力與保暖。

許多研究顯示，鼻腔聞不到的擴香劑量，即有化痰效果，高量反而減低其效。

檸檬醛與香茅醛在1mg／kg的劑量有很好的安撫作用，但高

量的檸檬香茅則會刺激皮膚。

　　泡熱水澡的精油在吸入十五分鐘後即可發揮療效,三、四小時後即已排出體外。

使用方法 按摩、吸入、泡澡、貼敷、灌洗、油膏、乳霜

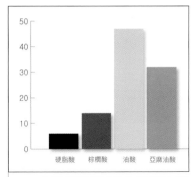

▲ 摩洛哥堅果油的脂肪酸比例

# ⃝ 摩洛哥堅果油 Argania spinosa

　　在肯園舉辦的摩洛哥芳香之旅中,讓團員印象最深刻的就是一大群羊爬上摩洛哥堅果樹上啃食堅果的畫面。拉丁學名中的spinosa是尖刺的意思,摩洛哥堅果樹生長在亞特拉斯山區下方與撒哈拉沙漠上方的阿加迪爾(Agadir)地區。樹形蒼老有勁,帶有尖刺,枝葉則是乾燥的模樣,結的果實雖然不大但非常多,也很堅硬,據說就是因為果實太硬,最早是收集羊啃食果實後拉出的果核,才方便榨油。

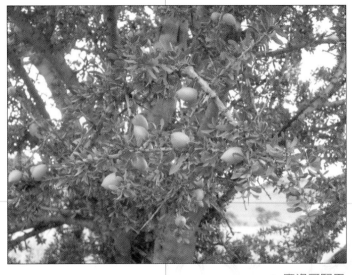

▲ 摩洛哥堅果

　　摩洛哥人習慣把麵餅沾此油吃,或是將之磨成泥食用。摩洛哥堅果油中Ω9含量高,另有一特殊的轉向脂肪酸(氫鏈尾端會轉彎),根據日本實驗研究具備抗腫瘤之生物活性。和椰子油、胡桃油交替口服可改善心血管問題,加乳酸菌口服也不錯。食用後會感覺身體像山羊一樣骨幹結實,對重病患者幫助也大。棕櫚酸高,對皮膚也很好。

## CT29倍半萜烯類二

### 穗甘松 *Nardostachys jatamansi*：

長在喜馬拉雅山區，非常矮小，精油以根部萃取，只有在溶雪時才可挖掘，極為珍稀昂貴。穗甘松也就是聖經裏記載的「真哪達香膏」，耶穌在受難前，馬利亞以真哪達香膏塗抹在耶穌腳上，引起猶大強烈反對，認為這麼昂貴的香膏應該用來變賣換錢以接濟窮人，而不應該浪費擦在腳上，耶穌說：「由她吧！她是為我安葬之日存留的。」「常有窮人和你們同在，只是你們不常有我！」

猶大的話聽起來很有道理，而且是很政治正確的，但是我們不妨再多深入想想耶穌的意思。貧富的差距的確令人痛苦，但均富之下大家就都會快樂了嗎？物質的有無絕不是幸福的終點，高貴的精神支持力量才是，這裡的真哪達香膏除了象徵對耶穌的相信與尊崇之外，更是對人的存在普遍有著同情和理解，電影《受難記》拍出耶穌從徬徨不願到甘願受難的過程，穗甘松便是一路陪伴並支持下來的「原諒」氣味，原諒了世人，也原諒了自己。

### 依蘭 *Cananga odorata*：

黃綠色花朵，台灣南部也零星可見，大陸雲南省的西雙版納已有大規模栽種。自信同時原諒，屬於「五燈獎」級的療癒大師（其中的苯甲酸卞酯為具有七個碳原子的酸的苯基酯），讓人肯承認自己的慾望，而不是壓抑慾望（CT28是集中、收斂，CT29則是開敞、攤平），所以能令性冷感或為人嚴峻者，不斷地看到自己的美麗自信，能祝福伴侶幸福；相反的極端則是我追求不到的也不准別人追求，或者我愛不到你就把你毀掉。

▼ 依蘭

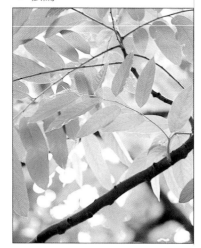

### 纈草 *Valeriana officinalis*：

和穗甘松是同科兄弟的纈草，長得比較高些。一般人對它氣味的印象就是「臭」，和優雅的外型很不一致，常用來處理神經系統問題，歐陸人一想到治失眠絕對是纈草排第一，而不是薰衣草。倍半萜烯讓人看到自己的千瘡百孔，進而了解到任何的生命都有不夠完整之處，所以沒有人可以指控另一個人，因此特別適合用於精神潔癖者，因為看到自己的「洞」，自然就不會嘲笑別人的弱點。

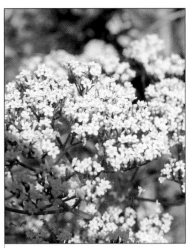

▲ 纈草

### 蛇麻草 *Humulus lupulus*：

又稱啤酒花，為啤酒苦味來源。1856年瑞典畫家喬瑟夫·瓦蘭德（Josef Wilhelm Wallander）的畫作即以採收蛇麻草為素材，可知當時即為普遍農作。採收蛇麻草的女工，月經經常會不準時，因蛇麻草有類似雌激素的功效。其精油讓人有如煙火般的奔放及迷醉，就像喝了酒之後的朦朧之美，能讓人看到自己的優點，也不吝讚賞別人的優點。電影《霸王別姬》中，程蝶衣收養的棄兒最後卻反過來想辦法要鬥倒他，為的是要平衡自己的挫敗感等。當出現看不慣別人好的補償心態時，就很適合用蛇麻草。

### 維吉尼亞雪松 *Juniperus verginia*：

柏科不像松科那麼剛毅，卻反而有比較多的包容與承擔。CT29先經穗甘松的原諒，蛇麻草看到自己的美好，接下來就是維吉尼亞雪松的平衡與包容，讓這瓶倍半萜烯有如蹺蹺板般，最後又回到自己身上，達到真正的自我肯定。維吉尼亞雪松擅長處理皮膚問題，以CT29＋CT4幾乎可處理各種亂七八糟的皮膚問題。

# 香氣空間 美國 達拉斯劇場
## Dallas Theater Center

設計：萊特（Frank Lloyd Wright）

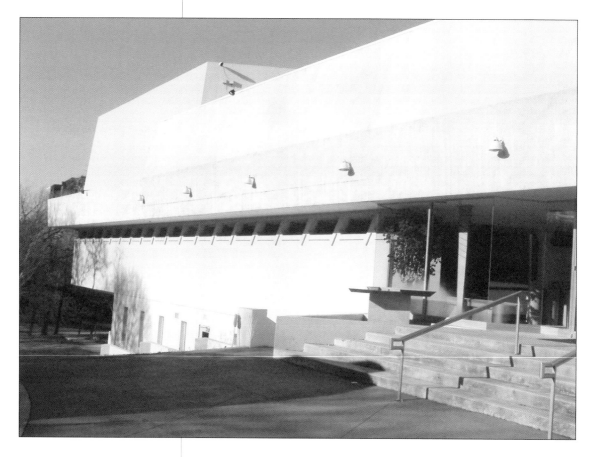

▲ 即使空間設計有諸多缺點，達拉斯居民仍然給予支持的精神，正是「倍半萜烯類二」傳達出的自信與寬容。

位於美國達拉斯，建於五〇年代，由曾登上TIME雜誌、以作品「落水山莊」聞名於世、算是美國最有名氣的建築師萊特設計。不過，有名氣不見得作品都是成功的，這棟建築就是個實例。

當時的達拉斯是美國第二有錢的城市，市民一心想蓋個能流

芳千古、舉世驚豔的劇場，所以特別花大錢重金禮聘這位全美最有名氣的建築師。但聽說萊特一下飛機說的第一句話就是「錢在哪裡？」（Where is money？）結果達拉斯的惡夢就此展開。你可以說他胡亂設計，也可以說有創意，比方說：明明劇場的基本要求就是要黑黑暗暗的，他偏偏堅持要設計一堆窗戶，讓自然光射入。他不准劇場有電梯，可是當地居民覺得實在太不方便，於是偷偷加建；他知道後，故意在電梯前掛著「長年整修中」的牌子，還是不准別人使用。休息室的椅子是傾斜的，根本不能坐；內部排水不良造成經年積水。

總之這根本就是一座蓋得亂七八糟的劇場，可是達拉斯居民仍對此建築引以為豪。一般人對此事的理解是：真是有錢的白痴！但我們在這裡看到的卻是達拉斯居民對於天才的寬容──「對天才的縱容是一個世界進步的動力。」達拉斯居民絕不因萊特的名氣就一味叫好，可是他們還是很歡迎萊特來到這裡；對別人的寬容一直是美國人的特點（會轟炸其他民族是其軍事政治面，一般美國百姓比起其他民族還是較寬容的），也是美國立國兩百年來會成為大國的進步動力。持續的鼓勵、遇到不完美的就提出建設性評論，絕不鄉愿！

我們可從兩個面向來看此建築與「倍半萜烯類二」的關係：面對千瘡百孔仍持續鼓勵；有自信的人就不怕受傷害。目前達拉斯居民仍在使用此劇場，一路伴隨著天才的軌跡，他們見證了一個偉大建築師的成就過程（不過他們又想蓋另一座劇場）。當代的建築師不是有錢就請得到，而是能有如此寬容態度才能吸引或請得動的。

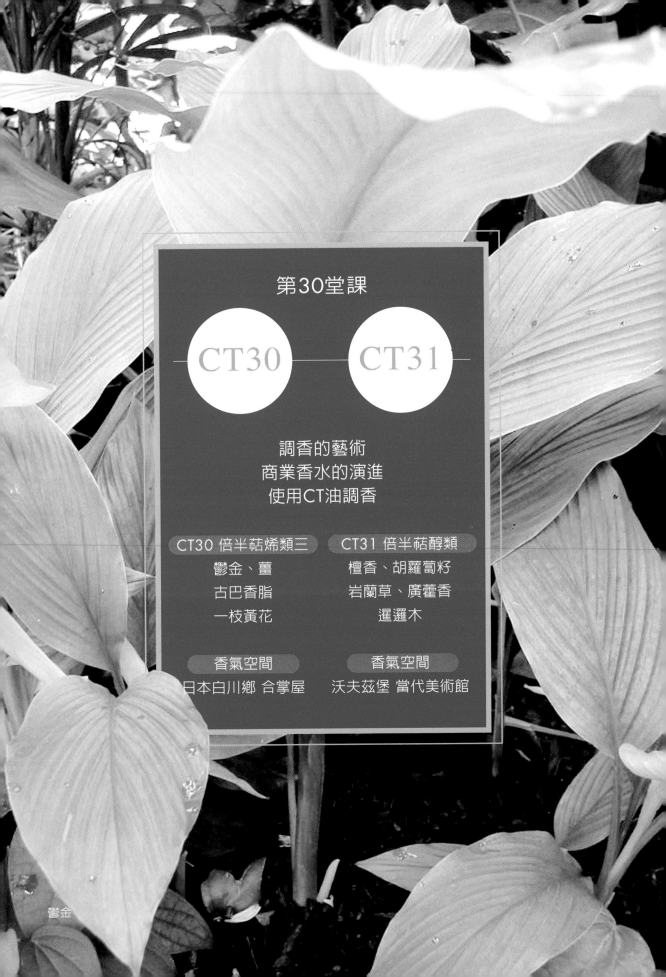

第30堂課

CT30 — CT31

調香的藝術
商業香水的演進
使用CT油調香

CT30 倍半萜烯類三
鬱金、薑
古巴香脂
一枝黃花

CT31 倍半萜醇類
檀香、胡蘿蔔籽
岩蘭草、廣藿香
暹邏木

香氣空間
日本白川鄉 合掌屋

香氣空間
沃夫茲堡 當代美術館

鬱金

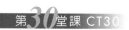

# 調香的藝術

　　芳香療法不同於香水，並非單純以香味為調配的考量。雖然植物精油具有強大的身心療效，但如果氣味臭到要將使用者打昏才能使用，似乎也有點強人所難。因此在調製精油配方時，我們可以參考香水以音符對比香調，將精油香氣的高低音譜出。例如：

　　樹脂味—低音，如：檀香，安息香，廣霍香
　　花香味—中音，如：天竺葵，肉桂，晚香玉
　　果香味—高音，如：檸檬馬鞭草，穗花薰衣草（醛類，單萜酮與桉油醇成分為主的精油也是屬於高音的香氣）

　　關於香氣的譜寫與定音方式，可以閱讀《香水的感官之旅》（商周出版），以理解更多調香的基本法則。或是可以放一首樂曲、看一幅畫，然後依據感受來調香，訓練嗅覺的敏銳度，與提升調香的能力。除了以音調歸類香氣，也有將香味依據色調或屬性分類，例如：

　　月下香型—百合、水仙：濃郁攝魄的氣味
　　紫羅蘭型—月桂、鳶尾草：勾魂的氣味

　　調香最大的困難在於每個文化、甚至每個人都有屬於自己的語彙，人對香氣的感受是有區隔性的，因此能夠打動普羅大眾的商業香水，其實很不簡單。接下來我們將藉由香水發展的歷史與商業香水的演進，作為進入調香殿堂的踏腳石。

# 商業香水的演進

所謂的「香水戶」，最早是針對貴族的需求調配香水，如同當時的服裝都是手工訂作，現今的時裝則以成衣為主。香水的歷史也是從訂製服務走向普遍的消費性商品。不同的年代，流行不同的香氣，也象徵著當代的集體意識與價值型態。

1. **1889年積姬（Jicky）**：十九世紀末世界上第一瓶商業香水，反映出當時中產階級已經有餘裕從事休閒活動，因此商業香水具有足夠的市場。如同印象畫派的崛起，也是由於此種繪畫風格所需的工時較短，造價不會太高昂，中產階級能負擔得起。否則畫工精細，耗時費力的宮廷古典畫派，也只有王公貴族才有能力購買。

2. **1929年香奈兒（Chanel）**：香奈兒N°5的上市，訴求的是兩性的互動，並呈現出二○年代奢華與享受到達某階段巔峰的狀態。它描繪出略帶紙醉金迷，講究社交應酬的生活形態，卻也同時面臨著經濟蕭條，從高處向下墜落的苦痛，因此開始依賴令人麻醉的物質。

3. **1925年薩利瑪（Shalimar）**：薩利瑪是一位印度大公的故事，描述活色生香的追求，充滿東方神秘浪漫的色彩。以這個名字為香水命名，代表當時的美感與藝術形態嚮往著東方元素，如日本、印度，希望營造出濃郁的異國情調。

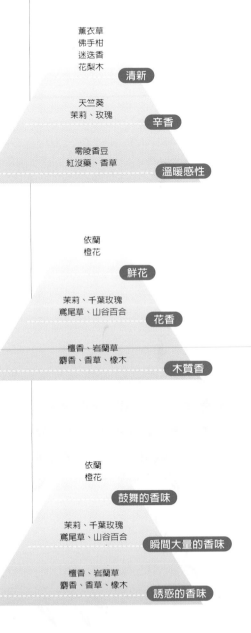

薰衣草
佛手柑
迷迭香
花梨木
**清新**

天竺葵
茉莉、玫瑰
**辛香**

零陵香豆
紅沒藥、香草
**溫暖感性**

依蘭
橙花
**鮮花**

茉莉、千葉玫瑰
鳶尾草、山谷百合
**花香**

檀香、岩蘭草
麝香、香草、橡木
**木質香**

依蘭
橙花
**鼓舞的香味**

茉莉、千葉玫瑰
鳶尾草、山谷百合
**瞬間大量的香味**

檀香、岩蘭草
麝香、香草、橡木
**誘惑的香味**

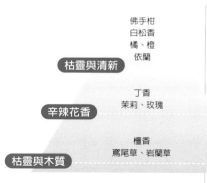

佛手柑
白松香
橘、橙
依蘭

**枯靈與清新**

丁香
茉莉、玫瑰

**辛辣花香**

檀香
鳶尾草、岩蘭草

**枯靈與木質**

胡椒
芫荽
李子
柑橘類

**各種香料**

丁香、肉桂、茉莉
玫瑰、依蘭、沒藥

**香料與花香**

雪松

**溫暖的光輝**

橙花
蜂蜜
野莓

**黏稠**

肉桂
芫荽、胡椒

**嗆辣**

琥珀
岩玫瑰

**煙薰火燎**

4. **1959年嘉寶（Cabochard）**：二次大戰後，世界由工藝技術的巔峰走向被科學武器毀滅的生活；人群的意識走向反戰與反高壓統治，希望能突破與開展全新的視野。這個時期出現了多位桀傲不遜的調香師，試圖以各種不同的香調，打破舊有藩籬，也呼應著搖滾樂的勢力抬頭。我們可以在嘉寶的高音區聞到平息抗爭的白松香，在中音區發現丁香的火藥味，最後找到低音裡平息混亂的岩蘭草。

5. **六○年代鴉片（Opium）**：嬉皮與大麻、戰後的昌盛與性開放，以及展開黑人人權運動的年代。一切都處於變動與未知，人開始沒有了限制與約束的行為，這時候出現名為「鴉片」的香水，真是非常切合六○年代的意識形態。

6. **七○年代毒藥（Poison）**：此時原始的香料已經不敷使用，開始加入人工合成的香味，例如：桃或草莓的人工香料，此時「鴉片」如自助餐般豐盛的氣味已顯得不足，「毒藥」於焉誕生，想用五味雜陳的煙薰氣味迷倒眾生。我也曾在學生時代，偷偷擦拭母親的「毒藥」跑去參加金馬影展的開幕。這時我才深刻體會到「毒藥」名符其實的魅力——就是在電影開場後，前後左右的人都陸續換了位子。

7. **八○年代三宅一生**：雷根時代，社會繁榮、物資充裕，
   生活變得浮濫，剛好世紀進入尾聲，人們開始思考下個
   時代的開端。當物慾發展到極致之後，反而出現吃素與
   修練瑜珈的潮流，訴求清淡自然。而在美學上，人們開
   始探求「禪」與枯山水的意境，流行服飾走向中性的設
   計，九○年代流行全黑的服裝造型，香水的調性也漸漸
   走向中性。這再次說明了香氣的選擇，是與文化、時代
   感以及年齡息息相關的。因此香氣的美感，和音樂、舞
   蹈相比，是有過之而無不及。

蓮花
纈草
蒼蘭
玫瑰花水 — 輕盈花草

牡丹
康乃馨
百合 — 花香

桂花
琥珀
晚香玉 — 木質花香

　　調香的原則運用在芳香療法中，也應該呼應使用者的身份與
生活內涵，除了療效之外，也要兼具生命的表情，讓香氣兼具豐
富性與美感。

# 使用CT油調香

　　我們也可以將香氣的高中低音，對應人體的七個脈輪。因為
這分類相當籠統，還是會有例外，例如乳香雖然是樹脂類的精
油，氣味卻偏向高音。

　　高音：五～七脈輪：種子、果香，與葉片類精油
　　中音：三、四脈輪：花香類精油
　　低音：一、二脈輪：樹脂類精油

　　當然，有人覺得像是空谷幽蘭的氣味，在他人的官感有可能
像是垃圾袋般。但一切的美，有時起源於誤會與有趣的事物，而
「差異」正是構成趣味的重點，就像有人喜歡DIY成衣，每天穿著

不對稱的襪子。而男女相處的樂趣，也是在溝通的過程中彼此試探，而非寂靜的對望。所謂的混亂與折磨，給予我們「活生生」的感受，如果失去了這些，人生其實很孤獨。

我們若使用CT油調香，其實已將基礎的芳香分子分類。茹絲老師的蛋圖也已經為不同的芳香分子訂出了色調。我們可以輕易想見，倍半類的氣味是平靜而非明亮的。醇類與酯類的氣味，不會調和出空氣般的輕盈感。如果將裡面的150種精油都混在一起，就可以得到一瓶氣味像毒藥的配方。

這幅畫的作者是巴爾杜斯（Balthus, 1909-2001），出身法國貴族，本身品味不凡，他也是當代心理學家，十分喜愛研究。歷經兩次世界大戰後，他曾經出現無法寫信的溝通障礙，只要看見空白的信紙，就一片空白、無法下筆，也從不接受採訪，完全的排斥公眾生活。這種以不斷琢磨的方式來呈現人心的黑暗與複雜，卻是在失去寫作能力後產生的繪畫風格。

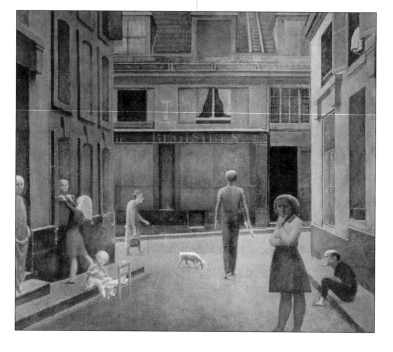

▼ 科美爾斯‧聖安多利小路（Le Passage du Commerce Saint-Andre, Paris, 1952-54）

畫作中的場景：聖安多利小路，是法國大革命時期吊死貴族的重要地點。巷弄的尺寸與比例對照真實場景是精確無比，卻營造出緊張的氣氛。畫面中有動作而沒有表情的人物，似乎是一尊尊的人型銅像，如此精準與呆滯並存的畫作，讓評論者下了這樣的評語：絕對的死寂。

也許因為巴爾杜斯娶了一位日本女性做為妻子，對日本的文學與藝術有所涉略。因此這件畫作中除了統合二十世紀衝突與矛盾的氛圍，呈現出一種凝斂的氣

味之外，還帶有日本文化中寧靜背後的肅殺感，彷彿剎那間的永恆。如果要為這幅畫調配一種對應的氣味，我們可以用哪些CT油，讓死寂之後緩緩出現生機呢？

　　大家是否還記得第十二堂課的香氣空間——加州的石頭酒廠？用石頭堆砌的圍牆，看似呆滯生硬，卻能散熱禦寒、抵擋自然考驗，就像CT12幫助我們學習與悲傷共存的力量。頗能表現這幅畫外在平靜精準，內在深刻矛盾的景象。

　　CT28藍色精油內斂的氣味，與沒藥凝聚的力量，十分符合畫作將千言萬語隱含在街角一景，集中而收斂的永恆感。

　　CT15大西洋雪松與永久花，其倍半萜酮消解凝固狀態的力量是最強大的，適合處理內心深處最晦暗的傷痛，不僅適合畫中的人物，相信更適合畫家本身那種說不出的抑鬱。

　　CT19平息內在的衝突，抽離泥沼般的狀態。

　　至於比例，大家可以依照自己的想像，試著去調配看看。

## ◐ 雪亞脂 Butyrospermum parkii

　　雪亞脂在西非是由當地婦女搗碎、攪拌，使其凝固成碗粿狀後在市集販售。咖啡色的果實，搗碎與攪拌後呈現鮮黃顏色，最後變成淡黃色的固體。由於製作方式原始，因此不會產生精煉過後的反式脂肪酸，適合人體食用。吃起來的口感有點像冰淇淋，略帶顆粒入口即化，味道則比較像是沒有加鹽的奶油。一般保養或香氛專櫃販賣的乳油木果產品都經過漂白，而且沒有產生凝結的顆粒，可見已經過精製，因此不可食用。

　　產生凝固與顆粒的現象，來自於接近50％的飽和脂肪酸與油酸，以及特殊成分「三萜醇」。在完全不加精油的狀態，與其他植物油相比（不包含浸泡油），雪亞脂修護皮膚的能力最強。

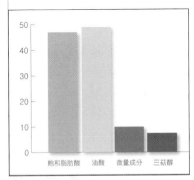

▲ 雪亞脂的脂肪酸比例

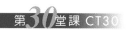

無論是濕疹、蕁麻疹、神經性皮膚炎,各式皮膚癬、疤痕等,都有實際的幫助。在美白方面,對於改善肌膚整體暗沉的效果也很好,至於淡化單一斑點的部份,仍然由玫瑰籽油居冠。

雪亞脂不但特別適合處理肌膚的疑難雜症,也沒有任何會令人不舒服的好轉反應,就像感覺微妙的薄膜沒有負擔,能夠完整的包覆並幫助肌膚日漸痊癒。其常溫中也呈現凝固狀態的特性,使雪亞脂可以加入精油,製作成油膏,適合出門旅遊攜帶。

## • 春爛漫的故事

講述「倍半萜烯類三」裡每一種植物前,我們先以一匹名為「春爛漫」的馬,為其整體精神作註解。牠是一匹日本的賽馬,而且是一匹從來沒有贏過的馬。一般的賽馬在養成後,通常是只有幾年的時間出賽,也大多有機會在幾場比賽中勝出,所謂退休,通常是直接被送往罐頭工廠做成馬肉罐頭,風光與短暫的生命就此結束。

春爛漫雖然擁有純正的冠軍馬血統,兄弟姐妹也都是賽馬場上的常勝軍,但牠不但沒有贏過,還常常跑最後。這樣一匹失敗的賽馬,卻成為日本人瘋狂崇拜的偶像,不但周邊商品熱賣,甚至有人為牠成立了後援會,即使在高知縣的小馬場出賽,大家還是願意專程坐飛機去看牠輸。

一位年長的老太太曾寫信給春爛漫,訴說她看到春爛漫屢戰屢敗的過程,就如同看到自己不順遂的人生,給予她莫大的安慰。這正說明了春爛漫對於日本這個好勝與追求盡善盡美的民族,帶來的鼓勵與支持,不用「成功」或「失敗」來決定生命存在的價值,春爛漫一路輸到底,卻成為獨一無二的存在。

這也恰恰反應出「倍半萜烯類三」不以失敗為成功之母的精神,接受失敗可以是人生的常態,不必凡事都越挫越勇;並能夠使人抱持著平常心不停地嘗試,即使最後仍然會得到失敗的結

果。倍半萜烯幫助我們理解人生的目的並不一定只有成功，而是實實在在的活著，因此我們便能不害怕失敗，忠實的成為自己，想像自己就像春爛漫，在吃每一口飼料與每一次奔跑時，感受自己的存在，於是我們不會感到人生有沉重的磨難，也不再需要療傷止痛。

春爛漫的最後一戰，特別請來日本首屈一指的騎師擔任出賽，不僅一票難求，連日本首相都出面祝福春爛漫能夠勝出。春爛漫一如往常的奔馳著，也一如往常的輸了最後一場比賽，從此退出賽馬界。現在牠住在屬於自己的休閒牧場，常常必須擔任親善大使，到各地區的牧場吸引觀光的民眾，就像退休的美國總統，要去各國參訪與演講一樣。春爛漫不曾成為no one，卻始終是only one，也成為日本史上第一隻安享晚年的賽馬。

接著就讓我們來看看，究竟是哪些植物能帶來這種不計成敗與忠於自我的感染力。

## CT30倍半萜烯類三

### 鬱金 *Curcuma aromatica*：

與薑黃是同屬不同種的植物，薑黃（Curcuma longa）倍半萜酮含量較多，以鬱金酮為主；鬱金的倍半萜烯含量較多，以薑黃烯為主。經過研究證明，鬱金與薑黃，具有強大的抗腫瘤作用，會出現吃咖哩能夠防癌的說法，就是因為咖哩的醬料裡加入許多鬱金與薑黃，自然療法中也會將鬱金製作成藥包，進行藥草浴。使用精油時金黃的天然色素會染色，因此用油時要注意不要沾到衣服。

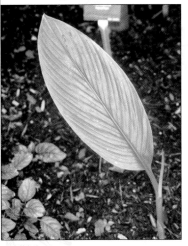

▲ 鬱金

　　長壽的人除了注意養生，在身心上一定會和自己在一起，而非每天譴責自己。男女相處的時候，某一方付出太多，對方未必承受得起，因此也不必害怕勇於做自己會嚇走對方。鬱金所帶來強大的鎮定安撫，即是來自於這種自在感，一種不會吞噬他人的美感，讓我們面對喜歡的人，卻不用改變自己換取對方的愛，即使表白被拒絕也能很自在。

### 薑 *Zingiber officinalis*：

　　種薑非常耗費土壤能量，因此它必須和其他的作物交替耕種，讓土壤有休養生息的時間，才不會耗竭土地資源。薑的花形較鬱金收斂，沒有開得那麼爛漫，但其精油所含的化學分子比鬱金多元，氣味也較為上揚與跳躍，增進覺察力的效果更為明顯。植物本身是重要的解毒保肝藥草，但精油的成分經過蒸餾，因此薑精油並不會如一般想像中又熱又辣，也不會刺激皮膚，對於膽怯的人，有激勵作用，不但能退燒，還是肌肉關節的重要用油。

　　無論是食用薑或塗抹薑的精油，都有相當的壯陽效果。但是薑與CT23酚類的壯陽方式不同，CT23讓人感到肌肉男般的強壯熱情，薑則是無論尺寸大小或時間長短都能讓人感到自在。

### 古巴香脂 *Copaifera officinalis*：

　　古巴香脂的精油是由離生腺道萃取，氣味在樹脂類精油中算是最清淡的，透露出極度自在與雲淡風輕的感受。對於過度在意自身表現因此產生皮膚問題的使用者非常有效。就像精油中的好自在，自在到不存在，也不會感到受傷。幫助傷口癒合的方式，是不投射別人的期望，也不過於自責。

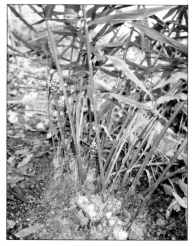

▲ 薑

### 一枝黃花 *Solidago Canadensis*：

如果古巴香脂像是防彈衣一樣，具有不穿透性，一枝黃花就是由裡而外完整的修復。它有助於消炎、解毒與養腎，和永久花精油並用，是強大的排毒用油。細緻輕盈的花型，帶來靈透與纖巧的能量，讓人不受到束縛。一花一世界，能讓人找到生存的縫隙，不會被踩死，並跳出生命沈重的負荷，上天下地任遨遊。

「倍半萜烯類三」的任何一種精油，加上雪亞脂處理皮膚炎的效果，都比「倍半萜烯類二」加上金盞菊的效果要強大。給予對外界過於敏感，或總是譴責自我的使用者一種渾然天成的力量去接受自己，不用拉扯，也不必刻意放下什麼。

## 香氣空間 日本白川鄉 合掌屋

日本歧阜縣白川鄉的合掌屋，是日本僅存的傳統建築，也是重要的世界遺產。由於位處山谷，常被大雪封山，因此與世隔絕，不受外界影響，從德川幕府到二次大戰，維持著百年不變的居住型態。每年村中居民都彼此合作，一起整修房子，以紮得很緊的乾草做為屋頂，每次更換屋頂都必須集合約兩百人協力完成。兩側陡斜的屋頂是為了適應嚴寒與大雪的天候，看起來就像是人的手掌相合，因此名為「合掌屋」。屋子的內部約有四五層樓高，全部都以木頭接合，整棟屋子的主要架構沒有用到一根釘子。晚上俯瞰整

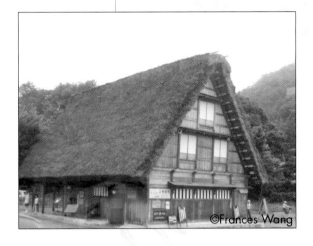

©Frances Wang

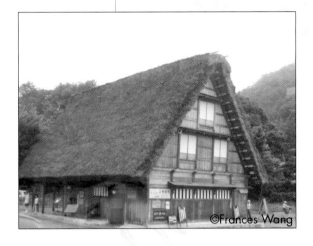

431

個村落萬家燈火，會令人產生一種亙古長存的美感。展現出「倍半萜烯類三」始終如一做自己，即使生活不斷變動，仍然保存最原始、最古典的一部份。

　　現在此處已開發為觀光景點，合掌屋成為提供旅客體驗當地生活的民宿，在維護傳統文化的政策下，這裡依然保存著原始風貌。走入合掌村，就像走入另一個世界。

▼ 合掌屋亙古長存的美感，展現「倍半**萜**烯類三」讓人始終如一做自己的特質。

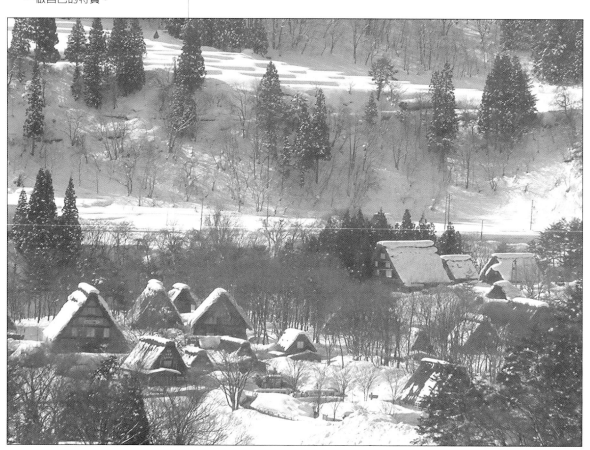

# CT31倍半萜醇類

## 檀香 *Santalum album*：

　　檀香屬於根寄生植物，所以乍看之下會誤以為檀香並非寄生植物。檀香外觀和藹不冷峻，似乎還有點害羞，看起來像是很瘦的菩提樹。印度種植的檀香，可以長得非常高大，雲南較小，廣東則有一整個島進行大規模的栽種。

　　檀香的能量充滿枯靈與陰涼，我們若走到儲放檀香的地方，雖然沒有遮蔽物也沒有空調，卻仍然明顯感受到周圍的溫度下降。將檀香精油塗抹在第一、二脈輪，有助於穩固此區的能量，也有助於不夠收攏、穩定的血流狀態，能如同恆河的河水一般，大量緩慢而持續的流動。含有80％的檀香醇，適合長期使用作為腎臟與生殖泌尿道的調理用油。我們曾使用檀香處理過經痛的問題，一位德國女性在旅途中發生嚴重的經痛，在使用檀香按摩塗抹尾椎約三十分鐘後，又能跑跑跳跳了。

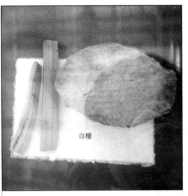

▲ 檀香

## 胡蘿蔔籽 *Daucus carota*：

　　顧名思義，胡蘿蔔籽的精油萃取自種子，並非我們平常食用的根莖部位。非常適合用於皮膚美容，讓肌膚白裡透紅，散發明亮的美感，尤其與檀香一起使用，可以稱為美容聖品，如同服裝界的貂皮披肩。

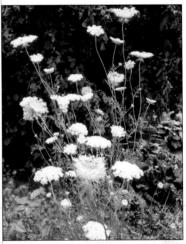

▲ 胡蘿蔔籽

　　胡蘿蔔籽精油本身有助於強化體液的流動，大量的倍半萜醇能消解皮膚表面突起的顆粒、疣，以及身體內部的腫瘤問題，乳癌和手術後患者均適用。

　　倍半萜醇類的植物外觀與氣味療效，極美與極臭並存的特性，彰顯了平衡的力量，就像找一個與自己完全相反的人在一起。

### 岩蘭草 *Vetiveria zizanoides*：

岩蘭草在印度東北和印尼都有種植，若將整株連根挖起，會發現這種植物深植在泥土之中，具有強大的抓地力，所以能夠預防土石流，是很重要的水土保持植物。

岩蘭草同時具有三種倍半類分子，就像丸子三兄弟般一字排開，能強烈的幫助我們像錨沉入海底般得到穩固的力量，使用在第三脈輪，可以穩定心緒。當我們遇到強烈混亂、拉扯或是關係如風雨飄搖時，岩蘭草能讓我們永遠穩固的站立在土地上。我們可以說，岩蘭草的精油是土財主精油，帶來好像擁有大片土地的感受。

當人與人之間彼此猜忌時，岩蘭草濃厚的泥土氣味，也能穩定彼此的關係。或許正因為如此，才會有店家反應當店內薰點岩蘭草時，進門的客人通常不會有太強的防禦心，或覺得店員在推銷，也比較願意購買產品，岩蘭草於是成為店內的招財精油。

### 廣藿香 *Pogostemon cablin*：

廣藿香開著紫色的小花，是典型的唇型科植物。常常有人將廣藿香與到手香搞混，但廣藿香的氣味與到手香相比，泥土味較重。一比一的倍半萜醇與倍半萜烯，讓廣藿香同時具有強大的傳輸與接收能量，再加上一點陽性的單萜烯，讓人只要接收到一點善意，就能將幸福的感受渲染至全身。六〇年代的嬉皮文化也認定產自南亞的廣藿香氣味，是代表和平的氣味。在生理上，廣藿香善於處理嗜睡與昏沉、打盹，以及痰肥的現象；也適合因情緒焦躁，皮膚產生流湯流膿的問題。

▼ 岩蘭草

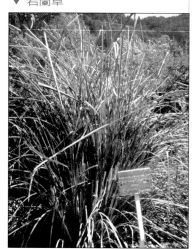

## 暹邏木 *Fokienia hodginsii*：

　　暹邏木就是我們俗稱的福建柏，是中國特有的植物，在中南半島有種植。我們可以觀察到它的葉片比一般植物的葉子要剛硬而且帶刺，與同樣是柏科的側柏與扁柏，樣貌十分不同。從斯文骨梗的樹型、堅韌的枝幹，就能理解暹邏木很適合男性使用以增強陽性的能量。傳統藥理將暹邏木用在理氣、止痛、止嘔吐。我們則曾有一位多年不近女色，在使用暹邏木的精油後終於結婚的個案。女性也可以使用在女性荷爾蒙過高時，用以平衡內分泌。

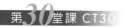

# 香氣空間 沃夫茲堡當代美術館
## Modern Art Museum of Fort Worth

設計：安藤忠雄

美國聖路易斯城的沃夫茲堡當代美術館是由日本建築師安藤忠雄設計。美術館四周都被清澈的大水塘所環抱，看起來就像蓋在水面上的建築物。特別延請日本工匠做的清水混凝土，以Y字型架構給予整體建築平整有力的支柱，質地卻細得像女人的肌膚。最特別的部份，莫過於四十英尺高的玻璃幕牆與池水相映的景色，尤其是夜裡燈火通明時，映照在水中的倒影，真是美極了。寧靜的水面、平滑的質感，與細緻工整的架構，正象徵著豐美的倍半萜醇，讓生命源遠流長，並維持在平衡狀態的精神。

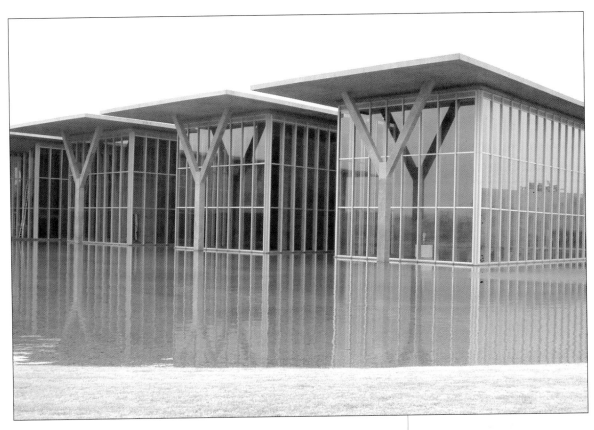

▲ 玻璃幕牆與池水相映的均衡美
感，正象徵著豐美的「倍半萜
醇類」能讓我們維持平衡的精
神狀態。

# ▶CT油索引

| 編號 | 中、英文名稱 | 成份植物名 | 英文俗名 | 學名 | 頁碼 |
|------|-------------|-----------|---------|------|------|
| CT1 | 單萜烯類一<br>Mono-Terpenes I | 葡萄柚 | Grapefruit | Citrus paradisii | 29、30、45 |
| | | 桔 | Mandarin | Citrus reticulata | 30、239 |
| | | 苦橙 | Orange, Bitter | Citrus aurantium | 30、108 |
| | | 甜橙 | Orange, Sweet | Citrus sinensis | 108、219 |
| | | 檸檬 | Lemon | Citrus limonum | 31、58、61、79、89、240、261、282、303、317 |
| | | 萊姆 | Lime | Citrus limetta | 31、193、384 |
| CT2 | 單萜烯類二<br>Mono-Terpenes II | 歐洲冷杉 | Fir, Silver | Abies alba | 37、45、386 |
| | | 膠冷杉 | Fir, Balsam | Abies balsamea | 45、261、295、386 |
| | | 西伯利亞冷杉 | Fir, Siberian | Abies sibirica | 46、53、113、218、384 |
| | | 道格拉斯杉 | Fir, Douglas | Pseudotsuga menziesii | 37、46、47 |
| | | 歐洲赤松 | Scotch Pine | Pinus sylvestris | 36、47、48、58、61、193、240、307、314、316 |
| | | 落葉松 | European Larch | Larix europea | 47 |
| | | 黑雲杉 | Black Spruce | Picea mariana | 36、48、193、219、314 |
| CT3 | 單萜烯類三<br>Mono-Terpenes III | 杜松漿果 | Juniper Berry | Juniperus communis | 61、282 |
| | | 高地杜松 | Juniper, highland | Juniperus communis var. montana | 61、192、314、317 |
| | | 絲柏 | Cypress | Cupressus sempervirens | 61、62、123、194、252、273、282、292 |
| | | 格陵蘭喇叭茶 | Labrador Tea | Ledum groenlandicum | 62、124、195、231、260、262、303、306、314 |
| | | 杜鵑 | Rhododendron | Rhododendron anthopogon | 62、384 |

| 編號 | 中、英文名稱 | 成份植物名 | 英文俗名 | 學名 | 頁碼 |
|------|-----------|-----------|---------|------|------|
| CT4 | 單萜烯類四<br>Mono-Terpenes IV | 歐白芷 | Angelica | Angelica archangelica | 58、78、79、93、113、193、217、239、252、293、316 |
| | | 白松香 | Galbanum | Ferula galbaniflua | 78、79、282、313、331 |
| | | 蒔蘿（全株） | Dill | Anethum graveolens | 79、331 |
| | | 欖香脂 | Elemi | Canarium luzonicum | 79 |
| | | 乳香 | Frankincense | Boswellia carterii | 39、80、195、262、282 |
| CT5 | 單萜烯類五<br>Mono-Terpenes V | 卡奴卡 | Kanuka | Kunzea ericoides | 96 |
| | | 岩玫瑰 | Cistus | Cistus ladaniferus | 60、63、96、97、192、193、239、251、262、308 |
| | | 黑胡椒 | Black pepper | Piper nigrum | 60、63、97、306、315、328、386 |
| | | 熏陸香 | Mastic | Pistacia lentiscus | 98、137、218、231、252、260、305、331 |
| | | 貞節樹 | Vitex | Vitex agnus castus | 43、77、98、124、230、342、344、345 |
| CT6 | 酯類一<br>Esters I | 快樂鼠尾草 | Clary Sage | Salvia sclarea | 116、149、194、240、282、315、329、340、344 |
| | | 苦橙葉 | Petitgrain | Citrus aurantium | 113、116、261、282、305 |
| | | 檸檬薄荷 | Lemonmint | Mentha citrata | 116、124、217、231、341、346 |
| CT7 | 酯類二<br>Esters II | 佛手柑 | Bergamot | Citrus bergamia | 53、130、239、282 |
| | | 真正薰衣草 | Lavender, True | Lavandula angustifolia | 21、37、58、113、127～130、137、231、240、282 |
| | | 醒目薰衣草 | Lavandin | Lavandula hybrida | 21、127～130、137、139、282 |
| | | 羅馬洋甘菊 | Chamomile, Roman | Anthemis nobilis / Chamaemelum nobile | 111、113、114、130、148、192、240、282 |

| 編號 | 中、英文名稱 | 成份植物名 | 英文俗名 | 學名 | 頁碼 |
|---|---|---|---|---|---|
| CT8 | 苯基酯類一<br>Phenyl Esters I | 黃樺 | Birch | Betula alleghaniensis | 111、114、142、273 |
| | | 白珠樹 | Wintergreen | Gaultheria fragrantissima | 53、60、111、114、142、252、273、315 |
| | | 安息香 | Benzoin | Styrax benzoe | 143、282、386、422 |
| | | 祕魯香脂 | Peru Balsam | Myroxylon balsamum | 114、143 |
| CT9 | 苯基酯類二<br>Phenyl Esters II | 鷹爪豆 | Broom | Spartium junceum | 42、157 |
| | | 銀合歡 | Mimosa | Acacia dealbata | 157、386 |
| | | 桔葉 | Petitgrain, Mandarin | Citrus reticulata | 114、157、219 |
| | | 大高良薑 | Galanga | Alpinia galanga | 158、301 |
| | | 阿密茴 | Khella | Ammi visnaga | 158、218、295、303、306、329、330 |
| CT10 | 苯基酯類三<br>Phenyl Esters III | 香草 | Vanilla | Vanilla planifolia | 176、217、239、386 |
| | | 摩洛哥玫瑰 | Rose, Maroc | Rosa centifolia | 177、192、207、384 |
| | | 摩洛哥茉莉 | Jasmine, Maroc | Jasminum officinalis | 177 |
| | | 阿拉伯茉莉 | Jasmine, Arabian | Jasminum sambac | 177、342、345、385 |
| CT11 | 苯基酯類四<br>Phenyl Esters IV | 黃玉蘭 | Champaca | Michelia champaca | 184 |
| | | 白玉蘭 | Michelia alba | Michelia alba | 184、385 |
| | | 水仙 | Narcissus | Narcissus poeticus | 185、422 |
| | | 晚香玉 | Tuberose | Polianthus tuberosa | 139、185、422 |
| | | 紅花緬梔 | Frangipani | Plumeria rubra | 185、219、262、386 |

441

| 編號 | 中、英文名稱 | 成份植物名 | 英文俗名 | 學名 | 頁碼 |
|---|---|---|---|---|---|
| CT16 | 倍半萜酮類二 Sesqui-Ketones II | 大根老鸛草 | Zdravets | Geranium macrorrhizum | 42、345 |
| | | 馬纓丹 | Lantana | Lantana camara | 124、242 |
| | | 印蒿 | Davana | Artemisia pallens | 242、385 |
| | | 桂花 | Osmanthus | Osmanthus fragrans | 243、385 |
| | | 紫羅蘭 | Violet | Viola odorata | 243、385 |
| | | 鳶尾草 | Iris | Iris pallida | 243、385、422 |
| CT17 | 香豆素、內酯 Coumarins and Lactones | 零陵香豆 | Tonka | Dipteryx odorata | 254、330、384 |
| | | 土木香 | Elecampane | Inula graveolens | 113、121、218、252、254、295、329 |
| | | 圓葉當歸 | Lovage | Levisticum officinale | 124、254、306、317 |
| | | 芹菜 | Celery | Apium graveolens | 252、255、282、314 |
| CT18 | 醛類一 Aldehydes I | 檸檬香桃木 | Lemon Myrtle | Backhousia citriodora | 262、266 |
| | | 檸檬細籽 | Lemon-scented Tea Tree | Leptospermum citratum | 266、386 |
| | | 檸檬香茅 | Lemongrass | Cymbopogon citratus | 113、193、221、241、266、316、340、386、415 |
| | | 檸檬尤加利 | Lemon Eucalyptus | Eucalyptus citriodora | 231、266、315、317 |
| CT19 | 醛類二 Aldehydes II | 山雞椒 | Litsea / May Chang | Litsea cubeba | 275、385 |
| | | 檸檬馬鞭草 | Lemon Verbena | Lippia citriodora | 43、57、59、61、64、192、195、261、273、275、276、307、422 |
| | | 香蜂草 | Melissa | Melissa officinalis | 43、111、194、275、276、385 |
| | | 小茴香 | Cumin | Cuminum cyminum | 217、231、276、346 |

| 編號 | 中、英文名稱 | 成份植物名 | 英文俗名 | 學名 | 頁碼 |
|---|---|---|---|---|---|
| CT20 | 氧化物類一<br>Oxides I | 藍膠尤加利 | Eucalyptus,<br>Blue gum | Eucalyptus globulus | 53、194、284、295 |
| | | 澳洲尤加利 | Eucalyptus radiata | Eucalyptus radiata | 31、36、284 |
| | | 史密斯尤加利 | Eucalyptus smithii | Eucalyptus smithii | 151、284、295 |
| | | 綠花白千層 | Niaouli | Melaleuca quinquenervia | 192、261、262、285、342 |
| | | 白千層 | Cajeput | Melaleuca cajuputii | 285、342 |
| | | 香桃木 | Myrtle | Myrtus communis | 194、285 |
| CT21 | 氧化物類二<br>Oxides II | 羅文莎葉 | Ravensara | Ravensara aromatica | 194、231、262、266、293、297、308 |
| | | 月桂 | Bay / Laurel | Laurus nobilis | 195、231、252、261、293、297、305、313、386、422 |
| | | 高地牛膝草 | Hyssop, Highland | Hyssopus officinalis var. decumbens | 261、262、293、294、297 |
| | | 桉油醇迷迭香 | Rosemary, Cineol | Rosmarinus officinalis（CT cineol） | 81、218、261、297、298 |
| | | 豆蔻 | Cardamom | Elettaria cardamomum | 43、97、218、298 |
| | | 穗花薰衣草 | Lavender, Spike | Lavandula latifolia | 122、128、130、193、241、261、282、298、422 |
| CT22 | 酚類一<br>Phenols I | 多香果 | Allspice | Pimenta dioica | 122、308 |
| | | 中國肉桂 | Cassia | Cinnamomum cassia | 120、308、328 |
| | | 錫蘭肉桂 | Cinnamon | Cinnamomum verum | 151、241、308 |
| | | 丁香 | Clove | Eugenia caryophyllata | 97、111、122、125、163、231、255、262、294、306、308、309、341、424 |
| | | 神聖羅勒 | Holy Basil | Ocimum sanctum | 241、261、295、309 |
| CT23 | 酚類二<br>Phenols II | 野馬鬱蘭 | Oregano | Origanum vulgare | 194、261、262、293、318 |
| | | 冬季香薄荷 | Winter Savory | Satureja montana | 137、193、261、262、315、318、319、345 |
| | | 印度藏茴香 | Ajowan | Trachyspermum ammi | 261、319 |
| | | 野地百里香 | Thyme, Wild | Thymus serpyllum | 262、319 |
| | | 百里酚百里香 | Thyme, Thymol | Thymus vulgaris（CT thymol） | 59、61、120、193、319 |

| 編號 | 中、英文名稱 | 成份植物名 | 英文俗名 | 學名 | 頁碼 |
|---|---|---|---|---|---|
| CT24 | 單萜酮類一<br>Mono-Ketones I | 頭狀薰衣草 | Lavender, French | Lavandula stochas | 87、137、261、333 |
| | | 艾草 | Mugwort | Artemisia vulgaris | 333、385 |
| | | 鼠尾草 | Sage | Salvia officinalis | 37、89、111、120、122、123、149、153、193、231、239、252、261、282、316、333 |
| | | 牛膝草 | Hyssop | Hyssopus officinalis | 125、194、333 |
| CT25 | 單萜酮類二<br>Mono-Ketones II | 綠薄荷 | Spearmint | Mentha spicata | 125、219、239 |
| | | 藏茴香 | Caraway | Carum carvi | 241、273、303、306、346 |
| | | 萬壽菊 | Tagetes | Tagetes patula | 217、346 |
| | | 樟樹 | Camphor | Cinnamomum camphora | 55、124、347 |
| CT26 | 單萜酮類三<br>Mono-Ketones III | 薄荷尤加利 | Eucalyptus, Peppermint | Eucalyptus dives | 331、371 |
| | | 多苞葉尤加利 | Eucalyptus polybractea | Eucalyptus polybractea | 371、372 |
| | | 樟腦迷迭香 | Rosemary, Camphor | Rosmarinus officinalis（CT camphor） | 59、239、282、313、373 |
| | | 馬鞭草酮迷迭香 | Rosemary, Verbenone | Rosmarinus officinalis（CT verbenon） | 57、123、124、195、294、295、303、306、314、373 |
| CT27 | 醚類<br>Ethers | 熱帶羅勒 | Basil, Tropical | Ocimum basilicum | 111、122、219、231、261、306、331、385、388 |
| | | 龍艾 | Tarragon | Artemisia dracunculus | 59、61、122、125、193、231、292、387、388 |
| | | 肉豆蔻 | Nutmeg | Myristica fragrans | 111、122、218、241、261、262、303、306、385、389 |
| | | 洋茴香 | Anise | Pimpinella anisum | 122、217、329、344、389 |
| | | 茴香 | Fennel, Sweet | Foeniculum vulgare | 122、123、195、295、389 |
| | | 歐芹 | Parsley | Petroselinum sativum | 111、332、340、389 |

凡購買此書憑本券，即可免費參加2006年6～12月 肯園 香氣私塾 "遊逸芳療" 課程一次共三週之課程

請勾選一項欲參加之課程，填妥此表背面資料寄至 肯園 台北市大安區復興南路2段133號5樓，註明 "香氣私塾" 收

- ☐ 六月 光能調色盤 （06/16起，每週五晚上 7：00～9：00，共三週）
- ☐ 八月 愛，在他鄉的香氣（8/04起，每週五晚上7：00～9：00，共三週）
- ☐ 九月 神話輕食DIY （09/08起，每週五晚上 7：00～9：00，共三週）
- ☐ 十月 展現肢體的力量 （10/06起，每週五晚上7：00～9：00，共三週）
- ☐ 十二月 玉露甘泉～養生芳香飲品 （12/08起，每週五晚上 7：00～9：00，共三週）

- • 因每堂課皆有課程人數限制，請盡早報名以免向隅
- • 肯園香氣私塾地址：台北市大安區復興南路2段151巷3號4樓
- • 肯園網址：http：//www.canjune.com.tw
- • 詢問專線：02-2708-1279＃15李小姐

活動1

---

凡購買此書憑本券，報名肯園 香氣私塾 "芳療心樂園" 可享九五折優惠

請勾選一個欲參加之課程，填妥此表背面資料寄至 肯園 台北市大安區復興南路2段133號5樓，註明 "香氣私塾" 收

- ☐ 花精療法與應用【進階篇】
  課程時間：2006/09/23起，每週六上午 10：00～12：00，共5週
- ☐ 花精療法研習營
  課程時間：2006/10/29～31，三天兩夜
- ☐ 月亮煉心術
  課程時間：2006/09/28起，每週四晚上 7：00～9：00，共5週
- ☐ 心靈原鄉 初探神話智慧與香氣能量的美感
  課程時間：2006/11/09起，每週四晚上 7：00～9：00，共6週

- • 因每堂課皆有課程人數限制，請盡早報名以免向隅
- • 肯園香氣私塾地址：台北市大安區復興南路2段151巷3號4樓
- • 肯園網址：http：//www.canjune.com.tw
- • 詢問專線：02-2708-1279＃15李小姐

活動2

---

凡購買此書憑本券，報名肯園 香氣私塾 "芳療藝世界——專題講座" 可享九折優惠

請勾選一個欲參加之課程，填妥此表背面資料寄至 肯園 台北市大安區復興南路2段133號5樓，註明 "香氣私塾" 收

- ☐ 動物同伴的芳香療法
  課程時間：2006/07/15起，每週六上午 10：00～12：00，共5週
- ☐ 香‧道
  課程時間：2006/10/02起，每週一晚上 7：00～9：00，共5週
- ☐ 身心最佳潤滑劑：植物油專論
  課程時間：2006/10/14起，每週六下午 2：00～4：00，共6週（台中班）
  　　　　　2006/10/15起，每週日上午 10：00～12：00，共6週（高雄班）
- ☐ 歌聲戀情——香氣生命回顧
  課程時間：2006/12/04起，每週一晚上 7：00～9：00，共4週

- • 因每堂課皆有課程人數限制，請盡早報名以免向隅
- • 肯園香氣私塾地址：台北市大安區復興南路2段151巷3號4樓
  　台中上課地址：台中市西區昇平街16號
  　高雄上課地點：高雄市左營區博愛二路366號7樓之5
- • 肯園網址：http：//www.canjune.com.tw
- • 詢問專線：02-2708-1279＃15李小姐

活動3

讀者姓名：　　　　　生日：　　　　　職業：

E-mail：　　　　　　　　　　　電話：

住址：

您瞭解芳香療法的方式　□上課　□看書　□上網　□與專業人士討論
您有興趣收到肯園的電子報嗎　□有　□無
您是否有參加過肯園香氣私塾　□是　□否
精油對您來說是屬於　□休閒生活　□美容保養　□醫療保健　□靜坐冥想
您選購精油的途徑　□網購　□郵購　□店內　□其他
（以上皆可複選）

活動**1**

---

讀者姓名：　　　　　生日：　　　　　職業：

E-mail：　　　　　　　　　　　電話：

住址：

您從何處得知本書訊息

您瞭解芳香療法的方式　□上課　□看書　□上網　□與專業人士討論
您有興趣收到肯園的電子報嗎　□有　□無
您是否有參加過肯園香氣私塾　□是　□否
精油對您來說是屬於　□休閒生活　□美容保養　□醫療保健　□靜坐冥想
您選購精油的途徑　□網購　□郵購　□店內　□其他
（以上皆可複選）

活動**2**

---

讀者姓名：　　　　　生日：　　　　　職業：

E-mail：　　　　　　　　　　　電話：

住址：

您從何處得知本書訊息

您瞭解芳香療法的方式　□上課　□看書　□上網　□與專業人士討論
您有興趣收到肯園的電子報嗎　□有　□無
您是否有參加過肯園香氣私塾　□是　□否
精油對您來說是屬於　□休閒生活　□美容保養　□醫療保健　□靜坐冥想
您選購精油的途徑　□網購　□郵購　□店內　□其他
（以上皆可複選）

活動**3**

凡購買此書憑本券，即可免費參加2006年6～12月 肯園 香氣私塾 "**芳療藝世界—30堂課基礎班**" 課前講座一次
請勾選一個欲參加之課程，填妥此表背面資料寄至 肯園 台北市大安區復興南路2段133號5樓，註明 "香氣私塾" 收

□ 〈Round 1 身體地圖〉「踏入芳香療法的第一把鑰匙—精油化學面面觀」 主講：芳療師陳星羽Cherry

**課程時間**：〈台北場〉 2006/06/14，**週三晚上** 07：00～09：00
〈台中場〉 2006/06/10，**週六晚上** 07：00～09：00

□ 〈Round 2 隨著香氣樂章歌唱〉「芳香照護個案用油技巧」 主講：芳療師楊涵雲Victoria

**課程時間**：〈台北場〉 2006/07/13，**週四晚上** 07：00～09：00
〈台中場〉 2006/07/15，**週六下午** 02：00～04：00

□ 〈Round 3 芳療師的異想世界〉「香氣潛意識—夢境與精油的關係」 主講：芳療師黃立文Eva

**課程時間**：〈台北場〉 2006/09/12，**週二晚上** 07：00～09：00
〈台中場〉 2006/09/16，**週六下午** 02：00～04：00

□ 〈印度之歌課前特別講座〉「神祕的印度芳香植物」 主講：芳療師許怡蘭Gina

**課程時間**：〈台北場〉 2006/08/16，**週三晚上** 07：00～09：00
〈高雄場〉 2006/08/11，**週五晚上** 07：00～09：00

活動4

- 因每場講座皆有課程人數限制，請盡早報名以免向隅
- 肯園香氣私塾地址：台北市大安區復興南路2段151巷3號4樓
  台中上課地址：台中市西區昇平街16號
  高雄上課地點：高雄市左營區博愛二路366號7樓之5
- 肯園網址：http：//www.canjune.com.tw
- 詢問專線： 02-2708-1279#15李小姐

---

凡購買此書憑本券，報名 **下列課程** 可享九五折優惠
請勾選一個欲參加之課程，填妥此表背面資料寄至 肯園 台北市大安區復興南路2段133號5樓，註明 "香氣私塾" 收

□ 深度伸展按摩（高雄班）

**課程時間**：2006/05/11 **週四晚上** 7：00～9：00（**按摩理論、動作生理學簡介**）
2006/05/12～14 **週五、六、日** 10：00～18：00 **三整天（按摩手法）**

□ 香氣錦囊～勇壯篇（高雄班）

**課程時間**：2006/07/29**起 週六晚上** 6：00～8：00，**共6週**

□ 芳香小護士（高雄班）

**課程時間**：2006/05/21**起 週日下午** 2：00～4：00，**共5週**

活動5

- 因每堂課皆有課程人數限制，請盡早報名以免向隅
- 高雄上課地點：高雄市左營區博愛二路366號7樓之5
- 肯園網址：http：//www.canjune.com.tw
- 詢問專線：02-2708-1279＃15李小姐

---

凡持本券至肯園兩家店消費購買 **Anius神話系列** 或 **CT系列** 任一產品可享9折優惠
使用期限：2006/06/01～2006/12/31止

- 本券使用地點：限肯園香覺戲體（新生店）、EAP肯園（誠品新竹店）兩家店

活動6

- 香覺戲體：台北市新生南路1段97巷25號〈捷運忠孝新生站3號出口〉02-2772-1801
- EAP肯園：新竹市信義街68號〈誠品新竹店2樓〉03-526-2406
- 肯園網址：http：//www.canjune.com.tw

讀者姓名：　　　　　生日：　　　　　職業：

E-mail：　　　　　　　　　　電話：

住址：

活動4

---

讀者姓名：　　　　　生日：　　　　　職業：

E-mail：　　　　　　　　　　電話：

住址：

活動5

---

讀者姓名：　　　　　生日：　　　　　職業：

E-mail：　　　　　　　　　　電話：

住址：

活動6

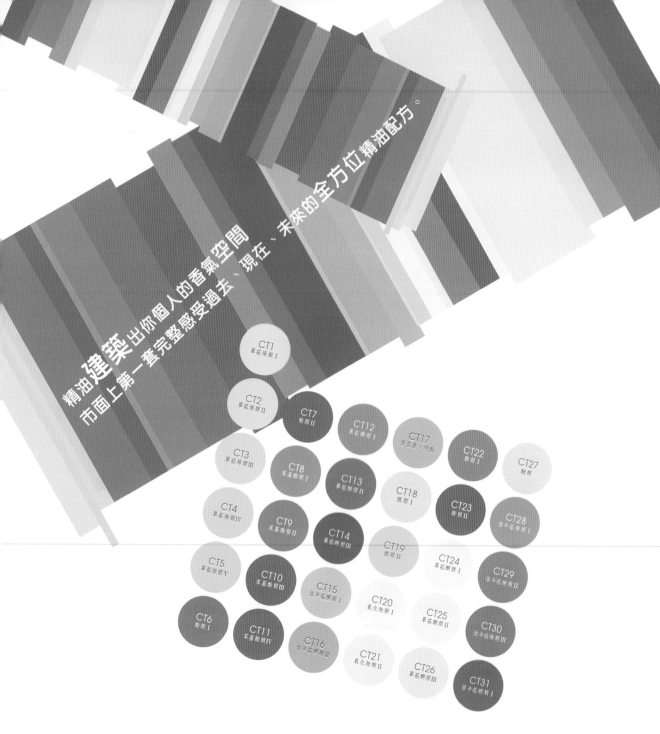

精油**建築**出你個人的香氣空間

市面上第一套完整感受過去、現在、未來的全方位精油配方。

CT1
單萜烯類 I

CT2
單萜烯類 II

CT7
酚類 II

CT12
單萜醇類 I

CT17
香豆素、內酯

CT22
醛類 I

CT27
醚類

CT3
單萜烯類 III

CT8
苯基酯類 I

CT13
單萜醇類 II

CT18
醛類 I

CT23
酚類 II

CT28
倍半萜烯類 I

CT4
單萜烯類 IV

CT9
苯基酯類 II

CT14
單萜酮類 III

CT19
醛類 II

CT24
單萜醇類 I

CT29
倍半萜烯類 II

CT5
單萜烯類 V

CT10
苯基酯類 III

CT15
倍半萜醇類 I

CT20
氧化物類 I

CT25
單萜醇類 II

CT30
倍半萜烯類 III

CT6
酚類 I

CT11
苯基酯類 IV

CT16
倍半萜醇類 II

CT21
氧化物類 II

CT26
單萜醇類 III

CT31
倍半萜酮類 I

# Anius CT類屬玩家用油

這是一套依據芳香分子不同化學結構與屬性設計的專業級複方用油，CT即為化學屬性（Chemo Type）的縮寫。精油中原本就蘊含著各種不同的化學芳香分子，不同分子間的比例多寡直接影響著精油氣味以及質地，也帶給人截然不同的感受。因此肯園特別將芳香化學分子比例相近的植物精油調配成複方薰泡，讓喜愛精油的朋友們有更多嚐試的機會。

探索潛藏在植物與身體深處的能量和美感

www.canjune.com.tw

| | | |
|---|---|---|
| 香覺戲體 | 台北市新生南路一段97巷25號1樓 | Tel 02-2772-1801 |
| 雲天芳泉 | 台北市敦化南路二段201號40樓＜香格里拉台北遠東國際大飯店＞ | Tel 02-2376-3165 |
| 翠湖芳庭 | 台北縣烏來鄉堰堤3號＜春秋烏來渡假酒店＞ | Tel 02-2661-7610 |
| 肯園芳香購物網 | www.cango-shop.com | Tel 02-2704-1590 |

被慾望填滿的日子，讓他們去吧，無須煩憂。
停在你原處，停在一個純淨、空靈的音符裡。凡口渴的人都得到了滿足……．

魯米－蘆笛之歌

# 行動私塾

如果您對肯園「香氣私塾」中任何課程感到興趣，無論是自我照護、嗅覺與觸覺開發、專業芳療、芳香照護、心靈成長、按摩教學或是肢體開發、西藏頌缽……等，都可以跟我們聯繫。

我們可以針對醫院、兒童團體、長青學苑（銀髮族）、社區大學、企業團體、學校、組織、社團或個人量身打造，安排各類課誠及學習。肯園亦可為新開設的SPA提供芳療師精油知識以及按摩手法培訓課誠。

詳情請洽肯園香氣私塾 趙小姐
電話：02-27081279#215

香氣私塾
Aroma Gymnasium

肯園
Aromatology Healing Sanctuary
探索潛藏在植物與身體深處的能量和美感
www.canjune.com.tw

翅果，恣意飛落在松紅梅密林與乳香地景之間。只可惜因為篇幅裁量及筆者拙於論述，終究未能將溫老師極具魅力的授課內容完整呈現，以饗同好，這可說是這趟旅程中的惟一憾事罷！

# ▶執筆者介紹

## ■ 任穎珍（1～8堂筆記整理）

台大歷史系
肯園芳療培訓班結業
德國芳療協會認證芳療師
現任職於新聞界

「靈魂醉了，身體壞了，
它們無助地同坐在一輛破車中，
誰也不懂得修車子的方法……」～魯米

現代人往往是身心分離、又很用力的過生活，學習芳香療法，如果期待的是快易通，可能是會失望的，芳療是放進一個更大的脈絡中來對待，當我們理解了心身牽繫，才能用一種新的眼光看生命情境。在整理這些上課的內容時，我彷彿又隨著老師，徜徉在香氣的空間中，不只我，每個人，只要願意進入，都能有自己的體會。

## ■ 黃權豪（9～15堂筆記整理）

1973年生於台北，現任職金融業從事行銷及廣告相關工作。
肯園芳療培訓班結業

這是一趟很美好的香氣之旅，參與者只消坐在捷運旁的教室內負責瞠目結舌，就能在剎那間離開竟日塵囂的台北，完全化作香風中的一枚

## ■ 楊涵雲（16～30之雙數堂筆記整理）

元智資訊傳播所畢，現任肯園芳療講師
肯園芳療培訓班結業
德國芳療協會認證芳療師
著有《芳療美人》

因為厭倦活在數位媒體的虛擬世界裡，嚮往以香氣調色，以肢體作為畫筆。
於是選擇在芳療室裡跳舞，感受人與人之間真實的互動。

## ■ 張錫宗（17～31之奇數堂筆記整理）

中央大學物理系畢，現任肯園芳療講師。
肯園芳香培訓班結訓
德國芳療協會認證芳療師

一路上的風景都很精采，只是經常忘了停下來欣賞；卻在快速的芳香分子陪伴下，找到讓自己慢下來的方法。

國家圖書館出版品預行編目資料

香氣與空間：專業芳香療法的30堂必修課 / 溫佑君著.
—初版.—台北市：商周出版：家庭傳媒城邦分公司發行
2006〔民95〕　　面；　　公分
ISBN 9861246495（平裝）

1.芳香療法　2.植物精油療法

418.52　　　　　　　　　　　　　　　　95006656

Complete 011

# 香氣與空間
## 專業芳香療法的30堂必修課

總　策　劃／肯園香氣私塾
責　任　編　輯／王筱玲
肯　園　編　輯／陳煥雅、楊涵雲、陳星羽
校　　　對／楊涵雲、張錫宗、黃立文、吳效真、羅美華、陳星羽、陳煥雅、李佳音
美　術　設　計／黃淑華
美　術　繪　圖／劉寅生、廖文毓
手　繪　植　物／吳佳陵
植物照片提供／溫佑君、許怡蘭、陳逸宏、許麗香、楊涵雲、吳效真
植物油照片提供／劉秀蓮、陳星羽、許怡蘭、顧正崙、吳效真、劉寅生
建　築　攝　影／【捷克跳舞的房子】（p.099）葉俠君
　　　　　　　　【法國高鐵亞維儂車站】（p.131）© Paul Raftery/VIEW
　　　　　　　　【澳洲Rosebery House】（p.144）© Jon Linkins
　　　　　　　　【英國倫敦聖馬丁旅館St. Martins Lane Hotel 】（p.209）© Roland Dafis/Arcaid
　　　　　　　　【英國羅塞蘭的巨大中心Magna Science Centre】（p.255）© Morley von Sternberg/Arcaid
　　　　　　　　其餘建築攝影圖片皆由溫佑君提供
建築照片素描／王宏海
植物油攝影／王宏海

發　行　人／何飛鵬
法　律　顧　問／中天國際法律事務所
出　　　版／商周出版　城邦文化事業股份有限公司
　　　　　　　臺北市中山區民生東路二段141號9樓
　　　　　　　電話：（02）2500-7008　　傳真：（02）2500-7759
　　　　　　　E-mail：bwp.service@cite.com.tw
發　　　行／英屬蓋曼群島商家庭傳媒股份有限公司　城邦分公司
　　　　　　　臺北市中山區民生東路二段141號2樓
　　　　　　　讀者服務專線：0800-020-299　　24小時傳真服務：（02）2517-0999
　　　　　　　讀者服務信箱E-mail：cs@cite.com.tw
　　　　　　　劃撥帳號：19833503　　戶名：英屬蓋曼群島商家庭傳媒股份有限公司城邦分公司
訂　購　服　務／書虫股份有限公司客服專線：（02）2500-7718；2500-7719
　　　　　　　服務時間：週一至週五 上午09：30～12：00；下午13：30～：00
　　　　　　　24小時傳真專線：（02）2500-1990；2500-1991
　　　　　　　劃撥帳號：19863813　　戶名：書虫股份有限公司
　　　　　　　E-mail：service@readingclub.com.tw
香港發行所／城邦（香港）出版集團有限公司
　　　　　　　香港 灣仔 軒尼詩道235號3樓
　　　　　　　電話：（852）2508 6231或 2508 6217　　傳真：（852）2578 9337
馬新發行所／城邦（馬新）出版集團
　　　　　　　Cite（M）Sdn. Bhd.（45837ZU）
　　　　　　　11, Jalan 30D/146, Desa Tasik, Sungai Besi, 57000 Kuala Lumpur, Malaysia.
　　　　　　　電話：603-90563833　　傳真：603-90562833
　　　　　　　E-mail：citekl@cite.com.tw

印　　　刷／卡樂彩色製版印刷有限公司
總　經　銷／農學社　　電話：（02）2917-8022　　傳真：（02）2915-6275
　　　　　　　行政院新聞局北市業字第913號

■ 2006年4月初版
■ 2023年6月5日初版18.5刷

printed in Taiwan